NEIKE

HULIXUE

内科护理学

SHIXUN JIAOCHENG

实训教程

—— 赵丽华　余珊　主编

云南出版集团
YNK 云南科技出版社
·昆明·

图书在版编目(CIP)数据

内科护理学实训教程 / 赵丽华 , 余珊主编 . —— 昆明：
云南科技出版社 , 2021.7
ISBN 978-7-5587-3655-1

Ⅰ . ①内… Ⅱ . ①赵… ②余… Ⅲ . ①内科学—护理
学—教材 Ⅳ . ① R473.5

中国版本图书馆 CIP 数据核字 (2021) 第 145967 号

内科护理学实训教程

NEIKE HULIXUE SHIXUN JIAOCHENG

赵丽华　　余　珊　主编

责任编辑：张羽佳
助理编辑：唐　慧　王首斌
封面设计：长策文化
责任校对：张舒园
责任印制：蒋丽芬

书　　号：ISBN 978-7-5587-3655-1
印　　刷：昆明木行印刷有限公司印刷
开　　本：889mm×1194mm　1/16
印　　张：17.5
字　　数：480 千字
版　　次：2021 年 7 月第 1 版
印　　次：2021 年 7 月第 1 次
定　　价：51.00 元

出版发行：云南出版集团　云南科技出版社
地　　址：昆明市环城西路 609 号
电　　话：0871-64192760

编写单位 — 昆明学院医学院
云南省第一人民医院
昆明市延安医院
昆明市第一人民医院

主　　编 — 赵丽华　余　珊

副 主 编 — 李　萍　李　浩　薛　玮

编　　委 — 孔　璟　刘荣庆　杨　嘉　李　楠
陆秋安　李江丽　杨民慧　陈莉萍
杨欣悦　姜英虹　贾　静　熊　媛
潘丽娟　戴　艺

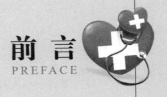
　　内科护理学是临床护理学中一个重要的学科，是关于认识疾病及其预防和治疗、护理患者、促进康复、增进健康的科学，是临床各科护理学的基础。内科护理学实践性极强，实践教学是内科护理学教学的重要组成部分，是训练和引导学生运用护理理论知识去正确解决各种临床护理问题，提高独立工作能力的重要学习方法。随着我国高等护理教育的发展，护理体系的日益完善，护理不仅仅是针对疾病的护理，而是针对患者的全面、系统的整体化护理。护理工作的视野正在向促进健康、预防疾病、协助康复、减轻痛苦的人的生命全过程扩展。它着眼于人的生理、心理、文化、精神、环境，为人的健康提供综合的优质服务。护理学科发展的特点对内科护理学实践教学提出了更高的要求，这就要求我们在内科护理学实践教学中，不能只满足于对学生进行护理技术操作常规的训练，而是通过实践教学为学生搭建从学校到临床护理岗位的桥梁，培养学生评判性思维能力及临床护理工作能力。

　　内科护理学实训包括课内实验、临床见习、临床实习。护生在学校学习阶段主要是课内实验及临床见习，现有的实训教材或只有单项技能训练，以演示、验证型实验为主，很少有综合性、创新性、设计性实验，或实验教学内容陈旧，与临床护理脱节。一些临床护理的新技术、新进展未能及时进入实验教学；或以临床见习为主，实验教程变为理论教学教材的压缩版，不能体现实验教学的特性。为使临床护理教学规范化、系统化、科学化，使护生在进入临床实习前能较好地应用护理知识及技能，我们组织编写了这本《内科护理学实训教程》，目的是使护生能有一本实用、方便又符合实践教学大纲要求的教材。本教程以"内容全面，贴近临床，注重能力，形式新颖"为特色，结合护理学专业人才培养目标，充分反映临床护理新进展，在实训项目类型上，既有内科护理常规操作的演示型实验，又有锻炼学生护理问题处置能力及决策能力的综合性实验，还有培训学生创新、探究能力的设计性实验以及锻炼学生临床护理思维能力的护理见习病例分析。在实验项目的选择上，整合内科护理新理论、新技术，对临床已经淘汰的内科护理技术则不再选编。在编写的形式上，演示性实验按照实验目的、适应证、禁忌证、实验准备、实验流程、注意事项的格式来编写，操作流程以流程图方式呈现，重点环节配彩色照片，以达到直观生动的效果。每个实验项目后附有相关知识拓展，以拓宽学生的学习视野。综合性、设计性实验以概念、目的、评估、实验准备、实验流程、知识拓展的模式编写，均为临床真实典型案例选编，突出评判性护理临床思维模式及整体护理观，着重锻炼学生灵活应用护理理论分析问题、解决问题的能力。本教程还编写了内科护理学实验教学大纲，内科护理学实验报告格式，护理实验室管理制度等文件，除能满足学生学习护理实践技能外，还可作为内科护理实验指导教师教学准备及实验室管理的重要参考资料。

本教材汇聚昆明学院医学院、云南省第一人民医院、昆明市延安医院和昆明市第一人民医院的一线护理教育及临床医疗专家参与编撰，在繁忙的工作之余，各位编者不辞辛劳，以科学严谨的态度认真编写，使教材得以顺利出版，在此，衷心感谢各位编者的辛勤付出和编者单位的大力支持。同时，感谢昆明学院医学院2018级护理学专业杨如梦、邓玲欣、段正南、赵钰伟等同学的参与。本教材的编写参考了相关文献，对此部分的作者深表谢意！

赵丽华　余珊

2021年6月

目 录
CONTENTS

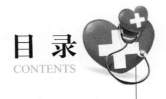

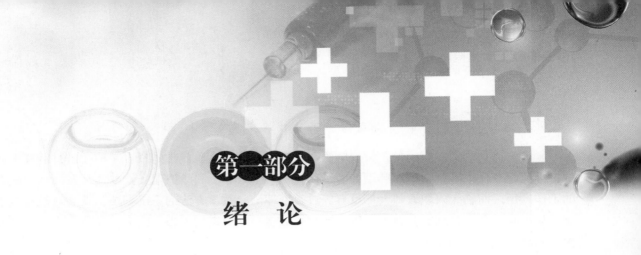

第一部分

绪　论

第一章　概　述

第一节　内科护理学实训概述

我国高等护理教育起步较早，曾经是世界上最早开展高等护理教育的国家之一。但中华人民共和国成立后自1951年开始，护理教育在我国被定为中等职业教育，加之"文革"对整个教育体系的破坏，从而导致高等护理教育在我国长达30年的停滞。20世纪80年代初期恢复护理高等教育后，经过近40年的发展，我国高等护理教育无论在规模、层次等方面都有了长足进步，目前已经形成专科、本科、研究生三个层次的护理教育体系。

随着医学模式的转变，对护理人才的知识、能力、态度等综合素质也提出了更高的要求。护理人才已经从传统的临床医学从属地位转变为健康服务人员的协作者。这就要求学生必须具有整体护理的能力，对服务对象进行健康评估的能力，对急危重症患者应急处理及抢救配合的能力，对护理对象进行病情变化、心理反应和药物疗效的观察能力，解决临床常见护理问题、对新设备的操作护理能力，与患者的沟通能力，团队合作能力。这些能力的培养，除应该加强基本理论课程的教学之外，还应该强化实践教学环节。

一、我国高等护理实验教学存在的问题

恢复护理高等教育后，经过护理教育工作者的不懈努力，我国高等护理教育已经取得显著进步，但仍然处于起步阶段。在学科建设与专业设置，教学方法与内容等方面存在很多问题，其中护理实验教学的问题更为突出。

（一）强调理论教学，对实验教学的重要性认识不足

目前开设护理学本科的高校绝大部分临床护理实验教学为课内实验，学时数少。加之实验教学条件参差不齐以及学生考核以理论为主，使很多老师及学生仅仅只把实验教学作为辅助内容，对实验教学积极性不高。

（二）实验设备投入不足，实验室建设、管理水平不高

一些高校因资金投入限制等原因，使护理实验室设备陈旧、老化、台套数不足。部分高校护理实验室布局不合理，设备购置各自为政、使用率不高、管理模式落后。

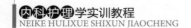

（三）实验室师资队伍素质能力亟待提升

随着高等护理教育规模的扩大，师资总量不足尤其是实验教学师资不足的矛盾日益突出。在现有的护理实验专任教师中，"双师型"教师的比例低于40%，一些护理实验教师甚至没有一线临床护理的工作经历。而临床兼职教师大都没有经过教育理论、教学方法的系统训练，缺乏对教育教学规律的深入认识与思考。护理实验教师队伍存在教育理念、学历结构、教学能力、科研能力、人文素质等方面的问题。

（四）实验教学内容陈旧、方法单一、成绩评定欠科学

大多数高校护理实验教学以传统的验证性、演示性实验为主，很少或没有综合性、设计性实验。实验项目的开发不足，内容不丰富，教学内容陈旧，与临床护理实践脱节。在成绩评定方面，大多只占总成绩的10%或更少，致使学生存在重理论，轻实验的现象。此外，实验考核基本为技能操作，缺乏面对具体病例分析问题、解决问题能力的评判，限制了学生护理临床思维的培养。

二、临床护理实验教学改革的趋势

（一）更新护理实验教学理念

深刻认识实验教学对护理教学的重要意义，改变实验教学从属于理论教学的思想，树立学生为主体、教师为主导的教学意识，改变护理实验仅仅注重技能操作训练的状况，突出学生综合素质及解决实际问题的临床思维能力。

（二）加强实验室建设及管理

增加实验室建设投入，更新实验设备，科学规划实验室布局，以模拟医院为模式建设实验室，使实验室病区化，增加实验教学的仿真度。实验室管理规范化、制度化、开放化，增加实验室使用率。

（三）优化教学内容及方法

整合护理学各门课程实验教学内容，减少重复，提高教学效率。密切结合临床护理新进展，适时调整教学内容，删除临床淘汰技术相关实验项目，增加护理新理论、新技术的实验项目，开设综合性、设计性实验，增加护理人文实验内容，全面提升护理专业学生综合素质，提升职业自豪感。

改变传统的演示、训练、总结的实验教学模式，推行情景教学、PBL（Project Basel Levning）教学、角色扮演、案例讨论、模拟教学等多种教学模式，将实验室教学与临床见习相结合，集基本技能训练、专业能力训练、综合创新训练为一体，着重训练学生的临床思维及解决实际问题的能力。

（四）创新实验教学评价方式

增加实验教学评价占学生总成绩评价的比例，将形成性评价与终结性评价结合。改变教师单向评价的状况，采用笔试、口试、技能操作考核、学生自评、小组评价、平时成绩、考试成绩、团队成绩相结合的综合评价方法，调动学生参与实验的积极性，培养团队协作精神。

参考文献

[1] 高欢玲，李红梅，胡长茂，等. 高校护理实验室管理与实验教学改革的思考. 全科护理[J]. 2013，11（12上旬）：3253-3254.

[2] 龚爱珍. 高效护理实验教学改革的探讨. 成都中医药大学学报[J]. 2014, 16（3）：28-30.

[3] 井坤娟，董沛，杨兰兰. 基础护理学实验教学模式研究现状，中国高等医学教育[J]. 2009（7）：80-82.

[4] 肖国华，王丽，沈学清. 护理实验教学改革初探. 中华护理教育[J]. 2010, 7（3）：113-115.

[5] 贺艳宁，段朝艳，张琼. 内科护理学实训考核改革对护生评判性思维能力的影响. 临床医药文献电子杂志[J]. 2019, （11）：183.

[6] 吴伟伟，张晨霞，邱银玲，等. "互联网＋"背景下分站式内科护理学综合实训教学考核模式研究. 卫生职业教育[J]. 2018, （14）：54-56.

第二节　内科护理学实验类型及目的

一、验证型（演示型）

是指较为简单的实验项目。内容单一，教师进行操作演示后，学生在教师的指导下按照程序进行操作训练，主要培养学生护理基本操作方法并具备护理技能操作能力。

二、综合型

是以护理案例设计为基础，以解决护理问题为特征的实验。实验内容包含一个或多个护理问题，主要锻炼学生的护理临床思维能力及解决实际问题的能力。

三、设计型或创新型（探索）

指让学生自己设计并动手实施的实验。主要培养学生的创新能力、动手能力、科学观察能力、分析和解决问题的能力、团队协作能力。

四、临床见习

临床见习是学生在校学习期间理论联系实践的桥梁，是医学理论与实践相结合的第一步。通过见习巩固学生课堂理论知识，培养独立思考与实际工作能力。让学生在真实的临床环境中学习护理工作的方法及技能，促进学生创新思维精神、科学探索精神的培养，促进学生向护士这一角色的转变。

第三节　内科护理实验室管理制度

学生实验守则

1. 实验室是教学实验和科学研究的重要基地，与实验无关的人员未经许可不得擅自进入实验室。学生在实验室进行教学实验必须遵守实验室有关的规章制度。

2. 学生实验前必须认真预习实验指导书，明确实验目的、步骤、初步了解实验所用仪器的性能、使用方法注意事项，未经预习或无故迟到者，指导教师有权停止其实验。

3. 进入实验室不得高声喧哗，不得随便移动与本次实验无关的仪器设备等。不随地吐痰，不乱抛纸屑杂物，保持室内整洁卫生。实验室内禁止吸烟、吃东西，杜绝发生意外事故。

4. 实验中严格遵守操作规程，服从指导教师指导，仪器安装完毕，经指导教师检查后可进行实验。如实、认真做好原始记录，不得抄袭他人实验结果。

5. 爱护实验室仪器设备工具，如违反操作规程或不听从指导而造成仪器设备工具等损坏者，应按实验室相关规定进行赔偿处理。

6. 实验中注意安全，节约水、电、材料，遇到事故要立即切断电源、火源，报告指导教师进行处理。大的事故应保护好现场，等待处理。

7. 实验完毕应将仪器、工具、剩余材料归还原处，实验场所清理干净，经指导教师检查后方可离开实验室。

8. 实验结束后，学生必须以实事求是的态度认真分析实验结果，写出实验报告，不得抄袭或臆造，并按时交送实验报告。

实验课指导教师职责

1. 实验课期间，实验带教教师督促学生遵守实验室规章制度，负责维持实验室教学秩序，保障实验室设施、实验仪器安全，维护实验室整洁。

2. 带教老师应按实验教学要求，认真备课，做好预实验。新教师应执行试讲制度。

3. 带教老师应先于学生到实验室，做好课前准备工作，与实验准备者做好实验前的交接工作，检查实验仪器、设备状况和实验准备情况。

4. 带教老师应衣着整洁，举止文明，为人师表，教书育人。

5. 带教老师应认真指导学生实验，正确介绍仪器设备等使用方法及注意事项，以避免意外事故，应经常教育学生爱护仪器，节约耗材。

6. 如遇仪器损坏情况，应立即通知实验室技术人员，按规章制度处理。

7. 安排、督促学生做好值日工作，保持桌面整齐，维护室内整洁。

8. 实验结束，在学生离开实验室并和实验室管理者做好实验后的交接工作后，方能离开实验室。

9. 带教教师因工作失职造成教学秩序混乱和事故，或教师擅离职守者，各实验室应及时将情况报告给中心，由中心通知教研室并报告学校，按有关教学纪律规定执行。

实验室技术人员职责

1. 在系主任及实验室主任的带领下，完成本实验室的实验教学、科研及教研等各项工作任务。

2. 负责管理好实验室与仪器设备的保养、维修，保证提供完好的实验室与仪器设备，为各学科实验教学使用，并协助各学科开出相关实验课。

3. 具体负责、做好实验前的准备工作；提前准备实验课所需的各种仪器、设备及耗材；必须参加有关课程的集体备课；参与实验课前的预实验；课时协助教师进行学生实验教学指导；有实验课时必须在上课前15分钟到达实验室。

4. 协助教师督促学生遵守实验室规章制度，及时处理职责范围内的各项事务。坚持实验室对学生开放，积极开展和协助探索性实验和研究性学习活动。

5. 定期检查精密贵重仪器设备的使用、保管情况，严格按操作规程要求师生与实验室工作人员操作仪器设备，并做好仪器设备使用记录。

6. 认真、自觉执行中心和实验室各项管理规章制度及工作纪律：即主要设备操作规程、仪器设备管理制度、安全制度、卫生清洁制度及相关规定。

7. 加强技能与业务学习，不断提高实验技术与实验管理水平，积极参加教学改革与实验技术革新的探索。

8. 保管好本室钥匙以及仪器设备、实验物品、相关文档资料等。

9. 做好防火、防盗工作，确保实验室安全。督促学生和物管工人做好实验室的清洁工作。

10. 经常检查水、电情况与排污情况，有问题及时向主任报告。

实验室设备损坏、丢失赔偿细则

一、损坏丢失仪器设备的范围及赔偿标准

1. 不听指挥，不遵守操作规程或不按规定要求，工作不认真、失职造成仪器设备损坏者，赔偿仪器设备损坏值的50%～100%；

2. 未经实验室负责人批准，擅自动、用、拆、改仪器设备，造成仪器设备损坏者，赔偿仪器设备损坏值的50%～100%；

3. 保管不当，搬运不慎，领发、外借造成仪器设备损坏、丢失者，赔偿仪器设备折旧值的30%～80%；

4. 尚未了解仪器设备的性能及使用方法，轻率动用仪器设备，造成损坏者，赔偿仪器设备损失部分的10%～30%。

二、在正常使用中出现损坏

经鉴定确属仪器设备本身问题或寿命问题，可不追究使用者责任。

三、属于几个人共同负责造成的仪器设备损坏丢失

应根据各人责任大小和表现情况，分担赔偿数额。

实验室开放管理办法

为了充分发挥实验室的资源优势，促进实验教学改革，创造良好的育人环境，建立有利于高素质创新型人才培养机制和以人为本的实验教学管理制度，特制定本办法。

一、实验室开放的作用和原则

1. 实验室面向学生开放是高等学校培养适应新世纪国家经济建设与社会发展需要的具有国际竞争能力的高素质创新型人才的客观要求。实验室对学生开放，能够最大限度地发挥实验室资源效益，为学生提供自主发展和实践锻炼的空间，激发学生的创新观念和意识，全面培养学生的科学作风、创新思维、创业能力和实践动手能力。

2. 各实验室要重视向学生开放工作，贯彻因材施教、讲求实效、形式多样的原则，把实验室开放工作作为教学改革的重要内容。鼓励和支持广大教师将科研成果中有利于培养学生创新能力的部分转化为实验教学内容，并在指导过程中将先进的教学手段和教学思想引入实验教学。

二、实验室向学生开放的形式、内容

（一）实验室向学生开放的形式

学校鼓励实验室采取多种形式对学生开放，各实验室应充分利用现有资源或创造必要的条件，在时间和空间上全天候开放实验室。依据学生的不同层次和要求，确定实验室开放的时间、地点、开放实验项目和指导教师名单并及时公布。学生须在规定期限内到实验室登记预约，预约同意后按照安排的时间进入实验室练习。

（二）实验室向学生开放的内容

向学生开放实验教学计划内和计划外的实验项目，以培养学生的创新和动手能力为出发点，采取以学生为主、教师加以启发指导的实验教学模式。

1. 验证型、综合型实验是指实验内容涉及本课程的综合知识或与本课程相关知识的实验，主要强化学生在实习、实践中必须掌握的能力和技巧；设计性实验是指给定实验目的要求和实验条件，由学生自行设计方案并加以实现的实验。

2. 科研型开放实验室面向高年级本科学生，吸收部分优秀学生早期进入实验室参与教师的科学研究活动，取得阶段性成果；也可结合实验室的条件，由学生自拟科技活动课题，联系指导教师进行的实验活动。

3. 实验室面向大学生创新基地、学生社团活动开放。

（三）大型精密仪器开放

实验大型精密仪器实行专管共用、向校内外全面开放，做到资源共享。

（四）实验室对社会开放

在保证正常实验教学的前提下，挖掘实验室潜力，积极提倡实验室对社会开放。

三、实验室开放的组织实施

1. 实验室向学生开放工作在实验中心主任的统一领导下，由各实验室主任组织并具体实施。充分发挥学院实验室管理的作用。参与开放实验的师生必须服从实验室的安排，遵守实验室的各项规章制度。

2. 指导教师对选题的科学性及选题的难易程度负责，对实验过程中可能存在的安全问题要有预案、论证，并向学生警示防范。实验室开放时，须有指导教师或实验技术人员，负责实验教学秩序、器材供应、实验室安全等管理工作，并认真做好开放记录工作。

3. 开放实验项目由各实验室汇总，经学院主管副院长审批。各实验室按审定批准后的开放实验项目组织实施。

4. 所有开放实验室及其开放项目、开放时间一律在学院公示栏公布。学生、教师及校外人员使用开放实验室采取预约的方式，由实验中心统一安排。

5. 各实验室在开放实验项目结束后，将开放实验的情况（学生实验报告、开放实验项目记录表等）报实验教学中心。中心按审定的情况报主管院长审批后发放开放实验专项经费。

四、激励办法

1. 为鼓励和支持实验技术人员和教师做好实验室开放工作，对教学任务以外的实验教学采取指导教师和实验技术人员发放一定的工作量补贴。（具体标准由各实验室核算后报批）

2. 教师、学生通过开放实验取得的成果，可以申报各类教学成果奖。

五、其他

1. 为做好实验室开放管理工作，各实验室可根据本办法制定实验室开放和开放实验项目的实施细则，实施细则报实验教学中心备案。

2. 本办法适用于学校实验室面向各类学生的开放工作。未尽事宜，由主管院长授权实验中心主任负责解释。

实验室电脑及其相关设备使用规则

为了更好地维护中心和各功能实验室电脑等设备，利于大家的工作、学习，特制定如下规则，请予以遵守。

1. 按时开机关机，离开时请务必关闭电脑及相关设备电源。

2. 电脑及相关设备固定摆放，不得随意拆除，移动。如遇特殊情况，请及时向有关负责人报告。

3. 电脑设置不得随意更改，不得下载或安装与实验和学习无关的资料或软件，存放资料应在特定目录，不得随意存放。一经发现，严厉批评，如出现问题，当事人负责，视情节轻重予以处罚。

4. 不得登陆不明网站，以免中毒。电脑是公用设备，不准从事私人的工作。本着方便大家的原则，用完后及时清理电脑中的残留文件和电脑台上的私人物品，及时离开。

5. 使用邮箱发送接收邮件时，对来历不明的邮件无条件删除。发送完邮件后及时删除发件箱的邮件，以免邮箱占用过多空间。

6. 不要安装与实验教学和工作无关的软件，例如游戏等。一经发现，严厉批评，屡教不改者给予处罚。在工作中遇到需要安装的软件时，应先与负责人商议，然后再进行下一步操作，不得私自安装软件。

7. 防病毒是大家共同的责任，及时升级病毒库，扫描病毒，遇到有毒文件，无条件删除。

8. 合理使用打印机，节约纸张，按照相关规定合理使用。

9. 自觉维护电脑房的清洁，私人物品不要随意摆放，离开时关闭电脑及空调，并锁好门，严防被盗。

实验室安全管理办法

1. 为保证实验室的安全，实验室人员和参加实验的所有人员应严格遵守安全制度。

2. 在使用仪器设备时，实验人员应认真按照操作规程进行。

3. 各个实验室应制定实验室规则及实验室安全制度。易燃、易爆、高温、高压的实验室，要根据本实验室情况制定严格的操作规程及防火、防盗管理制度，实验室的一切人员要认真执行。

4. 实验室工作人员要高度重视安全工作。每个实验室应选配一名责任心强、工作认真的实验室安全员，负责本室的安全技术监督、检查工作；对于贵重精密仪器设备或涉及危险物品，应由具有业务能力的专人负责操作。

5. 实验室内电、气设备及线路设施必须严格按照安全用电规程和设备的要求实施，不许乱接、乱拉电线，墙上电源未经允许，不得拆装、改线。

6. 实验室必须配备符合本室条件的消防器材，消防器材要摆放在明显、易于取用的位置，并定期检查，确保有效，严禁将消防器材移作他用。

7. 实验室必须有必要的防护措施，保持走道畅通，严禁占用走廊通道堆放杂物。

8. 安全员要经常检查本室的不安全因素，发现问题时要及时往上报告。发生事故时，必须按规定上报有关部门，不准隐瞒不报或拖延上报，重大事故要立即抢救，保护事故现场。

9. 各实验室的钥匙应由专人管理，不得私自配备或转借他人。

10. 每日下班前，实验室工作人员都必须查看水电、气和门窗等，切断电源，清扫易燃的纸屑等杂物，消灭隐患。

11. 节假日前，各室负责人应对所属实验室进行一次全面的安全检查，落实值班人员，保证各项安全。

对一贯遵纪守法，在安全工作中有显著成绩者，给予表扬和奖励。对于违反上述规定，造成事故者，视情节轻重给予行政处分或经济赔偿，直至追究刑事责任。

第四节　内科护理实验报告格式

实验报告写作要求

整理实验结果和撰写实验报告就是做完每项实验后的总结工作，通过良好的总结，可使我们把在实验过程中获得的感性认识提高到理性认识，明确已经取得的成果、尚未解决的问题以及工作中的优缺点。

一、实验教学的目的

实验教学是课程教学的重要环节，其内容主要包括帮助护理对象满足生理、心理和治疗需求的各项技能，这些技能是所有护理学专业学生学习和日后从事临床护理工作的基础。

二、实验教学的方法

实验中应按照"实验方法与步骤"顺序进行操作练习，以便养成良好的操作习惯。实验教学可采用角色扮演、实物及直观教具的演示、教师示教、录像演示、学生练习等形式进行。教学中注意加强操作原理和理论基础的讲授，强化学生的整体护理理念，指导学生将护理程序贯穿于各项操作规程中；注意培养学生发现问题、分析问题和解决问题的能力，评判性思维和创造性思维、实际动手操作能力。

三、实验报告的写作

实验前应预习相关内容，有利于在有限的实验课时提高练习效果。实验后根据操作练习中出现的问题，如实填写"操作小结和小组评价"；每次实验后应写报告，并交负责教师批阅；实验报告要求结构完整，条理分明、文字简练、书写工整、措辞注意科学性和逻辑性。

实训报告   时间： 年 月 日

1. 实训名称：

2. 实训目的：

3. 实训过程：

4. 结果：

评价							
分值（分）	18～20	15～17	12～14	＜12	自评分	组评分	教师评分
实验态度	认真□	较认真□	一般□	不认真□			
操作过程	规范□	较规范□	一般□	不规范□			
熟练程度	熟练□	较熟练□	一般□	不熟练□			
用物处理	得当□	较得当□	一般□	不得当□			
实验目的	达到□	较好达到□	一般□	没达到□			
得分合计							
组长签字：			年 月 日				
教师签字：	得分：		年 月 日				

注：书写实验报告要求字迹清楚、工整

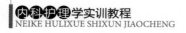

临床见习病例分析实验报告

一、病史摘要

二、护理诊断

三、护理措施

临床见习病例分析实训报告　　　　　　　　　　时间：　　年　　月　日

					自评分	组评分	教师评分
1. 见习名称： 2. 见习目的： 3. 见习过程： 4. 结果：							
评价							
分值（分）	18～20	15～17	12～14	＜12			
实验态度	认真□	较认真□	一般□	不认真□			
操作过程	规范□	较规范□	一般□	不规范□			
熟练程度	熟练□	较熟练□	一般□	不熟练□			
用物处理	得当□	较得当□	一般□	不得当□			
实验目的	达到□	较好达到□	一般□	没达到□			
得分合计							
组长签字：　　　　　　　　年　月　日							
教师签字：　　　得分：　　　年　月　日							

注：书写实验报告要求字迹清楚、工整

第五节 内科护理学实验教学大纲

编写说明

一、实训课程总参考学时138学时

二、选做实验参考总学时68学时

三、适用专业：四年制本科护理学专业，两年制专升本护理学专业

第二章　呼吸系统疾病护理实验
（总学时 22，选做 12）

实验一　胸腔穿刺术的护理　2学时

（一）实验类型：演示型。

（二）实验目的

1. 明确胸腔穿刺术的目的、操作过程和护理配合。

2. 能正确叙述胸腔穿刺术中的注意事项及每次的抽液量。

（三）主要仪器设备：胸腔穿刺模型

（四）实验耗材及辅助设备：无菌胸腔穿刺包（内含带乳胶管的胸腔穿刺针、镊子、5mL注射器及针头、50mL注射器、孔巾、无菌试管数支、无菌纱布、敷贴、弯盘等）、无菌手套、消毒的止血钳和换药碗、1%碘伏、2%利多卡因、量杯、无菌棉球（棉签）、胶布等。

实验二　简易呼吸器的使用及护理　1学时

（一）实验类型：演示型。

（二）实验目的

1. 能熟练运用简易呼吸器。

2. 明确简易呼吸器的适应证、禁忌证、护理要点、注意事项及意外处理。

3. 知道简易呼吸器的终末处理方法。

（三）主要仪器设备：简易呼吸器、呼吸机、心电监护仪、吸氧装置。

（四）实验耗材及辅助设备：听诊器、口咽通气管、连接管、纱布、手套、气管切开包、一次性气管插管包等。

实验三　胸腔闭式引流的护理　1学时

（一）实验类型：演示型。

（二）实验目的

1. 明确胸腔闭式引流护理操作要点、注意事项及意外情况的紧急处理。

2. 知道胸腔闭式引流的原理、引流管放管位置的选择方法。

（三）主要仪器设备：无。

（四）实验耗材及辅助设备：胸腔穿刺包、棉签、止血钳、无菌手套、利多卡因、无菌治疗巾、弯盘、消毒棉签、0.5%碘伏、血管钳、无菌纱布、一次性胸腔闭式引流瓶、0.9%氯化钠溶液、胶布等。

实验四　呼吸肌功能锻炼　1学时

（一）实验类型：演示型。

（二）实验目的

1. 明确呼吸肌功能锻炼的方法、注意事项。

2. 能指导患者进行呼吸肌康复训练。

（三）主要仪器设备：无。

（四）实验耗材及辅助设备：挂表。

实验五　电动吸引器吸痰法　1学时

（一）实验类型：演示型。

（二）实验目的

1. 熟练运用电动吸引器帮助患者吸痰。

2. 明确电动吸引器吸痰的注意事项。

（三）主要仪器设备：电动吸引器或中心吸引器。

（四）实验耗材及辅助设备：治疗盘、治疗碗、无菌0.9%氯化钠溶液、清洁薄膜手套、一次性吸痰管、弯盘、消毒纱布、无菌血管钳、镊子、压舌板、开口器、舌钳。

实验六　气道湿化　1学时

（一）实验类型：演示型。

（二）实验目的

1. 明确气道湿化的操作过程、护理要点、注意事项。

2. 能正确选择合适的气道湿化液。

3. 知道气道湿化的适应证及禁忌证。

（三）主要仪器设备：微量泵或雾化器。

（四）实验耗材及辅助设备：雾化药液或湿化液、碘伏棉签、一次性手套。

实验七　呼吸机的临床应用护理　1学时

（一）实验类型：演示型。

（二）实验目的

1. 能够进行呼吸机操作。

2. 阐述呼吸机报警的处理及注意事项。

3. 列举呼吸机使用的并发症及终末处置和保养。

（三）主要仪器设备：呼吸机、模拟肺。

（四）实验耗材及辅助设备：呼吸机配套管道、气管插管导管、湿化罐、无菌蒸馏水、胶布、

0.9%氯化钠溶液、液体石蜡、利多卡因、三通管、吸痰管、负压吸引一套、手套、纱布。

实验八　体位引流　1学时

（一）实验类型：演示型。

（二）实验目的

1. 能够进行体位引流操作。

2. 阐述体位引流的注意事项。

（三）主要仪器设备：无。

（四）实验耗材及辅助设备：消毒痰缸、口腔护理用物。

实验九　痰标本采集法　1学时

（一）实验类型：演示型。

（二）实验目的

1. 能够说出痰标本采集的注意事项。

2. 能够进行痰液采集。

（三）主要仪器设备：负压吸引装置（必要时）。

（四）实验耗材及辅助设备：无菌痰标本盒或一次性痰液收集器、痰杯、一次性手套、漱口水、吸管、清洁毛巾、纸巾、一次性吸痰管（必要时）。

实验十　慢性阻塞性肺病（COPD）患者的护理　4学时

（一）实验类型：综合型。

（二）实验目的

1. 能够进行COPD患者的护理程序。

2. 能够进行COPD的健康宣教。

3. 识记COPD的病因及诱因。

（三）主要仪器设备：Simman3G模拟人1套、床旁监护仪1台、氧气雾化吸入器装置。

（四）实验耗材及辅助设备：COPD病例资料、体温计、血压计、听诊器、医嘱单、药物执行单、输液单、血气分析检验报告单、床旁监护仪、吸氧用物一套、输液器、注射盘一套、微量泵、延长管、0.9%氯化钠溶液100mL、地塞米松10mg、氨茶碱0.25g、爱喘乐2mL、万托林1mL、2mL、5mL注射器一套、动脉血气采血针、听诊器、血压计、体温计、吸氧设备1套、入院记录单、医嘱单、输液耗材各1套、治疗盘、监护电极片。

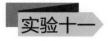 **实验十一　　肺炎患者的护理　4学时**

（一）实验类型：设计型。

（二）实验目的

1. 能进行呼吸系统疾病患者的护理评估。

2. 识记肺炎患者的临床表现、护理诊断、潜在的护理问题、护理措施。

3. 引导学生学习肺炎患者诊疗护理新进展。

（三）主要仪器设备：Simman3G模拟人、心电监护仪。

（四）实验耗材及辅助设备：冰袋、柴胡注射液2mL、安痛定（复方氨林巴比妥）注射液2mL、5mL注射器、简易面罩、皮试用物、输液用物、医嘱单、护理记录单。

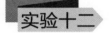 **实验十二　　慢性肺源性心脏病患者的护理　4学时**

（一）实验类型：临床见习。

（二）实验目的

1. 学会慢性肺源性心脏病病史采集的方法。

2. 能够对慢性肺源性心脏病患者做出护理诊断并进行护理评估和开展护理措施。

3. 能够与患者沟通交流并进行健康指导。

4. 识记慢性肺源性心脏病患者的病因、诱因。

（三）主要见习条件：二级甲等以上综合性医院呼吸内科病房、典型慢性肺源性心脏病患者及护理病例。

第三章　循环系统疾病护理实验
（总学时 20，选做 12）

实验一　心电图仪的使用及护理　2学时

（一）实验类型：验证型。

（二）实验目的

1. 认识心电图仪工作原理及临床应用目的。

2. 熟练连接心电图机及正确安置心电图各导联电极。

3. 熟练使用心电图机描记心电图。

4. 识别各种常见心律失常。

（三）主要仪器设备：心电图机。

（四）实验耗材及辅助设备：心电图纸、盐水棉球或导电胶、镊子、弯盘、插线板、大毛巾、屏风等。

实验二　心电监护仪的使用及护理　1学时

（一）实验类型：验证型。

（二）实验目的

1. 知道心电监护仪的使用目的。

2. 能认知操作心电监护仪的正确连接方法。

3. 能认知使用心电监护仪监测心电活动。

4. 知道心电监护仪异常指标。

（三）主要仪器设备：心电监护仪、连接导线。

（四）实验耗材及辅助设备：监护电极片、酒精棉球。

实验三　心脏电复律术的护理　1学时

（一）实验类型：演示型。

（二）实验目的

1. 认知电复律术的适应证、禁忌证、护理要点。

2. 熟悉电复律术的操作流程。

3. 知道电复律术的原理。

（三）主要仪器设备：除颤仪器。

（四）实验耗材及辅助设备：导电胶、纱布、弯盘、急救药品。

实验四　冠状动脉造影及支架植入术的护理　1学时

（一）实验类型：演示型。

（二）实验目的

1. 认知冠状动脉造影、支架植入术的术前、术中、术后护理、注意事项及意外情况处理。

2. 熟悉冠状动脉造影支架植入术的原理及步骤。

3. 知道冠脉血管狭窄的X线表现及支架植入过程。

（三）主要仪器设备：多媒体、手术视频。

（四）实验耗材及辅助设备：无菌手术巾、弯盘、消毒棉球、消毒液、无菌持物钳、16号穿刺针、无菌刀片、7F动脉鞘、造影导管、造影导丝、指引导丝、指引导管、0.9%氯化钠溶液、肝素注射液。

实验五　中心静脉压（CVP）监测术的护理　1学时

（一）实验类型：演示型。

（二）实验目的

1. 认知中心静脉压监测的目的及意义。

2. 认知中心静脉压监测术的护理要点及注意事项。

3. 熟悉中心静脉压监测术的适应证、禁忌证。

（三）主要仪器设备：CVP测定装置

（四）实验耗材及辅助设备：消毒用物、10mL注射器、肝素稀释盐水、无菌纱布、胶布、三通管、0.9%氯化钠溶液、输液器。

实验六　24h动态心电图、动态血压测定的护理　1学时

（一）实验类型：演示型。

（二）实验目的

1. 认知24h动态心电图、动态血压测定仪器的使用方法。

2. 认知24h动态心电图、动态血压测定的注意事项。

3. 知道24h动态心电图、动态血压测定结果分析方法。

（三）主要仪器设备：动态心电图、动态血压测定仪。

（四）实验消耗材料及辅助设备：电池、带肩带心电监护记录仪、带肩带的血压测定袖带、纱布、电极、导联线、酒精棉球。

实验七 先心病介入封堵术的护理 1学时

（一）实验类型：演示型。

（二）实验目的

1. 认知先心病介入封堵术的护理要点。

2. 熟悉先心病介入封堵术的注意事项及健康指导。

3. 知道先心病介入封堵术的操作程序。

（三）主要仪器设备：多媒体设备。

（四）实验消耗材料及辅助设备：右心导管检查用物、多媒体视频资料。

实验八 急性心肌梗死患者的护理 4学时

（一）实验类型：综合型。

（二）实验目的

1. 熟知冠心病患者的入院评估及冠心病不同类型的鉴别方法。

2. 识记心肌梗死患者的临床表现、抢救护理配合措施。

3. 运用沟通技巧，自然的与医生、护士、患者及家属等进行有效沟通。

4. 认识心肌梗死的病因及诱发因素。

5. 培养学生团队合作意识及解决实际问题的能力。

（三）主要实验设备：Simman3G模拟人、心电监护仪、听诊器、血压计、体温计、吸氧设备、输液泵1台。

（四）实验耗材及辅助设备：入院记录单、医嘱单、输液器2套、监护电极片、葡萄糖液体、抢救用药（硝酸甘油、吗啡、溶栓药、利多卡因、利尿药、极化液等，也可用多功能模拟人Simman3G自带的用药感应片）。

实验九 心力衰竭患者的护理 4学时

（一）实验类型：设计型。

（二）实验目的

1. 识记心力衰竭患者的临床表现及健康指导。

2. 领会心脏病患者病情变化的观察指标及入院评估方法。

3. 运用所学知识对心衰患者进行抢救治疗及护理配合。

4. 理解心力衰竭患者的病因及诱因。

5. 培养学生团队合作意识及解决实际问题的能力。

（三）主要实验设备：Simman3G模拟人、听诊器、血压计、体温表、吸氧设备、床旁监护仪1台、微量输液泵及延长管。

（四）实验耗材及辅助设备：入院记录单、医嘱单、输液耗材各1套、心血管疾病抢救用药条形码、电极、静脉输液用品、注射器治疗盘、监护电极片。

实验十　原发性高血压的护理　4学时

（一）实验类型：临床见习。

（二）实验目的

1. 识记原发性高血压的诊断标准、护理要点及健康指导。

2. 分析原发性高血压的发病原理及临床表现。

3. 理解降压药物的分类及常用代表药物的药理作用及不良反应。

4. 通过临床见习，培养学生护患沟通和应变能力。学生对临床护理工作的观察和与高血压患者近距离接触，采集患者病史及体格检查，培养学生发现问题及分析、解决问题的能力。

（三）见习主要条件

1. 二级甲等以上综合性医院心血管科病房。

2. 原发性高血压典型病例。

第四章 消化系统疾病护理实验
（总学时 20，选做 10）

实验一 腹腔穿刺术的护理 2学时

（一）实验类型：演示型。

（二）实验目的：

1. 能够明白腹腔穿刺术操作中的护理要点。

2. 能够认识腹腔穿刺术的操作过程。

3. 能正确叙述腹腔穿刺术中的注意事项及腹腔穿刺术后的护理要点。

（三）主要仪器设备：腹腔穿刺模型。

（四）实验耗材及辅助设备：基础治疗盘1套、腹腔穿刺包、无菌手套、注射器（5mL、20mL、50mL各1支）、输液器、无菌培养瓶、试管、量杯、腹带及中单、卷尺、酒精灯，2%普鲁卡因或2%利多卡因1支等。

实验二 双气囊三腔管的使用及护理 2学时

（一）实验类型：演示型。

（二）实验目的

1. 能够明白操作中的护理要点及注意事项。

2. 能够认识三腔二囊管压迫止血术的适应证和禁忌证。

（三）主要仪器设备：三腔二囊管、止血钳3把、0.5kg重物滑轮牵引固定架、压力计、剪刀。

（四）实验耗材及辅助设备：无菌手套、弯盘一个，治疗碗1个，一次性注射器（5mL、20mL、50mL各1支）、纱布、液体石蜡、棉签、线绳、蝶形胶布、治疗巾、治疗卡等。

实验三 胃镜检查术的护理 1学时

（一）实验类型：演示型。

（二）实验目的

1. 能够明白胃镜检查操作中的护理要点及注意事项。

2. 能够认识胃镜检查术的适应证和禁忌证。

（三）主要仪器设备：多媒体、胃镜活检钳、操作护理视频。

（四）实验耗材及辅助设备：5～10mL注射器、活检组织固定液及容器。

实验四　肠镜检查术的护理　1学时

（一）实验类型：演示型。

（二）实验目的

1. 能够明白肠镜检查操作中的护理操作处理要点及注意事项。

2. 能够认识肠镜检查术的适应证和禁忌证。

（三）主要仪器设备：纤维及电子结肠镜、活检钳及肠镜治疗附属设备。

（四）实验耗材及辅助设备：5～10mL注射器、活检组织固定液及容器。

实验五　胃肠减压术的护理　1学时

（一）实验类型：演示型。

（二）实验目的

1. 能够熟练掌握胃肠减压术的护理要点。

2. 能够认识胃肠减压装置。

3. 能够明白胃肠减压术的目的。

（三）主要仪器设备：负压吸引器、治疗巾、血管钳。

（四）实验耗材及辅助设备：治疗盘、弯盘1套、纱布、棉签、75%乙醇、液状石蜡、别针、一次性负压吸引器、治疗碗、100mL0.9%氯化钠溶液、50mL注射器、量杯。

实验六　灌肠术的护理　1学时

（一）实验类型：演示型。

（二）实验目的

1. 能够熟练掌握灌肠术的操作方法及护理要点。

2. 能够认识大量不保留灌肠及保留灌肠的适应证及禁忌证、注意事项。

（三）主要实验设备：无。

（四）实验耗材及辅助设备：弯盘1个、500～1000mL灌肠桶及24～26号肛管1条，或一次性灌肠袋1个，500mL量杯1个，止血钳1把，石蜡油、棉签、纸巾、治疗碗1个，灌洗器、注射器各一个。

实验七　胶囊内镜检查术的护理　1学时

（一）实验类型：演示型。

（二）实验目的

1. 能够熟练掌握胶囊内镜检查术的护理要点。

2. 能够认识胶囊内镜检查术装置。

3. 能够明白胶囊内镜检查术的结果判断。

（三）主要实验设备：多媒体。

（四）实验消耗材料：胶囊内镜检查术视频资料。

实验八　逆行胰胆管造影术的护理　1学时

（一）实验类型：演示型。

（二）实验目的

1. 能够明白逆行胰胆管造影术的护理要点。

2. 能够认识逆行胰胆管造影术装置。

3. 能够知道逆行胰胆管造影术的目的。

（三）主要实验设备：多媒体。

（四）实验耗材及辅助设备：逆行胰胆管造影术视频资料。

实验九　人工肝支持系统　2学时

（一）实验类型：演示型。

（二）实验目的

1. 能够熟练掌握人工肝支持系统的护理要点。

2. 能够认识人工肝支持系统的适应证及禁忌证。

（三）主要实验设备：人工肝支持系统。

（四）实验消耗材料及辅助设备：治疗盘、动静脉血液管、一次性大静脉营养袋、无菌手套、无菌排气针、5mL注射器、输液器、输液网套、地塞米松注射液、肝素注射液、0.9%氯化钠溶液。

实验十　肝硬化伴上消化道出血的护理　4学时

（一）实验类型：综合型。

（二）实验目的

1. 能够熟练掌握肝硬化及上消化道大出血患者的护理要点。

2. 能够运用肝硬化腹水、腹腔穿刺术、输血术、三腔二囊管压迫止血术的护理操作，能对患者进行护理评估并提出护理措施。

3. 能够识记肝硬化及上消化道大出血的临床表现。

4. 能够明白肝硬化上消化道出血的常见诱因。

（三）实验主要设备：听诊器、血压计、体温表、Simman3G模拟人。

（四）实验耗材及辅助设备：吸氧管、湿化瓶、入院评估记录单、医嘱单、床旁监护仪、注射器、葡萄糖盐水、静脉输液器、注射盘、输液贴、模拟新鲜血浆、血管升压素、硝酸甘油、奥曲肽。

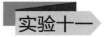 实验十一　　急性胰腺炎患者的护理　4学时

（一）实验类型：设计型。

（二）实验目的

1. 能进行急性胰腺炎患者的护理评估。

2. 识记急性胰腺炎的临床表现，护理诊断和护理措施。

3. 引导学生收集急性胰腺炎诊疗护理的新进展。

（三）实验主要设备：Simman3G模拟人。

（四）实验耗材及辅助设备及辅助设备：听诊器、血压计、体温表、吸氧管、湿化瓶、入院评估记录单、医嘱单、床旁监护仪、注射器、葡萄糖盐水、静脉输液器、注射盘、输液贴、输液泵、胃肠减压装置。

第五章　泌尿系统疾病护理实验
（总学时 16，选做 6）

实验一　尿常规标本采集法　0.5学时

（一）实验类型：演示型。

（二）实验目的

1. 学会尿常规标本采集的方法，能够指导患者正确留取尿常规检查标本。

2. 理解体会尿常规标本的采集注意事项。

（三）实验主要设备：必要时备便盆、尿壶和屏风。

（四）实验耗材及辅助设备：尿常规标本容器。

实验二　尿培养标本的采集法　0.5学时

（一）实验类型：演示型。

（二）实验目的

1. 学会尿培养标本采集的方法。

2. 理解尿培养标本采集的注意事项。

（三）实验主要设备：无。

（四）实验耗材及辅助设备：无菌导尿包、无菌试管、试管夹、手套、便盆、屏风。

实验三　24h尿标本采集法　1学时

（一）实验类型：演示型。

（二）实验目的

1. 学会24h尿标本采集的方法，能够指导患者留取24h尿标本。

2. 叙述24h尿标本的采集注意事项。

（三）实验主要设备：无。

（四）实验耗材及辅助设备及辅助设备：500～1000mL带刻度的尿杯，3000～5000mL清洁带盖的收集容器，一次性尿杯和尿管，防腐剂。

实验四　腹膜透析术的护理　2学时

（一）实验类型：演示型。

（二）实验目的

1.学会腹膜透析术的护理方法。

2.理解腹膜透析术的注意事项。

3.体会腹膜透析术的意义。

（三）实验主要设备：治疗车。

（四）实验耗材及辅助设备：腹膜透析液（37℃）、口罩、蓝夹子、碘伏帽、专用秤、量杯。

实验五　肾穿刺术的护理　2学时

（一）实验类型：演示型。

（二）实验目的

1.能够说出肾穿刺活检术操作中的护理要点。

2.知晓肾穿刺活检术的操作过程。

3.能正确叙述肾穿刺活检术中的注意事项及肾穿刺活检术后的护理要点。

（三）实验主要设备：多媒体、治疗车。

（四）实验耗材及辅助设备：肾活检穿刺包、穿刺针、自动穿刺枪、0.2%利多卡因、5mL一次性注射器、盐袋、腹带、手术刀片、标本盒。

实验六　尿路感染的护理　2学时

（一）实验类型：综合型。

（二）实验目的

1.识记尿路感染患者的护理要点。

2.理解尿路感染患者的临床表现、护理评估。

3.能对尿路感染患者进行健康指导。

4.培养学生团队合作意识及解决实际问题的能力。

（三）实验主要设备：情景护理模型、腹部检查模型、听诊器，血压计、体温计、吸氧设备1套。

（四）实验耗材及辅助设备：入院记录单、医嘱单、输液器1套、治疗车、手消毒液等。0.9%NS液体、其他用药（氨苄西林等）。

实验七　慢性肾衰竭患者的护理　4学时

（一）实验类型：设计型。

（二）实验目的

1.学会泌尿系统危重患者的治疗及护理要点。

2. 理解慢性肾衰竭患者的护理评估及临床表现。

3. 体会慢性肾衰竭患者的常见病因及诱因。

（三）实验主要设备：Simman3G模拟人。

（四）实验耗材及辅助设备及辅助设备：无菌干燥试管、治疗碗、消毒干棉球、无菌手套、0.5%碘伏、长柄试管夹、便盆、火柴、屏风、导尿包、尿壶、集尿瓶、标本瓶、防腐剂（0.5%~1%甲苯、浓盐酸）、注射器、2%利多卡因、活检穿刺枪、无菌手套、敷料、皮肤消毒剂、沙袋、固定液、标本瓶。

实验八　慢性肾小球肾炎患者的护理　4学时

（一）实验类型：临床见习

（二）实验目的

1. 识记慢性肾小球肾炎的护理要点。

2. 知晓慢性肾小球肾炎的发病机理、临床表现、常见并发症。

3. 早期接触临床，培养学生发现问题，分析、解决问题的能力。

（三）主要见习条件：

1. 二级甲等以上综合性医院肾内科病房。

2. 慢性肾炎典型病例。

第六章 血液系统疾病护理实验

（总学时 14，选做 6）

实验一 骨髓穿刺术的护理 2学时

（一）实验类型：演示型。

（二）实验目的

1. 复述骨髓穿刺术的护理要点。

2. 简述骨髓穿刺术的常用部位、注意事项。

3. 列举出骨髓穿刺术的适应证、禁忌证。

（三）实验主要设备：Simman3G模拟人。

（四）实验耗材及辅助设备：无菌骨髓穿刺包（内含治疗盘、无菌棉签、手套、洞巾、注射器、纱布，以及胶布），消毒用品（75%乙醇、2%碘酒或碘伏），麻醉药品（2%利多卡因），干净玻片6~8张及一张好的推片，抗凝管数个（根据检测项目决定）。

实验二 成分输血术的护理 2学时

（一）实验类型：演示型。

（二）实验目的

1. 复述成分输血术的护理要点。

2. 简述成分输血术的不良反应及注意事项。

（三）实验主要设备：输液手臂模型。

（四）实验耗材及辅助设备：模拟血浆、治疗盘、常规消毒用物、胶布或一次性敷贴、0.9%氯化钠溶液、输血器、抢救用药。

实验三 缺铁性贫血的护理 2学时

（一）实验类型：综合型。

（二）实验目的

1. 复述缺铁性贫血的护理要点。

2. 简述缺铁性贫血的临床表现、护理评估。

3. 列举出缺铁性贫血的病因。

（三）实验主要设备：护理模型人，输液手臂。

（四）实验耗材及辅助设备：口服铁剂、注射铁剂、常规消毒用物、输液用物、病历夹。

实验四 特发性血小板减少性紫癜的护理 4学时

（一）实验类型：综合型。

（二）实验目的

1. 复述特发性血小板减少性紫癜的护理要点。

2. 简述特发性血小板减少性紫癜的临床表现、护理评估。

3. 列举特发性血小板减少性紫癜的病因。

（三）实验主要设备：护理模型人，输液手臂。

（四）实验耗材及辅助设备：糖皮质激素、模拟浓缩血小板、常规消毒用物、输液用物、病历夹。

实验五 白血病患者的护理 4学时

（一）实验类型：临床见习。

（二）实验目的

1. 复述白血病的护理要点。

2. 简述白血病的临床表现、护理评估。

3. 列举白血病的病因。

（三）实验主要条件

1. 二级以上综合性医院血液内科病房。

2. 典型白血病病例。

第七章 内分泌系统疾病护理实验

（总学时 16，选做 6）

实验一 ▶ **微量血糖仪的使用 1学时**

（一）实验类型：演示型。

（二）实验目的

1. 能够正确使用微量血糖仪对患者进行血糖测量。

2. 能够阐述微量血糖仪的适用对象。

3. 能够叙述微量血糖仪使用的注意事项。

（三）实验主要设备：微量血糖仪。

（四）实验耗材及辅助设备：治疗盘、血糖试纸、一次性采血针、75%乙醇或无菌0.9%氯化钠溶液、一次性使用无菌棉签、血糖数值记录单等。

实验二 ▶ **胰岛素笔的使用 1学时**

（一）实验类型：演示型。

（二）实验目的

1. 能够正确使用胰岛素笔并阐述胰岛素笔的作用。

2. 能够阐述胰岛素笔的适用对象。

3. 能够叙述胰岛素笔使用中的注意事项。

（三）实验主要设备：胰岛素笔。

（四）实验耗材及辅助设备：治疗盘、胰岛素笔芯、胰岛素笔针头、污物盘、锐器桶、注射单等。

实验三 ▶ **胰岛素泵的使用及护理 2学时**

（一）实验类型：演示型。

（二）实验目的

1. 学会胰岛素泵的使用方法。

2. 能正确叙述胰岛素泵使用的注意事项及护理要点。

（三）实验主要设备：胰岛素泵及配套设备（储药器、输注管道等）。

（四）实验耗材及辅助设备：治疗盘、短效或超短效胰岛素、75%乙醇、一次性使用无菌棉签、一次性使用敷贴、弯盘。

实验四　糖尿病酮症酸中毒急救的护理　4学时

（一）实验类型：综合型。

（二）实验目的

1. 能够正确掌握糖尿病酮症酸中毒患者的护理要点。

2. 能够分析患者糖尿病酮症酸中毒的症状表现，并选择静脉采血、输液、动脉采血、给氧术、心电监护术、微量血糖测定等操作。

3. 能够识别糖尿病酮症酸中毒的临床表现。

4. 能够分析糖尿病酮症酸中毒的常见诱因。

（三）实验主要设备：听诊器、血压计、体温计、吸氧设备、治疗盘、床旁监护仪、多功能模拟人Simman3G、微量血糖仪、输液泵。

（四）实验耗材及辅助设备：入院记录单、医嘱单、输液器、监护电极片、微量血糖试纸、尿糖试纸、胰岛素、0.9%氯化钠溶液、5%葡萄糖注射液、KCL注射液、头孢哌酮注射液等药物、1mL、2.5mL、5mL、10mL、20mL注射器若干，静脉采血管、动脉采血管、静脉采血针、动脉血气针。

实验五　甲状腺危象的抢救护理　4学时

（一）实验类型：设计型。

（二）实验目的

1. 能说出甲状腺危象的病情监测及护理措施。

2. 能分析甲状腺危象的诱因。

（三）实验主要设备：多功能Simman3G模拟人、氧气装置、心电监护装置、听诊器、体温计。

（四）实验耗材及辅助设备：静脉输液盘、丙硫氧嘧啶、复方碘口服溶液、一次性使用无菌棉签、手部消毒液、物理降温用物、入院记录单、医嘱单。

实验六　甲状腺功能亢进症患者的护理　4学时

（一）实验类型：临床见习。

（二）实验目的

1. 能解释内分泌系统常见症状和体征，了解内分泌病房设置和仪器设备。

2. 能说出甲亢临床表现、护理评估，能对甲状腺功能亢进症患者开展护理见习。包括：病史采集与评估、分析患者资料、制定主要护理诊断及计划等。

（三）实验主要条件

1. 二级以上综合性医院。

2. 典型甲状腺功能亢进症病例。

第八章 风湿及免疫系统疾病护理实验

（总学时 8，选做 4）

实验一 系统性红斑狼疮患者的护理 4学时

（一）实验类型：综合型。

（二）实验目的

1. 识记系统性红斑狼疮的临床表现、护理评估和护理要点。

2. 运用所学知识对系统性红斑狼疮患者实施整体护理。

3. 能对系统性红斑狼疮患者进行健康指导。

4. 培养学生团队合作意识及解决实际问题的能力。

（三）实验主要设备：多媒体、情境护理实验室、多功能护理人。

（四）实验耗材及辅助设备：非甾体抗感染药、糖皮质激素。

实验二 类风湿关节炎患者的护理 4学时

（一）实验类型：临床见习。

（二）实验目的

1. 识记类风湿关节炎的临床表现、护理评估和护理要点。

2. 学会类风湿关节炎患者的病史采集，运用所学知识综合分析，制定护理计划，实施整体护理。

3. 早期接触临床，培养学生发现问题，分析、解决问题的能力。

（三）实验主要条件

1. 二级以上综合性医院。

2. 典型类风湿关节炎病例。

第九章　神经系统疾病护理实验

（总学时 10，选做 4）

实验一　腰椎穿刺术的护理　1学时

（一）实验类型：演示型。

（二）实验目的

1. 识记腰椎穿刺术的目的和护理要点。

2. 识别腰椎穿刺术的适应证和禁忌证。

3. 能正确叙述腰椎穿刺术操作中的注意事项。

（三）实验主要设备：腰穿模型、无菌腰穿包（腰穿针、5mL注射器、50mL注射器、试管及培养管、测压管、三通管、洞巾、纱布、弯盘、安尔碘棉球）。

（四）实验耗材及辅助设备及辅助设备：治疗盘、无菌手套、局麻药（1%普鲁卡因2mL/2%利多卡因2mL）、治疗用药、胶布或一次性敷贴、无菌试管等。

实验二　肢体瘫痪早期康复训练方法　1学时

（一）实验类型：演示型。

（二）实验目的

1. 识记肢体瘫痪早期康复训练的护理要点。

2. 识别肢体瘫痪早期康复训练的适应证和禁忌证。

3. 能正确叙述肢体瘫痪早期康复训练的注意事项。

（三）实验主要设备：轮椅、助行器、滚筒、砂磨板、橡筋、拼图等。

（四）实验耗材及辅助设备：无。

实验三　脑出血患者的护理　4学时

（一）实验类型：综合型。

（二）实验目的

1. 识记脑出血患者的护理要点。

2. 识别脑出血的临床表现。

3. 正确叙述脑出血的常见病因。

（三）实验主要设备：多功能Simman3G模拟人、床旁监护仪、氧饱和度检测仪。

（四）实验耗材及辅助设备：听诊器、血压计、体温计、入院记录单、医嘱单、注射器、安尔碘、棉签、治疗盘、监护电极片、利血平、甘露醇、输液器、输液贴。

实验四 癫痫患者的护理 4学时

（一）实验类型：临床见习。

（二）实验目的

1. 识记癫痫患者的护理要点。

2. 识别癫痫的临床表现、常见并发症、影响因素及护理评估。

（三）实验主要条件

1. 二级以上综合性医院。

2. 典型癫痫病例。

（四）实验设备及耗材：物品准备：叩诊锤、棉签、电筒、压舌板、听诊器、记录本、笔、瞳孔尺、弯盘。

第十章　精神疾病护理实验
（总学时 8，选做 4）

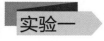 **实验一　识别精神症状　4学时**

（一）实验类型：演示型。

（二）实验目的

1. 识别常见的精神症状。

2. 区分易混淆的精神症状。

（三）实验主要设备：多媒体教室、实验项目的录像及多媒体播放设备（或者分角色扮演）。

（四）实验耗材及辅助设备：无。

实验二　精神科常用护理技能　4学时

（一）实验类型：临床见习。

（二）实验目的

1. 认识精神科病房设置及管理特点。

2. 参观病房熟悉管理制度。

3. 对精神疾病患者进行护理评估，正确收集资料，分析整理，书写护理记录单。

（三）实验主要设备：见习医院护理评估与记录表、风险评估表。

（四）实验耗材及辅助设备：无。

第十一章 传染性疾病患者的护理

（总学时 4，选做 4）

实验一　病毒性肝炎患者的护理　4学时

（一）实验类型：临床见习。

（二）实验目的

1. 识记病毒性肝炎患者用物的消毒隔离方法。

2. 理解病毒性肝炎患者的临床表现、护理评估。

3. 能正确的对病毒性肝炎患者提供护理服务。

（三）实验主要条件

1. 二级以上综合性医院或传染病院。

2. 典型慢性乙型病毒性肝炎病例。

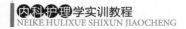
附：内科护理实验教学学时分配表参考

系统	序号	实验名称	学时数	实验类型
呼吸系统	1	胸腔穿刺术的护理	2	演示型
	2	简易呼吸器的使用及护理	1	演示型
	3	胸腔闭式引流的护理	1	演示型
	4	呼吸肌功能锻炼	1	演示型
	5	电动吸引器吸痰法	1	演示型
	6	气道湿化	1	演示型
	7	呼吸机的临床应用护理	1	演示型
	8	体位引流术的护理	1	演示型
	9	痰标本采集法的护理	1	演示型
	10	慢性阻塞性肺病患者的护理	4	综合型
	11	肺炎患者的护理	4	设计型
	12	慢性肺心病患者的护理	4	临床见习
合计：22学时，选做12学时				
循环系统	1	心电图仪的使用及护理	2	演示型
	2	心电监护仪的使用及护理	1	演示型
	3	心脏电复律的护理	1	演示型
	4	冠脉造影及支架植入术的护理	1	演示型
	5	中心静脉压监测术的护理	1	演示型
	6	24h动态心电图、动态血压测量的护理	1	演示型
	7	先心病介入封堵术的护理	1	演示型
	8	急性心梗患者的护理	4	综合型
	9	心力衰竭患者的护理	4	设计型
	10	原发性高血压患者的护理	4	临床见习
总学时：20学时，选做12学时				
消化系统	1	腹腔穿刺术的护理	2	演示型
	2	双气囊三腔管的使用及护理	2	演示型
	3	胃镜检查术的护理	1	演示型
	4	肠镜检查术的护理	1	演示型
	5	胃肠减压术的护理	1	演示型
	6	灌肠术的护理	1	演示型
	7	胶囊内镜检查术的护理	1	演示型
	8	逆行胰胆管造影术的护理	1	演示型
	9	人工肝支持系统	2	演示型
	10	肝硬化伴上消化道出血的护理	4	综合型
	11	急性胰腺炎患者的护理	4	设计型
总学时：20学时，选做10学时				

系统	序号	实验名称	学时数	实验类型
泌尿系统	1	尿常规标本采集法	0.5	演示型
	2	尿培养标本采集法	0.5	演示型
	3	24h尿标本采集法	1	演示型
	4	腹膜透析术的护理	2	演示型
	5	肾穿刺术的护理	2	演示型
	6	尿路感染的护理	2	综合型
	7	慢性肾衰患者的护理	4	设计型
	8	慢性肾炎患者的护理	4	临床见习
总学时：16学时，选做6学时				
血液系统	1	骨髓穿刺术的护理	2	演示型
	2	成分输血的护理	2	演示型
	3	缺铁性贫血的护理	2	演示型
	4	特发性血小板减少性紫癜的护理	4	综合型
	5	白血病患者的护理	4	临床见习
总学时：14学时，选做6学时				
内分泌系统	1	微量血糖仪的使用	1	演示型
	2	胰岛素笔的使用及护理	1	演示型
	3	胰岛素泵的使用及护理	2	演示型
	4	糖尿病酮症酸中毒的急救及护理	4	综合型
	5	甲状腺危象的抢救护理	4	设计型
	6	甲状腺功能亢进症患者的护理	4	临床见习
总学时：16学时，选做6学时				
风湿及免疫系统	1	系统性红斑狼疮患者的护理	4	综合型
	2	类风湿性关节炎患者的护理	4	临床见习
总学时：8学时，选做4学时				
神经系统	1	腰椎穿刺术的护理	1	演示型
	2	肢体瘫痪早期康复训练方法	1	演示型
	3	脑出血患者的护理	4	综合型
	4	癫痫患者的护理	4	临床见习
总学时：10学时，选做4学时				
精神疾病	1	识别精神症状	4	演示型
	2	精神科常用护理技能	4	临床见习
总学时：8学时，选做4学时				
传染病	1	病毒性肝炎患者的护理	4	临床见习
总学时：4学时，选做4学时				
合计课程总学时：138学时，选做68学时				

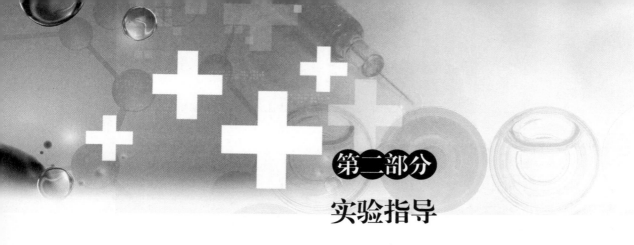

第二部分
实验指导

第一章　呼吸系统疾病护理实验

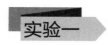 胸腔穿刺术的护理

一、概　念

胸腔穿刺术（thoracentesis）是自胸膜腔内抽取积气或积液的操作，常用于检查胸腔积液的性质、抽液减压或通过穿刺胸膜腔内给药。

二、实验学时、类型和目的

（一）实验学时：2学时。

（二）实验类型：演示型。

（三）实验目的

1. 明确胸腔穿刺术的目的、操作过程和护理配合。

2. 能正确叙述胸腔穿刺术中的注意事项及每次的抽液量。

三、适应证和禁忌证

（一）适应证

1. 诊断性穿刺：对原因未明的胸腔积液，做胸水涂片、培养、细胞及生化检查，从而确定胸腔积液的性质，以进一步明确疾病的诊断。

2. 治疗

（1）减轻胸腔大量积液、气胸引起的压迫症状；

（2）抽取脓液治疗脓胸；

（3）向胸腔内注射药物。

（二）禁忌证

1. 多脏器功能衰竭者；

2. 出血性疾病及体质衰竭、病情危重，难以耐受操作者。

四、评　估

（一）核对：患者姓名、床号、诊断。

（二）患者情况

1.患者病情、意识、合作程度，是否有药物过敏及胸膜反应史。

2.倾听患者要求，鼓励安慰患者，签署知情同意书。

（三）环境：光线充足、病房进行通风及紫外线消毒30min，减少人员流动。

五、操作准备

（一）物品准备：无菌胸腔穿刺包（内含带乳胶管的胸腔穿刺针、镊子、5mL注射器及针头、50mL注射器、孔巾、无菌试管数支、无菌纱布、敷贴、弯盘等）、无菌手套、消毒的止血钳和换药碗、1%碘伏、2%利多卡因、量杯、无菌棉球（棉签）、胶布等。

（二）环境准备

1.病室安静、整洁，按要求常规消毒病房。

2.调整进餐及治疗活动时间，病房进行通风及紫外线消毒30min，减少人员流动。

（三）护士准备：护士衣、帽、鞋整洁，洗净双手，戴口罩。

（四）患者准备：向患者解释胸腔穿刺的目的、方法，注意事项及配合要点，消除患者的紧张、恐惧心理；嘱咐患者排去大小便。

六、实验流程

（一）操作步骤

步骤	图示
步骤1 准备： 携用物至患者床旁，核对患者姓名、住院号（手腕带），协助患者反坐于靠背椅上，双手平放于椅背（图1-1-1）；亦可仰卧于床上，举起上臂。抽气时，协助患者取半卧位。 **步骤2** 选择适宜的穿刺点，消毒、麻醉： （1）穿刺点在患侧肩胛线或腋后线第7～8肋间隙或腋前线第5肋间隙。气胸者取患侧锁骨中线第2肋间隙或腋前线第4～5肋间隙进针。	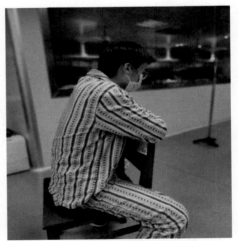 图1-1-1　体位摆放

续表

步骤	图示
（2）常规消毒穿刺部位（螺旋式由内向外，直径为15cm）（图1-1-2）。 （3）协助医生铺巾和抽取麻药（2%利多卡因），医生做局部麻醉。 **步骤3** 穿刺： 医生左手食指和中指固定穿刺部位皮肤，右手将穿刺针在局麻处沿下位肋骨上缘缓慢刺入胸壁直达胸膜腔，护士协助固定穿刺针，医生用注射器抽取胸腔积液或积气（图1-1-3），术毕拔出穿刺针，消毒穿刺点；无菌纱布覆盖，压迫穿刺部位片刻，胶布固定。 **后续处理：** 1. 整理：协助患者取舒适体位；整理床单位，清理用物；标本送检。 2. 解释说明：询问患者操作后感受及需求。 3. 洗手，记录。记录穿刺的时间，抽气、抽液的量，胸水的颜色以及患者术中的情况。	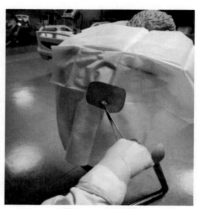 **图1-1-2 消毒** 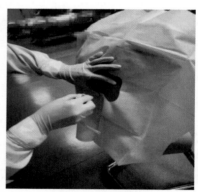 **图1-1-3 抽吸液体**

（二）注意事项

1. 操作前应向患者说明穿刺目的和注意事项，消除其顾虑；对精神紧张者，可于术前半小时给地西泮或可待因镇静止痛。

2. 操作中严密观察患者反应，如患者出现头晕、出汗、心悸、胸部压迫感或剧痛、晕厥等胸膜过敏反应，或出现连续性咳嗽、气短、咳泡沫痰等现象时，应立即停止抽液，并皮下注射0.1%肾上腺素0.3~0.5mL，或进行其他对症处理。

3. 严格无菌操作；操作中要始终保持胸膜负压，防止空气进入胸腔。

4. 每次抽液、抽气时，不宜过多、多快。减压抽液时，首次抽液量不宜超过600mL，抽气量不宜超过1000mL，以后每次抽吸量不应超过1000mL；如为脓胸，每次尽量抽尽；如为诊断性抽液抽取50~100mL即可，置入无菌试管送检。

5. 避免在第9肋间以下穿刺，以免穿透膈肌损伤腹腔脏器。

七、知识拓展

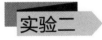

胸腔超声波（TUS）指导穿刺活检

胸腔超声波（TUS）指导胸腔穿刺已在临床治疗中广泛应用。在国内三级医院，超声引导穿刺优于非超声引导穿刺。超声引导穿刺操作简单，创伤小，穿刺成功率高，引流彻底、安全、准确可靠、并发症及不良反应发生率低，容易被患者接受，并积极配合治疗。

采用超声引导行胸腔积液穿刺，可准确判断胸腔液体具体情况，从而可准确选择最佳穿刺点。同时，于超声引导下可准确定位，实时同步显示穿刺走向，根据超声显示情况来及时调整进针方向，避免并发症发生，保证患者安全。再者，超声引导下胸腔穿刺能够及时判断积液的性质，及时对胸腔积液进行常规检查、生化检查、细菌学检查等，能够明确胸腔积液的发生原因，提高治疗的针对性，可以为之后的治疗提供参考依据。该方法还具有无辐射和可在床旁进行等优点，因此值得推广。

参考文献

[1] 尤黎明，吴瑛. 内科护理学[M]. 北京：人民卫生出版社，2017，6：130-131.

[2] 邰继珍. 减少胸膜反应的治疗干预分析[J]. 疾病控制与临床，2010，3（26）：284.

[3] Mei Federico, Bonifazi Martina, Rota Matteo, et al. Diagnostic Yield and Safety of Image-Guided Pleural Biopsy: A Systematic Review and Meta-Analysi, 2020：11-11.

[4] 刘士源，赵锋，李谦，等. 超声引导下中心静脉导管穿刺真空负压引流胸腔积液的临床应用[J]. 中华医学超声杂志（电子版），2020，17（12）：1241-1245.

[5] 陈宗敏. 超声引导胸腔穿刺抽液的临床价值[J]. 中国社区医师，2020，36（09）：105-107.

[6] 邹建华，刘小丽. 超声引导穿刺应用于胸腔积液穿刺的效果[J]. 中国医药科学，2017，7（15）：161-163.

（李江丽）

实验二　简易呼吸器的使用和护理

一、概　念

简易呼吸器（simple respirator）又称复苏球、加压给氧气囊，由自张型气囊、单项阀、面罩、储氧袋和氧气连接管组成，它的原理是通过人工挤压气囊打开进气阀，将球囊（储气袋）内的氧气压入与患者口鼻贴紧的面罩内或气管导管内，以达到人工通气的目的。

二、实验学时、类型和目的

（一）实验学时：1学时。

（二）实验类型：演示型。

（三）实验目的

1. 能熟练运用简易呼吸器。

2.明确简易呼吸器的适应证、禁忌证、护理要点、注意事项及意外处理。

3.知道简易呼吸器的终末处理方法。

三、适应证和禁忌证

（一）适应证

1.心肺复苏。

2.各种疾病所致的呼吸抑制和呼吸肌麻痹。

3.各种大型的手术中或转运危重患者时。

4.呼吸机使用前或停用呼吸机时。

（二）禁忌证：200mL以上活动性咯血、心肌梗死、大量胸腔积液。

四、评 估

（一）核对：患者姓名、床号、诊断。

（二）患者情况

1.患者病情、意识，对清醒患者做好心理护理，告知患者操作目的，向其解释，取得配合。

2.倾听患者要求，鼓励安慰患者，签署知情同意书。

（三）环境：安全、安静。

五、操作准备

（一）物品准备：简易呼吸器、听诊器、口咽通气管、连接管、纱布、手套、呼吸机、气管切开包、一次性气管插管包、吸痰装置、心电监护仪等。

（二）环境准备：病室安静、整洁、通风良好。

（三）护士准备：着装整洁、态度严谨、反应敏捷。

（四）患者准备：若患者清醒，安抚患者，取得患者同意配合。

六、实验流程

（一）操作步骤

步骤	图示
步骤1 准备： 1.快速评估患者意识、呼吸（图1-2-1），遵医嘱给予简易呼吸器治疗； 2.迅速准确连接好简易呼吸器并与氧气管连接，根据需要调节氧气流量。	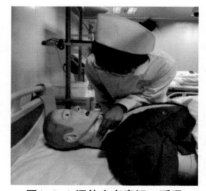 图1-2-1 评估患者意识、呼吸

续表

步骤	图示
步骤2 开放气道： 1. 协助患者去枕、仰卧，松解患者衣领，清除呼吸道分泌物和呕吐物（图1-2-2）。紧急抢救时需迅速解开衣服，掀开被子，以便观察患者呼吸运动情况。 2. 抢救者位于患者头部后方，将患者头部后仰，并托牢下颚使其朝上，使气道保持通畅（图1-2-3）。 **步骤3** 固定面罩，挤压球囊 1. 采用EC手法固定面罩，左手拇指和食指成C形按住面罩，中指、无名指和小指（构成E字）按住下颚（图1-2-4）。行气管插管、气管切开的患者，无需面罩，将简易呼吸器出气口直接与气管导管连接。 2. 挤压呼吸囊中间部分，将气体压入肺内，见胸廓抬起后松开球囊，使球体复原。挤压频率成人为10～15次/min，儿童14～20次/min。如此反复，至患者恢复呼吸。 **后续处理：** 1. 整理：关闭氧气，协助患者取舒适体位，整理床单位，妥善处理用物。 2. 解释说明：向患者或家属解释操作的必要性。 3. 洗手、记录。记录患者呼吸情况，缺氧有无改善、生命体征、神志、瞳孔、尿量。	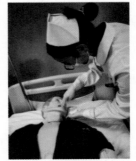 图1-2-2 清除呼吸道分泌物 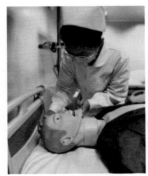 图1-2-3 开放气道 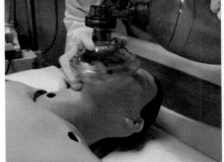 图1-2-4 EC手法固定

（二）注意事项

1. 面罩固定时不可漏气，可根据患者情况选择合适的面罩，同时要注意不要伤到患者皮肤黏膜。

2. 挤压呼吸囊时压力不可过大，亦不可时大时小、时快时慢，以免损伤肺组织，造成呼吸中枢紊乱，影响呼吸功能恢复。待呼吸囊重新膨起后开始下一次挤压，应尽量在患者吸气时挤压呼吸囊。

3. 如果外接氧气，应调节氧流量至氧气储气袋充满氧气鼓起，再与患者连接。

4. 若气管插管或气管切开患者使用简易呼吸器，应先将痰液吸尽，气囊充气后再使用。

5. 如果患者有呼吸，应按患者的呼吸规律辅助性地挤压球体气囊，与患者保持同步。

6. 简易呼吸器使用完毕后要严格消毒，待部件干燥后组装备用。

七、知识拓展

简易呼吸器检测步骤

1. 挤压球体，球体易被压下，鸭嘴阀张开；将手松开，球体很快自动弹回原状，说明鸭嘴阀、进气阀功能良好。

2. 将出气口用手堵住并关闭压力安全阀，挤压球体时，球体不易被压下，说明球体、进气阀、压力安全阀功能良好。

3. 将出气口用手堵住并打开压力安全阀，挤压球体时，有气体自压力安全阀溢出，说明压力安全阀功能良好。

4. 将储氧袋接在患者接头处，挤压球体，鸭嘴阀张开，使储氧袋膨胀，堵住储氧袋出口，挤压储氧袋，检查储氧袋是否漏气。

5. 将储氧袋接在患者接头处，挤压球体，使储氧袋膨胀，挤压储氧袋，可见呼气阀打开，气体自呼气阀溢出，说明呼吸阀功能良好。

6. 将储氧袋接上氧气阀，并接在患者接头处挤压球体，使储氧袋膨胀，说明储氧阀功能良好，堵住储氧阀出口，挤压储氧袋，气体自储氧袋安全阀溢出，说明储氧安全阀功能良好。

参考文献

[1] 王国斌. 浅谈简易呼吸器的使用. 医疗装备 [J]，2013，7：43-44.

[2] 吴碧涛，傅国庆. 基于ISO10651-4：2002《简易呼吸器专用要求》标准的简易呼吸器性能评价. 中国医疗器械信息[J]，2012（07）：37-39.

[3] 钟晖. 简易呼吸器的应用[J]. 中国临床医生，2006（02）：05.

（李江丽）

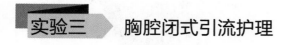
实验三　胸腔闭式引流护理

一、概　念

胸腔闭式引流术（closed drainage of thoracic cavity）是临床应用较广的技术，它是以重力引流为原理，使液体、血液和空气从胸膜腔排出，并预防其反流，重建胸膜腔正常的负压，预防纵隔移位，是治疗脓胸、气胸的有效方法。

二、实验学时、类型和目的

（一）实验学时：1学时。

（二）实验类型：演示型。

（三）实验目的

1. 明确胸腔闭式引流护理操作要点、注意事项及意外情况的紧急处理。

2. 知道胸腔闭式引流的原理、引流管放管位置的选择方法。

三、适应证和禁忌证

（一）适应证

1. 中量、大量气胸，开放性气胸，张力性气胸。

2. 胸腔穿刺术治疗下肺无法复张者。

3. 剖胸手术后引流。

4. 脓胸、支气管胸膜瘘或食管瘘。

（二）禁忌证

1. 出血性体质、应用抗凝剂、出血时间延长或凝血机制障碍者。

2. 体质衰弱、病情危重，难以耐受操作者。

3. 皮肤感染患者。

四、评估

（一）核对：患者姓名、床号、诊断。

（二）患者情况

1. 患者的精神状况，是否接受抗凝治疗，有无出血性疾病，局部皮肤有无破损及感染，患者配合手术情况以及有无麻药过敏史等。

2. 倾听患者要求，鼓励安慰患者，签署知情同意书。

（三）环境：光线充足、温度适宜，病房进行通风及紫外线消毒30min，减少人员流动。

五、操作准备

（一）物品准备：胸腔穿刺包、棉签、止血钳、无菌手套、利多卡因、无菌治疗巾、弯盘、消毒棉签、0.5%碘伏、血管钳、无菌纱布、一次性胸腔闭式引流瓶、0.9%氯化钠溶液、胶布等。

（二）环境准备：环境清洁、整齐，按要求消毒病房。

（三）护士准备：衣着整齐，洗手，戴口罩。

（四）患者准备：向患者介绍治疗的目的、方法和注意事项，取得患者的配合，精神紧张或咳嗽频繁者酌情使用镇静剂或镇咳药。

六、实验流程

（一）操作步骤

步骤	图示
步骤1 准备：协助患者取半卧位，充分暴露手术部位（图1-3-1）。手术部位应依体征、X片或超声检查确定，并在胸壁做标记。 **步骤2** 麻醉：常规消毒穿刺部位皮肤，铺无菌巾。用2%利多卡因5～10mL逐层浸润麻醉达胸膜。	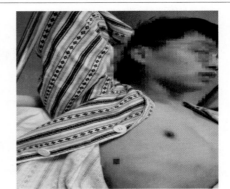 **图1-3-1 充分暴露手术部位**
步骤3 置管：沿肋间切开皮肤1～2cm，止血钳钝性分离胸壁肌层达肋骨上缘，于肋间穿破壁胸膜进入胸膜腔。立即将引流管顺止血钳置入胸膜腔中，其侧孔应进入胸腔内3～5cm，以缝线固定引流管于胸壁皮肤上（图1-3-2）。	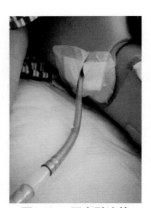 **图1-3-2 固定引流管**
将其尾部与无菌水封瓶连接（图1-3-3），见有气泡溢出，说明引流通畅。 **后续处理：** 1. 整理：整理用物，将患者安全送至病房。 2. 解释说明：向患者解释说明术后注意事项等。 3. 洗手、记录。	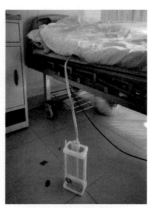 **图1-3-3 连接水封瓶**

（二）注意事项

　　1. 术中注意止血，操作要仔细、轻柔、准确，以免不必要的损伤。严密观察穿刺部位有无渗血、渗液。

2. 术中应密切观察患者神志并监测生命体征，观察患者面色呼吸，如有不适，立即告知医师，给予对症处理。

3. 术后取半卧位，引流管及引流瓶放置在位置低于胸腔水平面60~100cm处，不宜过长或过短。

4. 保持引流管通畅，定时挤压引流管，防止管道受压、扭曲、折叠。观察水封瓶的水柱有无波动，正常水柱波动为4~6cm，如出现气胸早期症状，首先应考虑引流管是否堵塞。

5. 每日更换引流瓶，严格无菌操作，记录24h量，记录引流液颜色、性质和量的变化。

6. 如引流排气后，瓶中不再出现气泡，胸膜腔呈负压时，可夹壁导管观察24~36h，经透视气体消失或积气不多时，可拔除导管，拔管后仍应进行胸部摄片和复查。

七、知识拓展

胸腔闭式引流术后常见并发症及处理

（一）纵膈摆动

1. 发生原因：见于大量胸腔积气、积液引流过快、过多或剧烈咳嗽使气体过快排出胸腔。

2. 预防与处理：大量积液、积气引流时应控制引流速度，避免一次性放气放液过多过快。剧烈咳嗽者应嘱其不要用力过度，必要时遵医嘱使用镇静镇咳药。

（二）皮下气肿

1. 发生原因：切口大于引流管直径；引流管阻塞或部分滑出胸腔；剧烈咳嗽致胸内压剧烈增高。

2. 处理与预防：引流管的粗细与切口大小要匹配；妥善固定引流管，并留有足够的长度，以防患者翻身时脱出胸腔；做好日常护理保证引流管通畅；引流管一旦滑出应嘱咐患者屏气，迅速用手捏紧引流口周围皮肤，然后用凡士林纱布及厚层纱布封闭伤口，并立即通知医生做进一步处理。

参考文献

[1] 武淑萍. 老年呼吸专科护理技术[M]. 第1版. 北京：科学出版社，2019：111-116.

[2] 仲剑平. 医疗技术操作常规[M]. 第4版. 北京：人民军医出版社，2005，8：134-138.

[3] 李乐之，路潜. 外科护理学[M]. 第5版. 北京：人民卫生出版社，2014：309-313.

（李江丽）

实验四 呼吸肌功能锻炼

一、概念

呼吸肌功能锻炼（respiratory muscle functional exercise）是以改善呼吸功能为目的而进行的一系列呼吸运动训练方法（呼吸训练），包括腹式呼吸、缩唇呼吸、呼吸肌耐力及协调性训练等。通过呼吸锻炼，可维持和增强胸廓活动度，促进排痰和痰液引流，改善肺和支气管组织血液循环，加强气体交换效率，保证呼吸道通畅，改善肺通气换气功能，改善呼吸系统疾病患者的生活质量。

二、实验学时、类型和目的

（一）实验学时：1学时。

（二）实验类型：演示型。

（三）实验目的

1. 明确呼吸肌功能锻炼的方法、注意事项。

2. 能指导患者进行呼吸肌康复训练。

三、适应证和禁忌证

（一）适应证：COPD、支气管扩张、肺囊性纤维化、慢性哮喘引起的呼吸肌功能减退者、呼吸困难缓解期。

（二）禁忌证：无绝对禁忌证，对于严重呼吸衰竭及心力衰竭患者慎用。

四、评　估

（一）核对：患者姓名、床号、诊断。

（二）患者情况

1. 了解患者病情，知识水平，合作程度。

2. 倾听患者要求，鼓励安慰患者，签署知情同意书。

（三）环境：光线充足、环境整洁、干净。

五、操作准备

（一）物品准备：挂表。

（二）环境准备：环境清洁、光线充足、干净、整齐舒适。

（三）护士准备：衣着整齐、洗手戴口罩。

（四）患者准备：患者能理解呼吸肌功能锻炼的目的、方法和要求，并能够配合学习。

六、实验流程

（一）操作步骤

步骤	图示
腹式呼吸法： （1）可选择立位、坐位或平卧位。初学者以半卧位最适合。 （2）两膝半屈（或在膝下垫一小枕）使腹肌放松，两手分别放在前胸和上腹部（图1-4-1）。	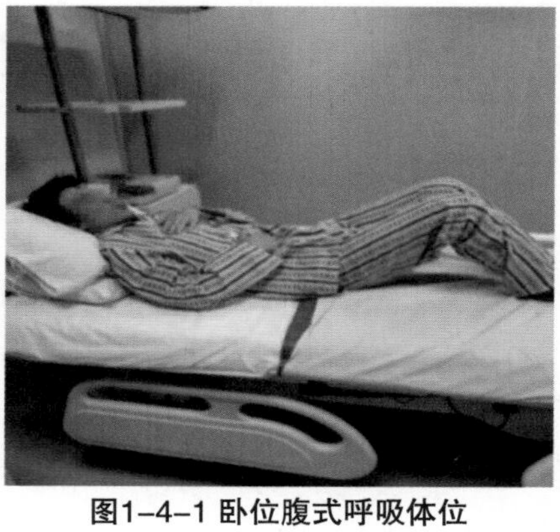 图1-4-1 卧位腹式呼吸体位

续表

步骤	图示
（3）经鼻吸气：放松胸壁和辅助呼吸肌，经鼻缓慢深吸气，吸气时使膈肌最大程度下降，使腹部达到最大隆起，手感到腹部凸起，屏气数秒钟。 （4）经口呼气：使气体经口缓慢呼出，呼气时呼吸肌收缩，推动膈肌上移，肺部气体排出，手感到腹部凹陷（图1-4-2）。 （5）如此反复训练，每次15~20min，每天训练3~4次。	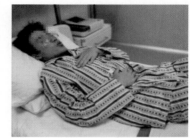 图1-4-2 腹式呼吸经口呼气
缩唇呼吸法： （1）患者穿宽松衣服取端坐位，双手扶膝盖，双脚自然分开着地，体弱者可取半坐位（图1-4-3）。 （2）吸气时舌尖轻顶上颚，用鼻子慢慢吸气。	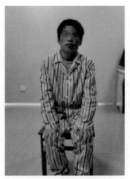 图1-4-3 缩唇呼吸体位
（3）呼气时舌尖自然放松，将嘴唇撅起缩成如吹口哨样或口含吸管状，慢慢向前吹气，维持吐气时间是吸气时间的2倍（图1-4-4）。 （4）如此反复训练，吸呼比为1：2或1：3，每次训练15~20min，每天3~4次。	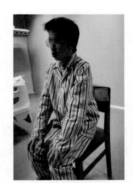 图1-4-4　缩唇呼吸经口吹气
其他呼吸锻炼技术： （1）精神体力良好状态，穿着宽松衣服，选择适宜场地。 （2）单手握拳并举起，举起时深吸气，放下时缓慢呼气，吸气呼气=1：2或1：3或做缩唇呼吸（图1-4-5）。	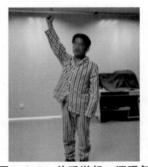 图1-4-5　单手举起，深吸气

续表

步骤	图示
（3）双手握拳，有节奏地缓慢举起并放下，举起时吸气（图1-4-6）或呼气，放下时呼气或吸气。	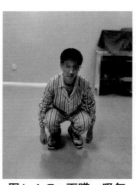 图1-4-6 双手握拳上举，吸气
（4）双手自然放松，做下蹲动作同时吸气（图1-4-7），站立时缓慢呼气。 **后续处理：** 1. 整理：协助患者整理衣服、床单位。 2. 解释说明：向患者解释操作的意义。 3. 洗手、记录。	图1-4-7　下蹲，吸气

（二）注意事项

1. 腹式呼吸锻炼时，选用何种体位进行练习，应请医生根据所患疾病选择立位、坐位或平卧位。

2. 进行腹式呼吸时，要心情宁静，颈背部肌肉放松，先练习呼气，把肺内的废气尽可能多的排出，经过多次练习，可以改善人体的缺氧状况。

3. 练习缩唇呼吸，呼气时缩唇大小程度由患者自行调整，缩唇口型太小，呼气阻力过大，呼气费力呼气时间延长，呼出气量反而减少，缩唇口型太大，则不能达到防止小气道过早陷闭的目的。

4. 缩唇口型大小和呼气流量以能使距离口唇15～20cm处蜡烛火焰随气流倾斜不致熄灭为适度。

5. 严格地说，缩唇呼吸是腹式呼吸的一个组成部分，要求缩唇呼吸与腹式呼吸结合起来锻炼。

七、知识拓展

如何提高呼吸锻炼效果

1. 充分告知患者腹式呼吸的重要性，提高患者坚持呼吸锻炼的依从性，具体指出帮助其掌握呼吸锻炼的要领。

2. 告知患者呼吸功能锻炼需长期坚持，动作应由易至难，逐渐掌握腹式呼吸、缩唇呼吸方法。长期锻炼，持之以恒，力争成为自己不自觉的呼吸习惯。

3. 循序渐进的原则，训练强度逐渐增加，次数由少到多，时间由短及长，以锻炼时不勉强，锻炼后不疲劳，身体适宜，呼吸自然为宜。

4. 呼吸锻炼时，可同时进行氧疗，患者依据自身情况选择锻炼时是否吸氧，需要吸氧时可保持原有的氧浓度和氧流量。

5. 锻炼时一定要经鼻吸气和经口呼气，深吸慢呼。鼻吸气使吸入肺部的空气经鼻腔黏膜的吸附、过滤、湿润和加温，可以保持吸入气体的湿化，减少对咽喉气道的刺激。

6. 呼吸锻炼的同时，应加强气道湿化，痰液黏稠不易咳出者积极协助排痰，保持其呼吸道通畅。

参考文献

[1] 武淑萍. 老年呼吸专科护理技术[M]. 第1版. 北京：科学出版社，2019：39-44.

[2] 孙曙青. 内科护理学实训指导[M]. 第1版. 杭州：浙江大学出版社，2016：132-134.

[3] 武乐敏. 呼吸功能锻炼方法的临床护理指导[J]. 河南省护理健康教育学术会议暨神经系统疾病护理健康教育研修班论文集，2013，6：76-78.

（李江丽）

实验五　电动吸引器吸痰法

一、概　念

电动吸引器吸痰法（electric aspirator sputum suction method）是通过负压吸引的方法，经口、鼻腔将呼吸道分泌物或呕吐物吸出，以保持呼吸道通畅的一种方法，目的是吸出呼吸道的分泌物，保持呼吸道通畅；促进呼吸功能，改善通气；预防并发症的发生；留取痰标本等。

二、实验学时、类型和目的

（一）实验学时：1学时。

（二）实验类型：演示型。

（三）实验目的

1. 熟练运用电动吸引器帮助患者吸痰。

2. 明确电动吸引器吸痰的注意事项。

三、适应证和禁忌证

（一）适应证

1. 危重、昏迷、老年、全身麻醉未醒、大手术后和胸部创伤的患者；

2. 呼吸道被呕吐物、分泌物堵塞而出现各种呼吸困难症状者；

3. 各种原因不能有效咳嗽的患者。

（二）禁忌证

1. 鼻咽部有癌肿或者有鼻咽部比较严重的急性炎症反应患者；

2. 胃底食管静脉出现曲张，有上消化道出血者；

3. 患者出现心力衰竭以及重度高血压患者；

4. 吞服具有腐蚀性药物的患者。

四、评　估

（一）核对：患者姓名、床号、诊断。

（二）患者情况

1. 评估患者意识，生命体征，听诊肺部呼吸音，评估患者呼吸和痰液阻塞情况，确认是否需要吸痰。

2. 倾听患者要求，鼓励安慰患者，签署知情同意书。

（三）环境：光线、温度、通风等。

五、操作准备

（一）物品准备：电动吸引器或中心吸引器，治疗盘、治疗碗、无菌0.9%氯化钠溶液、清洁薄膜手套、一次性吸痰管、弯盘、消毒纱布、无菌血管钳、镊子、压舌板、开口器、舌钳、插线板。

（二）环境准备：环境清洁、干净、整齐舒适。

（三）护士准备：衣着整齐、洗手

（四）患者准备：患者能理解电动吸引器吸痰的目的、方法和要求，并能够配合，吸痰前给予患者高流量氧气吸入2~3min。

六、实验流程

1. 操作步骤

步骤	图示
步骤1 准备： （1）治疗室内准备好物品，核对（图1-5-1）； （2）携用物至床旁，再次核对并向患者解释操作目的； （3）助患者头偏一侧（昏迷患者可用压舌板或开口器帮助张口）； （4）检查并连接电动吸引器，调适负压调节阀； （5）打开一次性吸痰包，左手戴薄膜手套，右手戴无菌手套，取出吸痰管，缠绕于手掌中； （6）左手持负压吸引管管端与吸痰管连接，左手打开吸引器开关，左手持吸引管（图1-5-2），右手持吸痰管吸取少许0.9%氯化钠溶液湿润吸痰管前端，并查看抽吸压力。	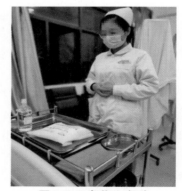 图1-5-1 备物，查对 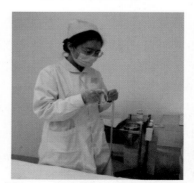 图1-5-2 吸痰管与负压吸引管连接

续表

步骤	图示
步骤2 吸痰：在无吸力状态下，当患者深吸气时，右手将吸痰管自患者口腔或者鼻腔轻柔迅速地插入，当插入至咽部嘱患者深吸气或者咳嗽，左手拇指盖住吸痰管侧孔，右手将吸痰管慢慢上提，吸引痰液（图1-5-3），每次吸引时间不超过10～15s。 **后续处理：** 1. 整理：整理床单位，擦去患者口角分泌物，将氧流量调至吸痰前状态。 2. 解释说明：向患者或家属解释操作的必要性，评估患者生命体征，吸痰效果。 3. 洗手、记录。	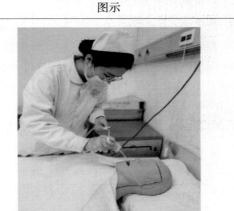 图1-5-3 负压吸痰

（二）注意事项

1. 吸痰前需要进行充分的体位引流，使细小支气管的痰液集聚到主支气管，以利于吸尽痰液，提高吸痰效率，吸痰前1.5～2h勿进食，以免导致误吸。

2. 吸痰前应当给予足够的氧气，以提高患者的血氧饱和度至所能达到的最高值，从而避免吸痰时发生低氧血症。

3. 注意无菌操作，吸痰过程中对吸痰管及气道的污染会造成患者肺部感染，必须严格无菌操作，戴无菌手套持吸痰管的手不能被污染。

4. 频繁吸痰易误伤气管，不必要的刺激反而使分泌物增多，在护理患者时如发现患者颈部有痰鸣音，听诊闻及肺部有湿啰音，血氧饱和度突然下降中的任何一种现象，做到及时吸痰，又减少不必要的吸痰。

5. 吸痰动作宜轻柔迅速，时间不宜超过15s，连续吸痰不超过3次，如痰液较多，需再次吸引时，应间隔3～5min，待患者耐受后再进行，每根吸痰管只用一次，不可反复上下提插。

6. 选择合适的吸痰管。所选择的吸痰管质地要有韧性、柔软、粗细适宜，有侧孔的，硬度适中的吸痰管效果最好，吸痰管太粗或太细，都会影响吸痰效果。

七、知识拓展

电动吸引器吸痰常见并发症及处理

1. 低氧血症、心律失常。预防与处理：熟练、准确掌握吸痰技术，吸痰前后给予100%氧气通气，吸痰后继续高浓度吸氧数分钟；选择合适的吸痰管，以达到有效吸引，每次吸引时间不宜超过15s；吸痰患者应使用心电监护，严密观察心率和氧饱和度，如有异常，及时停止吸痰，并报告医生，及时处理。

2. 气道黏膜损伤。预防与处理：选择型号合适的吸痰管，调节最佳吸痰负压；动作应轻柔、准确、快速，避免在同一部位长时间停留，吸痰管插入遇到阻力时应查找原因，不可粗暴盲插。

3. 气道痉挛。预防与处理：对高度敏感的患者，可遵医嘱于吸引前少量滴入1%利多卡因或口服组胺拮抗剂。

参考文献

[1] 尤黎明，吴瑛. 内科护理学[M]. 第6版，北京：人民卫生出版社，2017：23-25.

[2] 王纫秋. 有效吸痰的护理体会[J]. 求医问药（下半月），2013（2）：139.

[3] 苗林，谷江淑，谭素莹. 气管切开患者的吸痰护理[J]. 当代护士，2015（4）：145-146.

（李江丽）

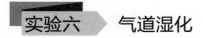 气道湿化

一、概　念

气道湿化（airway moist）是指通过湿化器将溶液或水分散成极细的微粒（通常为分子形式）以增加吸入气体的温度、湿度，湿润气道黏膜、稀释痰液、保持呼吸道通畅的一种物理疗法。

二、实验学时、类型和目的

（一）实验学时：1学时。

（二）实验类型：演示型。

（三）实验目的

1. 明确气道湿化的操作过程、护理要点、注意事项。

2. 能正确选择合适的气道湿化液。

3. 知道气道湿化的适应证及禁忌证。

三、适应证和禁忌证

（一）适应证

湿化类型	适应证
加热湿化器湿化	有创通气和无创通气均可使用
温湿交换器湿化（人工鼻）	长期留置人工气道不需要使用呼吸机或间断停机期间
雾化吸入湿化	（1）需要进行气道内给药的人工气道患者 （2）人工气道患者痰液黏稠、排痰不畅时 （3）需加强气道湿化的人工气道患者
气道内滴注湿化	（1）痰液黏稠或形成痰痂的人工气道患者 （2）需要加强气道湿化的人工气道患者 （3）需要行药物气道内滴注治疗的人工气道患者

（二）禁忌证

湿化类型	禁忌证
加热湿化器湿化	无绝对禁忌证
温湿交换器湿化（人工鼻）	（1）有明显血性痰液，痰液过于黏稠且痰量过多的患者 （2）潮气量过小或过大的患者 （3）脱水、低温、肺部感染引起分泌物潴留的患者 （4）急性呼吸衰竭者
雾化吸入湿化	（1）雾化治疗引起气道痉挛、发生低氧血症的患者 （2）无自主呼吸及呼吸肌麻痹的患者 （3）不能停机的危重患者
气道内滴注湿化	无绝对禁忌证。因气道内滴注后常常需行吸痰操作，故严重低氧血症患者，确有必要使用时在预充氧后实施

四、评　估

（一）核对：患者姓名、床号、诊断。

（二）患者情况

1. 评估患者意识状态，生命体征，配合程度。

2. 倾听患者要求，鼓励安慰患者，签署知情同意书。

（三）环境：光线、温湿度、通风等。

五、操作准备（以雾化吸入为例）

（一）物品准备：雾化器、雾化药液或湿化液、碘伏棉签、一次性手套。

（二）环境准备：环境清洁、干净、整齐舒适。

（三）护士准备：衣着整齐、洗手，戴口罩。

（四）患者准备：患者能理解雾化吸入的目的、方法和要求，并能够配合。

六、实验流程

（一）操作步骤（以雾化吸入为例）：

步骤	图示
步骤1 准备： 1. 治疗室内准备物品，配置雾化药液（图1-6-1）。	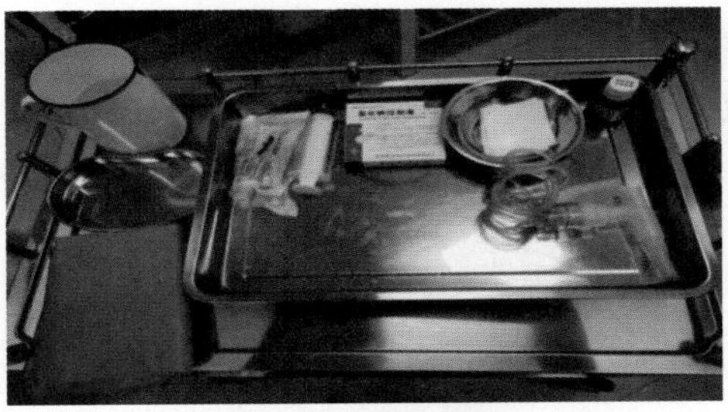 **图1-6-1 物品准备**

续表

步骤	图示
2. 核对患者，向患者或家属解释操作的目的，评估患者神志意识状态、配合程度（图1-6-2）。 3. 将药液加入雾化器储药罐内，连接雾化吸入器管路。 **步骤2** 湿化： 1. 打开电源，雾气即溢出（设置吸入治疗的时间），依据患者需要调节适宜雾量。 2. 指导患者将雾化吸入嘴含入口中（图1-6-3）（有人工气道患者，取下人工鼻，将雾化管口置于患者气管套管开口，使雾化吸入）。 **步骤3** 观察：吸入过程中观察患者生命体征及氧饱和度情况，必要时吸痰。 **后续处理** 1. 整理：吸入结束后，帮助患者整理床单位。 2. 解释说明：向患者交代注意事项。 3. 洗手，记录。	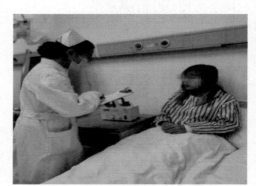 图1-6-2 核对患者，解释、评估 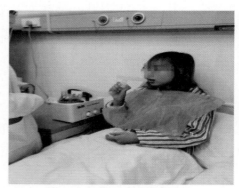 图1-6-3 指导患者雾化吸入

（二）注意事项

1. 口腔内的细菌进入肺部会加重感染的发生，在雾化吸入前进行漱口或口腔护理，能够有效避免将口腔内细菌带入肺部，避免加重感染，可根据患者口腔pH值使用相应口腔护理液。

2. 雾化吸入选择不恰当的体位，可能造成患者出现呼吸费力、胸闷不适、氧饱和度下降、呼吸心率增快的现象，应根据患者不同的情况，采取仰卧位，床头抬高45°半卧位，床头抬高30°侧卧位等体位。

3. 雾化吸入后，患者黏稠的痰液，经湿化后形成泡沫状，容易堵塞支气管，会引起继续呼吸道阻塞，因此应注意观察患者的神情、呼吸、心率、氧饱和度的变化，还要注意观察患者雾化吸入后的疗效：喘息、气急，咳嗽及咳痰的临床表现是否改善。

4. 雾化吸入时指导患者避免进行大声说话或说笑，以免引起呛咳，而加重肺部感染。

七、知识拓展

湿化液的选择

1. 0.9%氯化钠溶液，气道刺激性小，是临床最常用的气道湿化液之一。主要用于气道内滴注、雾化吸入、或作为溶剂配制雾化药液。加热湿化时禁用。

2. 0.45%氯化钠溶液，对气道的刺激性较小，可用于气道内间断或持续湿化。

3. 灭菌注射用水，属于低渗液体，一般不能直接用于气道内滴注湿化；常用于加温湿化系统的湿化液，超声雾化器的储水槽加水。

4. 3%氯化钠溶液，系高渗液体，可从黏膜细胞内吸收水分，从而稀释痰液，并使之易于咳出，主要用于排痰。

湿化药物的选择

1. 吸入用碳酸氢钠溶液，为碱性液体，在碱性环境中痰的吸附力降低，可使痰液变稀薄易于排出。但不宜长期大量使用。

2. 吸入性乙酰半胱氨酸，为吸入性化痰药物，主要用于治疗浓稠黏液分泌物过多的呼吸道疾病，如急、慢性支气管炎，支气管扩张等症状，极少数患者会出现鼻部和胃肠道的刺激症状。

3. 布地奈德，属于糖皮质激素的一种，通过吸入可以局部作用在呼吸道，提高药物的浓度，从而降低气道的炎症，缓解气道痉挛。

参考文献

[1] 武淑萍. 老年呼吸专科护理技术[M]. 第1版. 北京：科学出版社，2019：208-224.
[2] 李瑞雪，姚雪华. 雾化吸入在肺部感染治疗中的护理研究进展[J]. 国际感染病学，2020（6）：256-267.
[3] 李娜娜. 气道湿化临床应用现状[J]. 当代护士，2017（4）：17-19.

（李江丽）

实验七 呼吸机的临床应用护理

一、概 念

机械通气（mechanical ventilation）是在患者自然通气和（或）氧合功能出现障碍时，运用器械（主要是呼吸机）使患者恢复有效通气并改善氧合的方法。

二、实验学时、类型和目的

（一）实验学时：1学时。

（二）实验类型：演示型。

（三）实验目的

1. 能够进行呼吸机操作。

2. 阐述呼吸机报警的处理及注意事项。

3. 列举呼吸机使用的并发症及终末处置和保养。

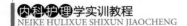

三、适应证和禁忌证

（一）适应证

1. 外伤、感染、脑血管意外及中毒等引起的中枢性呼吸衰竭。

2. 支气管肺部疾病所致的周围性呼吸衰竭。

3. 呼吸肌无力或麻痹状态。

4. 胸部外伤或肺部心脏手术。

5. 心肺复苏：任何原因引起的心跳、呼吸骤停进行心肺复苏时。

6. 呼吸系统危急重症，如成人呼吸窘迫综合征，重度哮喘等疾病的呼吸支持。

（二）禁忌证：机械通气治疗无绝对禁忌证。正压通气的相对禁忌证为：

1. 伴有肺大泡的呼吸衰竭。

2. 未经引流的气胸和纵隔气胸。

3. 严重肺出血。

4. 低血容量性休克为补足血容量者。

5. 急性心肌梗死。

四、评　估

（一）核对：患者姓名、床号、诊断。

（二）患者情况

1. 评估患者的意识，生命体征，气管插管所需型号，知识水平与合作情况等。

2. 倾听患者要求，鼓励安慰患者，签署知情同意书。

（三）病室环境：光线、温度、通风等。

五、操作准备

（一）物品准备：呼吸机、氧气、压缩空气、呼吸机配套管道、气管插管导管、湿化罐、模拟肺、无菌蒸馏水、胶布、0.9%氯化钠溶液、液体石蜡、利多卡因、三通管、吸痰管、负压吸引一套、手套、纱布。

（二）环境准备：环境清洁、干净、整齐舒适。

（三）护士准备：衣着整齐、洗手。

（四）患者准备：患者取仰卧位。

六、实验流程

（一）操作步骤

步骤	图示
步骤1 准备： 1. 查对床号、姓名，对清醒患者做好解释工作，以利于配合。 2. 正确安装，连接湿化装置及呼吸机管道（图1-7-1），接通电源和气源，开机测试接模拟肺，检查机器启动运转情况及呼吸回路有无漏气。 3. 根据病情需要选择调节各通气参数。	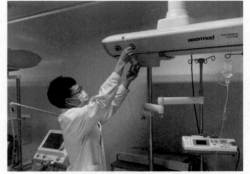 图1-7-1 正确安装，连接湿化装置及呼吸机管道
步骤2 插管、上机： 1. 根据病情行气管插管术，选择适合患者型号的气管插管导管，检查气囊是否漏气，用液状石蜡油润滑气管导管，75%乙醇消毒喉镜或纤维支气管镜后插管，位置正确后胶布固定呼吸机。 2. 呼吸机和患者面罩、气管插管、气管切开相接。 3. 呼吸机工作状况及通气效果的监测：检查工作是否正常，通气参数是否符合患者情况，是否需要调节（图1-7-2）。 4. 监测生命体征：神智和患者胸部运动情况等。 **后续处理：** 1. 按要求吸痰并留取痰液标本。 2. 按要求行气管内湿化。 3. 机械通气中，应监护患者的生命体征。 4. 检查呼吸机工作是否正常，以及动脉血气、电解质、肾功能情况等。 5. 呼吸机管道、呼吸机活瓣、雾化装置定期进行更换。	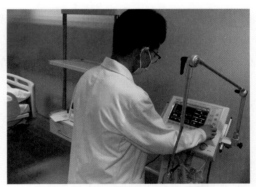 图1-7-2 检查呼吸机工作状态

（二）注意事项

1. 呼吸机的使用可能对患者造成不适，故清醒的病人应给予解释，而躁动的病人可给予适当镇静或约束。

2. 湿化罐护理：保持湿化罐灭菌注射用水在所需刻度，保持吸入气温在32～36℃。

3. 保持集水杯处于低位，底处于朝下方向，及时倾倒集水。

4. 调节呼吸机机臂时，先取下管道再安装，以免在调节过程中将导管拉出。

5. 及时处理报警。

6. 定期更换呼吸机管道，建议：48h更换呼吸机管道。

7. 使用呼吸机的过程中应及时和合理消毒呼吸机各种管道。

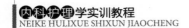
七、知识拓展

呼吸机撤机困难的常见原因

呼吸机撤机困难作为临床机械通气患者常见并发症，严重影响患者预后与生活质量，虽临床已采取相应措施，但仍难以完全避免。其常见原因如下：①原发性疾病控制不佳或难以控制。②肺部存在感染：脑血管意外及心肺复苏后由于插管的刺激及脑水肿导致呼吸道分泌增多，形成痰液黏稠，引起气道堵塞及反复感染。③腹胀或重度营养不良：此类患者易引起低血钾和大量腹水，导致膈肌功能不全，影响呼吸功能。④心功能不全：左心功能不全患者心输出量减少，加重组织缺氧，而右心衰患者常引起肺淤血。⑤气管食道瘘：此类患者易发生误吸和误吸导致严重肺部感染。⑥气道出血：可能与吸痰时动作粗暴，吸痰负压太大以及吸痰管质地较硬而引起气道出血堵塞气道有关。⑦呼吸机依赖：主要发生在重度肌无力，COPD患者等长期使用机械通气的患者中。⑧撤机准备不足：患者在多次撤机失败后产生对撤机的心理恐惧从而导致撤机困难。

参考文献

[1] 高胜浩，李琳璨，张晓菊，等. 有创–无创机械通气降级治疗策略在气管切开呼吸机依赖患者中的应用效果研究[J]. 中国全科医学，2021，24（05）：571–576.

[2] 王志，滕乐，孟醒，等. 重症监护病房长期机械通气患者撤机困难的原因及死亡影响因素分析[J]. 现代生物医学进展，2019, 19(22):118–121+153.

[3] 常莉，董芸. 呼吸机撤机困难原因及撤机预测参数的研究进展[J]. 实用医院临床杂志，2015(2):142–145.

（陆秋安）

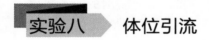

实验八 体位引流

一、概　念

体位引流（postural drainage）是利用重力作用，促使呼吸道分泌物流入气管、支气管排出体外。通过体位引流，能够控制肺部感染，改善呼吸功能，促进疾病康复。

二、实验学时、类型和目的

（一）实验学时：1学时。
（二）实验类型：演示型。
（三）实验目的
1. 能够进行体位引流操作。
2. 阐述体位引流的注意事项。

三、适应证和禁忌证

（一）适应证

1. 各种支气管肺疾病，伴有大量痰液者，如肺脓肿，支气管扩张等。

2. 支气管造影、空洞造影、分侧肺功能测定、支气管镜检查术前。

3. 胸外科患者术前痰液较多者。

（二）禁忌证

1. 呼吸衰竭、有明显呼吸困难和发绀者。

2. 近1～2周内曾经有大咯血史。

3. 严重心血管疾病。

4. 年老体弱不能耐受者。

四、评　估

（一）核对：患者姓名、床号、诊断。

（二）患者情况

1. 了解患者病情，知识水平，合作程度，能否耐受体位引流。

2. 倾听患者要求，鼓励安慰患者，签署知情同意书。

（三）病室环境：光线、温度、通风等。

五、操作准备

（一）物品准备：枕头、被褥、消毒痰缸、口腔护理用物。

（二）环境准备：环境清洁、干净、整齐舒适。

（三）护士准备：衣着整齐、洗手。

（四）患者准备：确定病变部位以及引流支气管走向，患者能理解引流的方法与要求。

六、实验流程

（一）操作步骤

步骤	图示
步骤1 准备： 1. 向患者解释体位引流的目的、过程和注意事项，检测生命体征，听诊肺部明确病变部位（图1-8-1）。备好排痰用纸巾和一次性容器。 2. 根据病变部位采取不同姿势做体位引流。	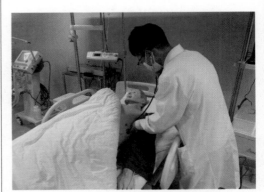 图1-8-1　听诊肺部明确病变部位

续表

步骤	图示
步骤2 引流： 1. 引流时，嘱患者间歇做深呼吸后用力咳嗽，护理人员扣拍患者胸或背部，直到痰液排尽（图示1-8-2）。 根据患者体力情况和病情需要，决定每日施行次数。一般每日至少引流两次，每次以10~15min为宜。 2. 若有两个以上病变部位，先从痰液较多的部位开始，然后再进行另一部位。 **后续处理** 1. 引流结束帮助患者取舒适体位休息，做好口腔护理。 2. 观察患者记录痰量，听诊肺部呼吸音改变，评价体位引流效果。 3. 检测生命体征，询问患者有无不适。	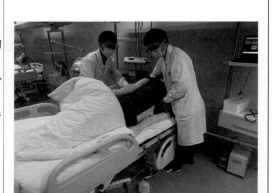 **图1-8-2　护理人员扣拍患者胸或背部**

（二）注意事项

1. 治疗时密切观察患者呼吸脉搏变化，观察患者耐受程度，评估其生命体征。若心率超过120次/min、心律失常、眩晕、发绀脸色苍白、呼吸困难等症状应停止引流，给予氧气吸入待病情稳定后再继续引流。

2. 体位引流时常用的徒手操作手法为从肺底自下而上，由外向内有节律的叩击胸壁。

3. 根据患者病变部位选择适当体位，如病变部位在下叶、舌叶或中叶者取头低足高略向健侧卧位，如病变部位在上叶者则采取坐位以利于分泌物引流。

4. 密切监测患者生命体征变化，并及时协助排痰，必要时负压吸引吸痰，保持患者呼吸道通畅。

5. 引流时按照上叶、下叶、基底段的顺序进行，若患者不能耐受，则应及时调整姿势，引流体位必须采用患者既能接受又易于排痰的体位。

6. 体位引流一般于餐前进行，早餐清醒后立即进行效果最好，可于每日晨起早饭前及晚睡前各实施1次体位引流，每次20~30min。

7. 需头低足高位引流的患者，治疗时间应安排在空腹或餐后1~2h后进行，防止引发胃食管返流导致误吸。

七、知识拓展

痰液潴留相关因素

有效清除呼吸道分泌物取决于两个关键因素：纤毛因素和咳嗽能力。

1. 纤毛因素：纤毛的作用取决于温度、黏液负载、纤毛的跳动频率、协调性和力量等。纤毛功能障碍可由先天性纤毛异常（如原发性纤毛运动障碍）引起，也可由刺激物、过敏原、烟雾或感染引起。黏膜纤毛的清除功能可被黏液分泌物的黏弹性和黏液的黏附力所破坏。慢性气道炎症情况下，气道上皮纤毛运动减少，痰液量大且黏稠，从而出现排痰困难。其次，肺功能减退、呼吸肌肉疲劳等因素，也会导致痰液性质改变和纤毛功能受损，增加痰液潴留的危险。

2. 咳嗽能力：病理状态下，胸廓和膈肌的活动受限，导致咳痰无力，分泌物排出困难。咳嗽的强度和有效性还可因疼痛（尤其是手术后）、身体虚弱、疲劳、咳嗽技巧不佳和口腔干燥而降低，使患者排痰功能不能正常发挥。

参考文献

[1] 尤黎明，吴瑛. 内科护理学[M]. 第6版. 北京：人民卫生出版社，2017：17-23.
[2] 武淑萍. 老年呼吸专科护理技术[M]. 第1版. 北京：科学出版社，2019：49-50.

（陆秋安）

实验九 痰标本采集法

一、概 念

痰标本采集（sputum specimen collection）是为了协助疾病的诊断及药物的应用，把痰收集起来做检测的方法。常用的痰标本有常规痰标本，痰培养标本，24h痰标本。

二、实验学时、类型和目的

（一）实验学时：1学时。
（二）实验类型：演示型。
（三）实验目的
1. 能够说出痰标本采集的注意事项。
2. 能够进行痰液采集。

三、适应证和禁忌证

（一）适应证
1. 新入院患者做入院常规检查时。
2. 急慢性气管炎、慢性阻塞性肺疾病急性发作期。
3. 呼吸道感染性疾病患者，需要调整抗生素治疗方案时。
4. 应用抗生素前后需掌握细菌敏感性耐药情况，以及判断治疗效果时。
5. 肺部阴影性质不明，呼吸系统肿瘤治疗前后及复查时。
（二）禁忌证：无绝对禁忌证。

四、评 估

（一）核对：床号、姓名、性别、年龄、住院号、病室或门急诊号、诊断。
（二）患者情况
1. 评估患者的意识、病情、神志及意识状况，自理能力及自主咳嗽情况。
2. 倾听患者要求，鼓励安慰患者，签署知情同意书。
（三）病室环境：光线、温度、通风等。

五、操作准备

（一）物品准备：无菌痰标本盒或一次性痰液收集器、痰杯、一次性手套、漱口水、吸管、清洁毛巾、纸巾、负压吸引装置（必要时）、一次性吸痰管（必要时）。

（二）环境准备：治疗室安静、整洁；调整温度避免患者受凉。

（三）护士准备：护士衣、帽、鞋整洁，洗净双手，戴口罩、手套。

（四）患者准备：向患者讲解留取痰标本的目的与意义，指导其掌握正确方法。

六、实验流程

（一）操作步骤

步骤	图示
步骤1 核对、评估： 1. 操作者洗手、戴口罩，准备物品。查对患者及标本盒姓名、采样标本名称与时间（图1-9-1）。 2. 评估患者病情、神志意识状况，自理能力及自主咳嗽情况，选择留取标本。	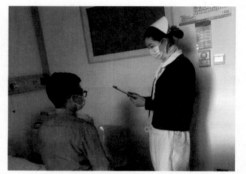 图1-9-1 查对患者及标本盒姓名、采样标本名称与时间
步骤2 采集前准备： 向患者讲解留取痰标本的目的与意义，指导其掌握正确方法：清晨醒后未进食前，取下义齿，用清水漱口数次（图1-9-2）。	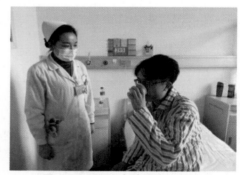 图1-9-2 嘱患者清水漱口数次
步骤3 标本采集： 1. 可自行咳嗽的患者，协助患者坐位或半卧位，缓慢深呼吸数次后深吸一口气，然后用力咳出气道深部痰液（图1-9-3），留取标本于专用无菌标本盒中。 2. 危重患者，协助患者取侧卧位，自下而上，自外向内叩击患者背部，连接吸痰器及负压吸引管，经人工气道或口鼻腔按吸痰法操作，留取痰标本。 **后续处理** 1. 指导或协助患者用纸巾擦拭口鼻部，漱口及清洁面部。 2. 观察患者病情及生命体征变化，协助患者取舒适体位，妥善安置。 3. 再次核对后，将标本及时送检。 4. 整理物品，洗手做好记录。	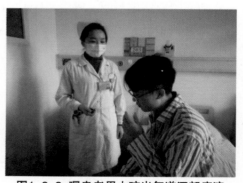 图1-9-3 嘱患者用力咳出气道深部痰液

（二）注意事项

1. 留取痰标本以晨起第一口痰为宜，标本留取后，要标注时间，及时送检。

2. 留取标本前先漱口，以免口腔杂菌污染，影响痰标本的质量。

3. 发现痰液性状异常变化时，应及时留取标本送检。

4. 留取痰标本过程中严密观察患者生命体征变化，如发现有心率明显加快，心律失常等情况暂缓咳嗽或吸痰，给予吸氧，待病情平稳后再行操作。

七、知识拓展

痰液颜色与相关疾病

灰白色痰：常见于早期上呼吸道感染。白色泡沫痰：多见于支气管炎及支气管哮喘的患者。黄色脓性痰：肺部化脓性感染，多见于肺脓肿、支气管扩张及重症肺结核患者。粉红色或血性泡沫痰：肺水肿。血性痰：多见于肺结核、支气管扩张、支气管肺癌等。铁锈色痰：肺炎链球菌引起的大叶性肺炎。大量黑色痰：多见于煤矽肺的患者。

参考文献

[1] 尤黎明，吴瑛. 内科护理学[M]. 第6版. 北京：人民卫生出版社，2017，6：32-61.

[2] 武淑萍. 老年呼吸专科护理技术[M]. 第1版. 北京：科学出版社，2019：57-61.

（陆秋安）

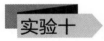 **实验十 慢性阻塞性肺病（COPD）患者的护理**

一、概 念

慢性阻塞性肺疾病（chronic obstructive pulmonary diseases，COPD）是一种具有气流阻塞特征的慢性支气管炎和（或）肺气肿，可进一步发展为肺心病和呼吸衰竭的常见慢性疾病。

二、实验学时、类型、目的

（一）实验学时：4学时。

（二）实验类型：综合型。

（三）实验目的

1. 能够进行COPD患者的护理程序。

2. 能够进行COPD的健康宣教。

3. 识记COPD的病因及诱因。

三、评 估

（一）第一幕

1. 病史摘要：患者，男，65岁，退休工人。反复咳嗽、咳痰26年，发热持续2周。26年前出现咳嗽、咳痰，痰液呈白色黏液状，量少，每年秋冬季节症状明显，每次发作持续3~4个月。3年前出现呼吸困难，于重体力活动后加重。2周前于受凉感冒后，咳嗽加重，痰量增多且呈黄色脓性痰，黏稠不易咳出，轻度体力活动后即有气促胸闷，伴发烧。患者喜腌制食物，吸烟40年，平均6支/d，无饮酒嗜好，无锻炼身体的习惯，日常生活基本自理，初中文化，沟通良好，但对疾病的相关知识缺乏。

2. 体检摘要：查体：T：38.6，P：96次/min，R：28次/min，BP：130/70mmHg。神志清楚，口唇轻度发绀，桶状胸。呼吸浅快，触觉语颤减弱，叩诊呈过清音，双肺可闻及湿啰音。HR：96次/min，律齐。腹部平软，无压痛，肝脾未触及。双下肢无水肿。

3. 辅助检查

（1）外院血常规：WBC：12.8×10^9/L

（2）胸部X线检查：肺纹理增粗、紊乱，两肺透亮度增加，提示慢性支气管炎、肺气肿。

（3）血气分析：PaO_2：50mmHg，$PaCO_2$：60mmHg，pH：7.29。

（4）肺功能检查：FEV_1：40%，FEV_1/FEC：60%。

（二）第二幕

患者卧床后出现呼吸困难，测血氧饱和度下降SaO_2：74%。

（三）第三幕

1. 病史摘要：住院后经过两周的治疗，患者无发热，无咳嗽、咳痰，呼吸困难缓解，无胸痛，饮食可，大小便外观正常。病情好转，准备出院。

2. 体格检查：T：36.3℃，P：82次/min，R：21次/min，BP：110/71mmHg，神清，精神可，双肺呼吸音清，无干、湿性啰音，心律齐，未闻及杂音，腹软，无压痛、反跳痛、肌紧张，肝脾脏未触及。

3. 辅助检查：①血常规及感染相关蛋白正常。②DR：双肺肺纹理稍增多，心影不大。

四、实验准备

（一）物品准备：COPD病例资料，体温计、血压计、听诊器、医嘱单、药物执行单、输液单、血气分析检验报告单、床旁监护仪、吸氧用物一套、输液器、注射盘一套、微量泵、延长管、0.9%氯化钠溶液100mL、地塞米松10mg、氨茶碱0.25g、爱喘乐2mL、万托林1mL、注射器2mL、5mL各一支、氧气雾化吸入器装置一套、动脉血气采血针。听诊器，血压计、体温计、吸氧设备1套、入院记录单、医嘱单、输液耗材各1套，治疗盘、床旁监护仪1台及监护电极片，氧饱和度检测仪1台，多功能模拟人Simman3G1套。

（二）环境准备

1. 模拟病房安静、整洁。

2. 温湿度适宜。

（三）人员准备：以医护组为单位，由学生分别扮演医生、护士、患者及家属。医护人员衣、帽、鞋整洁，洗净双手，戴口罩。

五、实验流程：

步骤	图示

步骤1

入院护理：第一幕

> 医护人员向患者及家属自我介绍，了解患者的基本信息（图1-10-1）。
> 患者因反复咳痰前来就诊，医护人员合作进行病史采集及体格检查。

↓

围绕主诉，现病史，既往史，心理及社会资料询问。

> 重点询问病史尤其本次发病特点及诊治过程。阅读门诊资料（图1-10-2）。

↓

> 病史：反复咳嗽、咳痰26年，发热持续2周
> 体格检查：T：38.6，P：96次/min，R：28次/min，BP：130/70mmHg。神志清楚，口唇轻度发绀，桶状胸。呼吸浅快，触觉语颤减弱，叩诊呈过清音，双肺可闻及湿啰音。HR96次/min，心律齐。腹部平软，无压痛，肝脾未触及，双下肢无水肿。
> 辅助检查：血常规：WBC12.8×10⁹/L。
> 胸部X线检查：肺纹理增粗、紊乱，两肺透亮度增加，提示慢性支气管炎、肺气肿。血气分析：PaO_2：50mmHg，$PaCO_2$：60mmHg，pH：7.29。
> 肺功能检查：FEV_1：40%，FEV_1/FEC：60%。

↓

> 医护合作：医生讨论诊治方案；护士遵循整体护理理念对患者进行护理（图1-10-3）。

↓

医生：

初步诊断：COPD

鉴别诊断：

1. 感染性心内膜炎。
2. 哮喘。

护士：

护理诊断：

1. 气体交换受损：与气道阻塞、通气不足、呼吸肌疲劳、分泌物过多和肺泡呼吸面积减少有关。
2. 清理呼吸道无效：与分泌物增多而黏稠、气道湿度减低和无效咳嗽有关。
3. 活动无耐力：与疲劳、呼吸困难、氧供与氧耗失衡有关。
4. 知识缺乏：缺乏与疾病防治的相关知识。

↓

护理措施：

1. 指导患者采取舒适的体位卧床休息；视病情安排适量的活动，活动以不感到疲劳、不加重症状为宜。
2. 制定高热量、高蛋白、高维生素饮食，少量多餐。
3. 指导痰多黏稠，咳痰困难的患者多饮水。

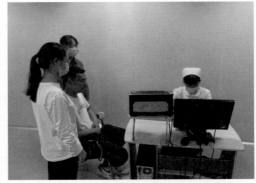

图1-10-1　医、护人员向患者及家属自我介绍，了解患者的基本信息

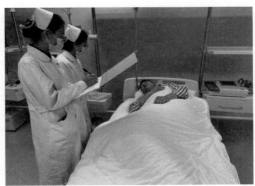

图1-10-2　询问病史

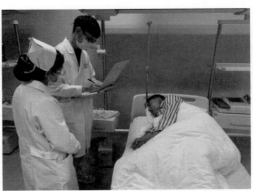

图1-10-3　医护合作进行诊断及护理方案讨论

续表

步骤	图示
步骤2 入院护理：第二幕 入院后第2天 患者出现呼吸困难，血氧饱和度下降。测血氧饱和度下降 SaO_2：74% ↓ 护理评估： 该患者为老年患者，病程较长，秋冬季为COPD急性发作的易感季节，患者伴随肺部感染出现呼吸困难，血氧饱和度下降 ↓ 护理诊断： 气体交换受损：与低氧血症、二氧化碳潴留、肺血管阻力增高有关 ↓ 护理措施： 1.遵医嘱给予氧疗（图1-10-4）； 2.用药护理：遵医嘱应用抗生素、支气管舒张药和祛痰止咳药，观察药物疗效及不良反应； 3.指导患者进行呼吸肌功能锻炼； 4.观察咳嗽、咳痰，呼吸困难的程度。观察痰液的量及性状，以及咳痰是否顺畅； 5.观察动脉血气分析和水、电解质酸碱平衡情况。 **步骤3** 入院护理：第三幕 住院后经过两周的治疗 ↓ 评估病情（图1-10-5）： 1.病史：住院后经过两周的治疗，患者无发热，无咳嗽、咳痰，呼吸困难缓解，无胸痛，饮食可，大小便外观正常。病情好转，准备出院。 2.体格检查：T：36.3℃，P：82次/min，R：21次/min，BP：110/71mmHg,神清，精神可，双肺呼吸音清，无干、湿性啰音，心律齐，未闻及杂音，腹软，无压痛、反跳痛、肌紧张，脾脏未触及。 3.辅助检查： （1）血常规及感染相关蛋白正常。 （2）DR:双肺肺纹理稍增多，心影不大 ↓ 出院指导： 1.疾病防治知识的宣教，劝导患者戒烟； 2.饮食指导。 3.康复锻炼：制定个体化的锻炼计划，鼓励患者进行适当的体育锻炼。 4.家庭氧疗。	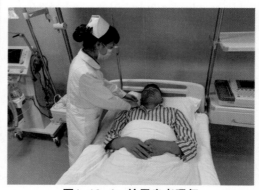 图1-10-4　给予患者吸氧 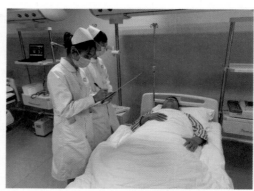 图1-10-5　出院前病情评估

六、知识拓展

COPD患者家庭氧疗

1. 慢性缺氧患者应低流量、低浓度持续给氧。比如2型呼衰患者由于长期二氧化碳分压高，主要通过缺氧刺激颈动脉体和主动脉弓化学感受器，沿神经上传至呼吸中枢，使之兴奋，反射性地引起呼吸运动。若高流量高浓度给氧，则缺氧反射性刺激呼吸的作用消失，导致二氧化碳滞留更严重，可发生二氧化碳麻醉，甚至呼吸停止。

2. 氧浓度的计算方法：氧浓度（%）=21+4×吸入氧气流量（L/min），低流量吸氧的速度一般是：1~3L/min。

3. 家庭氧疗应进行低流量吸氧，并维持在每天16h以上。

参考文献

[1] 尤黎明，吴瑛. 内科护理学[M]. （第6版）. 北京：人民卫生出版社，2017：73-82.

[2] 郭瑾，关巍.氧疗在慢性阻塞性肺疾病中应用的研究进展[J].山东医药，2020（8）：109-112.

（陆秋安）

实验十一　肺炎患者的护理

一、概　念

肺炎（pneumonia）是指终末气道、肺泡和肺间质的炎症，可由病原微生物、理化因素等引起。

二、实验学时、类型和目的

（一）实验学时：4学时。

（二）实验类型：设计型。

（三）实验目的

1. 能进行呼吸系统疾病患者的护理评估。

2. 识记肺炎患者的临床表现，护理诊断、潜在的护理问题和护理措施。

3. 引导学生对肺炎患者诊疗护理新进展进行拓展学习。

三、评　估

（一）病史摘要：男，徐××，20岁，学生，患者2天前受凉后出现发热，感畏寒、寒战，体温最高39.6℃，咳嗽、咳痰，痰为铁锈样黏痰，量多，稍有胸闷心悸，感乏力，无头晕、头疼，无恶心、呕吐，无腹痛、腹胀等症状，自服泰诺、阿莫西林进行治疗，体温降至38℃后复升，遂至我院门诊就诊，门诊查血常规示白细胞，CRP，PCT明显升高，胸部CT提示右肺下叶大片实变影，伴支气管充气征，门诊拟以"肺炎"收住入院。

（二）体检摘要：查体：T：38.6℃，P：112次/min，R：18次/min，BP：130/70mmHg，急性面容，嘴角边可见疱疹，右下肺叩诊浊音，呼吸音低，可闻及支气管呼吸音，语音震颤增强，HR：112次/min，心律齐，未闻及杂音，腹软，无压痛、反跳痛、肌紧张，肝脾未触及，肠鸣音3次/min，双下肢无水肿。

（三）辅助检查：门诊外院检查提示：CT：右肺下叶大片实变影，可见支气管充气征。

四、实验准备

（一）物品准备：吸氧设备1套、冰袋、2mL柴胡注射液、2mL安痛定（复方氨林巴比妥）注射液、5mL注射器、简易面罩、皮试用物、输液用物、医嘱单、护理记录单。

（二）环境准备：模拟病房安静、整洁。温湿度适宜。

（三）人员准备：以医疗组为单位，由学生分别扮演医生、护士、家属。医护人员衣、帽、鞋整洁，洗净双手，戴口罩。

五、实验流程

步骤	图示
步骤1 入院护理： 医护人员向患者及家属自我介绍，了解患者的基本信息（图1-11-1）。 围绕主诉，现病史，既往史，心理及社会资料询问。 ↓ 重点询问病史尤其本次发病特点及诊治过程。阅读门诊资料 ↓ 病史：咳嗽咳痰伴寒战、高热2日。 体格检查（图1-11-2）： T：38.6℃，P：112次/min，R：18次/min，BP：130/70mmHg。急性面容，嘴角边可见疱疹。右下肺叩诊浊音，右下叶呼吸音低，可闻及支气管呼吸音，语音震颤增强，HR：112次/min，心律齐，未闻及杂音，腹软，无压痛反跳痛肌紧张，肝脾未及，肠鸣音3次/min，双下肢无水肿。 辅助检查:门诊CT：右肺下叶大片实变影，可见支气管充气症。 ↓ 医护合作：医生讨论诊治方案；护士遵循整体护理理念对患者进行护理（图1-11-3）。 ↓ **医生：**　　　**护士：** 初步诊断：　　护理诊断： 右肺下叶大叶性肺炎。　1.体温过高：与肺部感染有关。 鉴别诊断：病毒性肺炎。　2.清理呼吸道无效：与支气管分泌物增多、黏稠及呼吸肌疲乏有关。 ↓	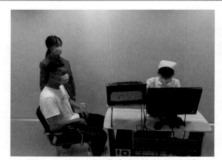 图1-11-1　自我介绍并了解病情 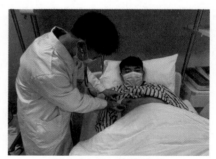 图1-11-2　体格检查 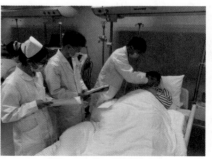 图1-11-3　医护合作

续表

步骤	图示

诊疗计划：

1. 物理降温。
2. 必要时使用退烧药。
3. 促进排痰。
4. 痰培养及药敏试验。
5. 抗菌治疗

护理措施（图1-11-4）：

1. 指导患者卧床休息，缓解头痛肌肉酸痛等症状。
2. 提供高热量、高蛋白、高维生素流质或半流质饮食；
3. 鼓励患者多饮水。

↓

设计一：经验治疗有效

设计二：经验治疗抗生素耐药，治疗无效

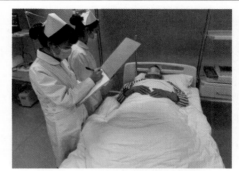

图1-11-4　指导患者卧床休息

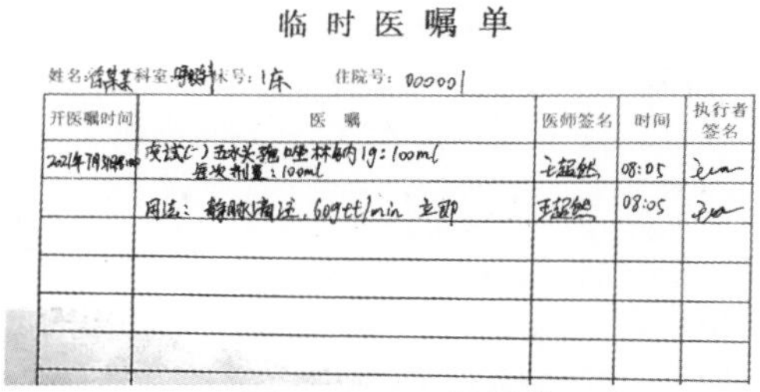

步骤2

入院护理：设计一（经验治疗有效）

遵医嘱抗感染治疗（图1-11-5），选用头孢类抗菌药，治疗前进行皮试（图1-11-6）。皮试阴性后进行抗生素输液

↓

观察皮试结果，在确认皮试阴性后进行头孢滴注，滴注过程中观察输液反应

↓

患者经过治疗后未再发生高热，咳嗽、咳痰逐渐减少

↓

护理评估：患者病情逐渐缓解，抗生素治疗有效

临 时 医 嘱 单

姓名　　科室　　床号：1床		住院号：00001			
开医嘱时间	医嘱	医师签名	时间	执行者签名	
2021年7月3日	皮试(-)五水头孢唑啉林钠1g：100ml 皮试剂量：100ml	王超然	08:05		
	同法：糖酸钠溶液，60gtt/min 主即	王超然	08:05		

图1-11-5　医嘱单

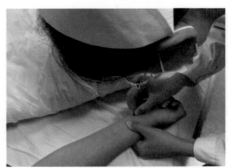

图1-11-6　皮试操作

步骤3

入院护理：设计二（经验治疗抗生素耐药，治疗无效）

评估病情（图1-11-7）：

入院3天后，患者咳嗽咳痰等症状未见改善。体格检查：T：39.1℃，P：110次/min，R：24次/min。右下肺出现明显湿啰音。

血常规提示：WBC：18.3×10^9L，中性粒细胞比例（NEUT%）：88%。

分析：患者使用头孢抗菌药效果不佳，感染未得到控制。

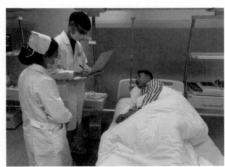

图1-11-7　评估病情

续表

步骤	图示
↓ 护理评估：患者为青年患者，使用抗生素后效果不佳，仍出现高热，考虑耐药菌感染。 ↓ 护理诊断： 体温过高：与感染未能有效控制有关。 ↓ 护理措施： 1.遵医嘱补液（图1-11-8）。 2.痰培养。 3.高热发生时抽血进行血培养（图1-11-9）。 4.物理降温（图1-11-10）。 5.监测并记录生命体征，进行热型观察。 ↓ 血培养结果提示患者为耐药菌感染，根据药敏试验使用美罗培南进行抗菌治疗，抗生素使用过程中密切观察不良反应如皮疹、腹泻、恶心、呕吐。	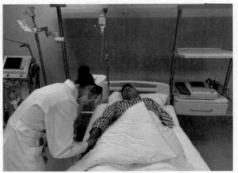 图1-11-8　遵医嘱补液 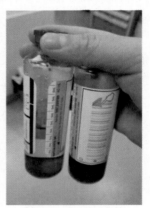 图1-11-9　血培养 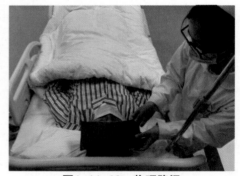 图1-11-10　物理降温

六、知识拓展

药物过敏及皮试的相关知识

1. 皮试是皮肤（或皮内）敏感试验的简称，是临床最常用的特异性检查。某些药物在临床使用过程中容易发生过敏反应，如青霉素、链霉素、细胞色素C等。

2. 皮试最常用部位是前臂曲侧，因此处皮肤较为光滑细腻，而且便于试验操作和结果观察。按正规作法，左右两臂一侧做试验，另一侧做对照。需要时也可选用上臂或背部皮肤。

3.药物常见的过敏反应包括皮疹、荨麻疹、皮炎、发热、血管神经性水肿、哮喘、过敏性休克等，其中以过敏性休克最为严重，甚至可导致死亡。

4.药物过敏性休克抢救措施：

（1）立即停止使用引起过敏的药物。

（2）将患者平卧，皮下注射肾上腺素0.2～0.5mg，如症状不缓解，10～30min内可重复注射1次。

（3）改善缺氧症状，给予吸氧，呼吸抑制时，应给予人工呼吸，并床旁备气管切开包，如出现喉头水肿影响呼吸时，应立即准备气管插管，必要时进行气管切开。

（4）迅速建立静脉通路，必要时建立两条静脉通路进行扩容，酌情使用升压药，氨茶碱，呼吸兴奋剂等，此外还可给予抗组胺及皮质激素类药物。

（5）密切监护血压、呼吸、脉搏、体温、出入量、心电监护。

参考文献

[1] 尤黎明，吴瑛.内科护理学[M].（第6版）.北京：人民卫生出版社，2017：32-40.

（陆秋安）

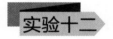

实验十二　慢性肺源性心脏病患者的护理

一、概　念

慢性肺源性心脏病（chronic pulmonary heart disease）简称肺心病，是由于肺组织、肺血管或胸廓的慢性病变引起肺组织结构 和（或）功能异常，产生肺血管阻力增加，肺动脉压力增高，使右心室扩张和（或）肥厚，伴或不伴右心功能衰竭的心脏病，并排除先天性心脏病和左心病变引起者。是我国呼吸系统的常见病。

二、实验学时、类型、目的和方法

（一）实验学时：4学时。

（二）实验类型：临床见习。

（三）实验目的

1.学会慢性肺源性心脏病患者病史采集的方法。

2.能够为慢性肺源性心脏病患者进行护理评估，做出护理诊断，并实施护理措施。

3.能够与患者沟通交流并进行健康指导。

4.识记慢性肺源性心脏病患者的病因、诱因。

（四）实验方法

1.根据实际教学条件，可采取实验室模拟教学+医院见习模式。

2.教师引导学生编写慢性肺源性心脏病病例，学生分组模拟训练，应用护理程序对慢性肺源性心脏病患者实施护理。

3.学生到医院对教师提前准备好的慢性肺源性心脏病病例进行护理评估。然后进行讨论，提出护理诊断，确定护理措施，学生代表汇报讨论结果，教师进行点评总结。

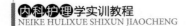

三、实验准备

（一）物品准备

听诊器、血压计、体温计、吸氧设备1套、入院记录单、医嘱单、输液器2套、治疗车、手消毒液等。

（二）环境准备

1. 模拟病房安静、整洁。

2. 温湿度适宜。

3. 二级甲等以上综合性医院呼吸科病房。

（三）人员准备

1. 模拟教学阶段：以医疗组为单位，由学生分别扮演医生、护士、患者及家属。医护人员衣、帽、鞋整洁。

2. 由医院病区选好典型慢性肺源性心脏病病例，事先与患者做好沟通，取得患者的理解及配合。

四、评　估

（一）病史摘要：杨某，男 70岁，农民，患者30年前无明显诱因出现咳嗽、咳痰，痰为白色黏痰。20年前出现活动后胸闷气促，起初为平路行走400m感胸闷气促，活动后缓解，后逐渐行走至100m即感胸闷气促，上述症状多于秋冬季出现，多次住院诊断为"AECOPD"（慢性阻塞性肺疾病急性加重期），予抗感染，解痉平喘，抗炎等对症处理后，上述症状好转后出院。3天前上述症状再发加重，患者诉咳嗽、咳痰，痰为黄脓痰，量多，伴畏寒寒战，体温最高38.9℃，静息状态下即感胸闷气促，夜间不能平卧，伴夜间阵发性呼吸困难，伴双下肢对称凹陷性水肿，遂至医院门诊就诊，门诊拟慢性肺源性心脏病收住入院。

（二）体检摘要：查体：T：38.0℃，P：110次/min，R：20次/min，BP：140/90mmHg，慢性面容，颈静脉怒张，桶状胸，叩诊过清音，双肺呼吸音低，可闻及湿性啰音，语音震颤减弱，HR：110次/min，可触及剑突下搏动，心律齐，未闻及杂音，腹软，无压痛反跳痛肌紧张，肝肋下4cm，脾脏未及，肠鸣音3次/min，双下肢对称凹陷性水肿。

（三）辅助检查

1. 血常规：白细胞计数12.8×10^9，中性粒细胞百分比：88.5%。

2. CRP：100mg/L，PCT：0.6ng/L。

3. 动脉血气分析示：PO_2：45mmHg，PCO_2：70mmHg。心电图可见肺性P波。

4. 心超提示：右心明显增大。

5. CT提示：双肺肺气肿，散在斑片状影。

五、实验流程：

步骤	图示
步骤1 情境一：病史采集 向患者及家属自我介绍，了解患者的基本信息（图1-12-1）。 ↓ 在带教老师的带领下询问患者病史，尤其本次发病相关的特点及诊治过程。进行体格检查并阅读门诊资料（图1-12-2）。 ↓ 完成护理病历的书写，如无法在医院进行，可根据评估中病史摘要，体检摘要，辅助检查在实验室进行模拟学习。 **步骤2** 情境二：病例讨论 学生对搜集的病例资料进行汇报（图1-12-3）。 ↓ 在带教老师引导下展开护理讨论得出护理诊断及护理措施 **步骤3** 情境三：护理操作 带教老师进行护理操作前讲述护理操作要点（图1-12-4）。 ↓ 根据医嘱及护理需要，带教老师进行床旁操作，学生观摩见习，操作项目可视实际需要进行选择。 ↓	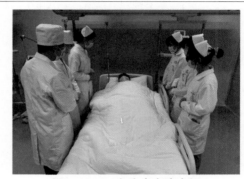 图1-12-1　向患者自我介绍 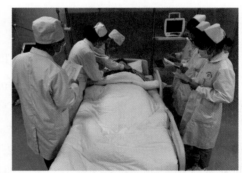 图1-12-2　学生在带教老师带领下完成病史询问和体格检查 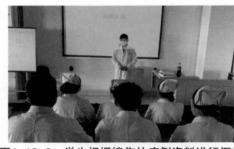 图1-12-3　学生根据搜集的病例资料进行汇报 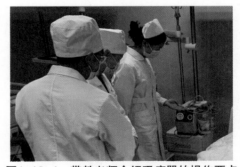 图1-12-4　带教老师介绍吸痰器的操作要点

续表

步骤	图示
带教老师归纳总结，学生互评，老师点评	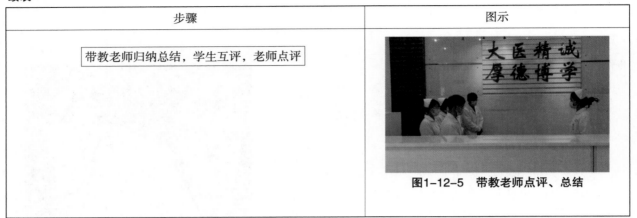 图1-12-5　带教老师点评、总结

六、知识拓展

慢性肺源性心脏病与静脉血栓栓塞症

　　COPD常合并静脉血栓栓塞症（venous thrombo-embolism，VTE）。有研究显示COPD患者发生肺栓塞及其他血栓栓塞事件的概率是非COPD患者的2倍。目前认为COPD是肺栓塞的一项独立危险因素。VTE已经被越来越多的临床医生重视，特别是对存在VTE高危因素的人群。在诊断方面，D-二聚体检测被证实为诊断肺栓塞最有用的方法，在临床中应用广泛。在治疗方面《慢性肺源性心脏病基层合理用药指南》中针对VTE提出对于急性加重住院患者，如无禁忌证，需常规预防性应用抗凝药物，如低分子肝素0.4mL，皮下注射，1次/d。另外，由于COPD常合并VTE，故在临床护理工作中应该加强血栓的观察与护理。

参考文献

[1] 尤黎明，吴瑛. 内科护理学[M]. 第6版. 北京：人民卫生出版社，2017：83-86.

[2] 王静，鲁月，龚娟妮，等. 慢性阻塞性肺疾病急性加重合并静脉血栓栓塞症的临床特征、危险因素及早期识别研究[J]. 中国医刊，2018，53（10）：40-44.

[3] 中华医学会，中华医学会临床药学分会，中华医学会杂志社，等. 慢性心力衰竭基层合理用药指南[J]. 中华全科医师杂志，2021，20（1）：42-49.

（陆秋安）

第二章　循环系统疾病护理实验

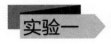 心电图仪的使用及护理

一、概　念

心脏机械收缩之前，先产生电激动，心脏电激动产生的微小电流可经过人体组织传导到体表，利用心电图机通过导联线与体表相连，记录心脏在每一个心动周期所产生的电活动变化的曲线图形即为心电图（electrocardiogram，ECG）。将电极放置于人体表面任何两点，并通过导联线分别与心电图机正、负极相连，这种记录心电图的电路连接方法称心电图导联。

二、实验学时、类型和目的

（一）实验学时：2学时。

（二）实验类型：验证型。

（三）实验目的

1. 认识心电图仪工作原理及临床应用目的。

2. 熟练连接心电图机及正确安置心电图各导联电极。

3. 熟练使用心电图机描记心电图。

4. 识别各种常见心律失常。

三、适应证、禁忌证与局限性

（一）适应证

1. 分析与鉴别各种心律失常。

2. 判断有无急性心肌缺血和心肌梗死，明确心肌梗死的性质、部位和分期。

3. 辅助判断有无心房、心室肥大，协助诊断心包疾病（如急性或慢性心包炎）和电解质紊乱（如血钾、血钙的过高或过低）。

4. 客观评价某些药物对心肌的影响程度及心律失常的治疗效果，为临床用药的决策提供依据。

5. 除循环系统疾病之外，心电图和心电监护已广泛应用于各种危重患者的抢救、手术麻醉、用药观察、航天及登山运动人员的心电监测。

（二）禁忌证。心电图常规检查无禁忌证。但心电图运动试验的禁忌证较多，归纳如下：

1. 急性心肌梗死、心肌梗死合并室壁瘤，不稳定型心绞痛患者。

2. 先心病，中、重度心瓣膜病及心力衰竭患者。

3. 患有急性或严重慢性疾病患者，如肺栓塞、急性心包炎或心肌炎、重度高血压、主动脉夹层等。

4. 不能运动的残疾患者。

（三）心电图检查的局限性

1.心电图检查正常并不能排除心脏病变的存在。

2.心电图表现不正常也不能肯定有心脏病。

3.有些心电图的改变并无特异性，故只能提供诊断参考。

4.不能判断心脏的储备功能。心电图只能反映心肌的兴奋性、传导性和自律性，而与心肌机械收缩性无关。

5.不能对心脏病的病因做出诊断。

四、评　估

1.核对：患者姓名、床号、临床诊断。

2.患者情况：患者病情、意识、合作程度。了解患者电极连接处皮肤情况、告知患者操作目的，取得患者的配合。

3.病室环境：光线充足、温度适宜、通风良好。

五、操作准备

（一）用物准备：治疗车、心电图机、心电图纸、生理盐水（亦可乙醇）棉球或导电胶、镊子、弯盘、插线板、大毛巾、屏风。

（二）环境准备

1.检查室安静、整洁。

2.调整室内温度适宜，注意保暖避免患者受凉。

3.检查床旁不要摆放电器用具。

（三）护士准备：护士衣、帽、鞋整洁，洗净双手，戴口罩、手套。

（四）患者准备：穿开衫上衣，袖口、裤筒不宜过紧，去除手表及挂件，检查前注意休息，避免剧烈运动。

六、实验流程

（一）操作步骤

步骤	图示
步骤1 准备：携用物至床旁，核对患者信息，与患者沟通并嘱其做好准备。连接并接通心电图机电源，预热后检查心电图机走纸速度及定准电压的设定，关闭心电图机电源开关进行下一步操作（图2-1-1）。	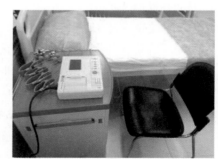 图2-1-1　心电图机及环境的准备

续表

步骤	图示

步骤2

安置电极：

1. 暴露电极连接部位皮肤（双手腕、脚踝及胸部皮肤），乙醇或盐水棉球擦拭电极安置处皮肤。

2. 正确连接心电导联：

（1）肢体导联：肢体导联线末端电极板处有红、黄、绿、黑标识，于患者手腕曲侧腕关节上方3cm处及内踝上方约7cm处连接电极，红色电极连接右上肢，黄色电极连左上肢，绿色电极连接左下肢，黑色电极连右下肢（图2-1-2）。

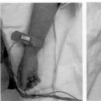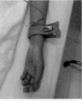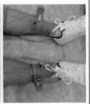

图2-1-2　肢体导联的连接

（2）心前区导联：心前区导联线末端电极板处也有红、黄、绿、褐、黑、紫标识，分别代表$V_1 \sim V_6$导联。胸导联探查电极V_1放置于胸骨右缘第4肋间，V_2放置于胸骨左缘第4肋间，V_3放置V_2与V_4连线的中点，V_4放置于左锁骨中线平第5肋间，V_5放置于左腋前线与V_4同一水平，V_6放置于左腋中线与V_4同一水平（图2-1-3，图2-1-4）。

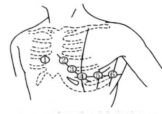

图2-1-3　胸导联探查电极放置位置

（3）导联连接完毕为患者盖上大毛巾保暖。

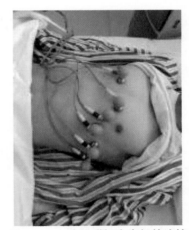

图2-1-4　胸导联探查电极的连接

步骤3

描记各导联心电图

1. 位差控制：嘱患者描记过程中不移动肢体、不讲话，保持平静呼吸；如心电图基线上出现规则的密集微小波，按下交流电干扰键；如患者紧张心电图基线上出现不规则的密集微小波，可按下心电图机去肌颤滤波键。

2. 心电图描记：按导联切换键选择 I 导联，按下Check键，将热笔调节至心电图纸中间位置，然后按下Start键依次记录 I、II、III、aVR、aVL、aVF、$V_1 \sim V_6$导联心电图。每个导联描记3～5个心室波。操作过程中注意观察患者，描记结束及时记录时间（图2-1-5）。

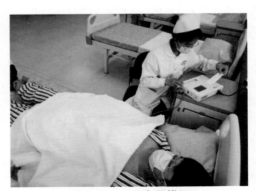

图2-1-5　心电图描记

续表

步骤	图示
附：全自动分析心电图机介绍 1. 概述：目前市场上有若干厂家生产的不同型号的用于临床或教学的全自动分析心电图机（如图2-1-6）。国内一般按一次可记录的信号导数来分，心电图机分为单导及多导式（如三导、六导、十二导）。单导心电图机的心电信号放大通道只有一路，各导联的心电波形要逐个描记（传统普通心电图描记），这样不能反映同一时刻各导心电的变化。多导心电图机的放大通道有多路，如六导心电图机就有六路放大器，可反映某一时刻六个导联的心电信号同时变化情况，以此类推十二导。因此按记录器同步输出导数分类有单道、三道、六道（图2-1-7）及十二道心电图机（图2-1-8）。其结构主要由输入部分、放大部分、控制电路、显示部分、记录部分和电源部分组成（组图2-1-9）。 2. 全自动分析心电图机的连接方法，同上述步骤1，步骤2。 3. 输入被检查者信息，主选菜单中选择不同方式，最好按产品说明书操作。 4. 按下记录键后各导联心电图描记及结果分析自动生成（不必人工切换导联）。自动生成心电图分析结果，但要结合临床患者实际情况综合分析应用。 5. 心电图机是比较精密的仪器，使用时应避开潮湿、震动、强电场、磁场等场所，心电图室应尽量远离X线室、理疗室、电梯等以减少和避免干扰。 6. 仪器使用完毕，切断电源，做好清洁工作。并做好仪器使用登记。	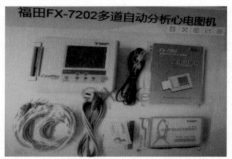 图2-1-6　全自动多道自动分析心电图机 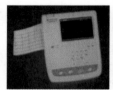 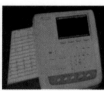 图2-1-7　六道全　图2-1-8　十二道 自动分析心电图机　全自动分析心电图机 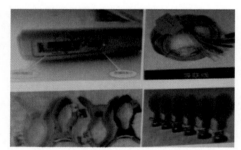 图2-1-9　全自动分析心电图机配件
步骤4 识别常见心律失常的心电图图谱。 1. 室性期前收缩：提前出现宽大畸形的QRS波，其前无相关P波，QRS波时限＞0.12s，T波方向多与QRS的主波方向相反。期前收缩与窦性心搏交替出现为二联律（图2-1-10）。	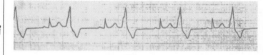 false 图2-1-10　室性期前收缩二联律
2. 心室扑动与心室颤动：前者心电图无正常QRS-T波，代之以连续快速而相对规则的大振幅波动，频率达200～250次/min；后者心电图上QRS-T波完全消失，出现大小不等、极不均齐的低小波，无法辨认QRS波、ST段与T波，频率为200～500次/min；两者心脏均失去排血功能，为致死性心律失常（图2-1-11）。	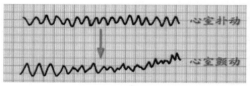 false 图2-1-11　心室扑动演变成心室颤动

续表

步骤	图示
3. 心电轴目测　根据Ⅰ、Ⅲ导联QRS波群的主波方向估计心电轴有否偏移（图2-1-12）。 **后续处理：** 1. 整理用物 （1）关闭心电图机电源开关（图2-1-13）； （2）移除大毛巾（图2-1-14）； （3）拆除导联线（图2-1-15）； （4）协助患者整理衣服（图2-1-16）。安抚患者，询问患者有无不适及需求，进行健康教育。	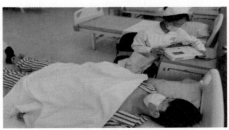 电轴正常　　电轴右移　　电轴左移 图2-1-12　心电轴目测法示意图 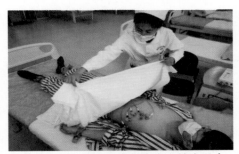 图2-1-13　关闭心电图机电源 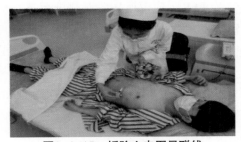 图2-1-14　移除盖在患者身上的大毛巾 图2-1-15　拆除心电图导联线 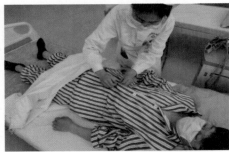 图2-1-16　协助患者整理衣服

续表

步骤	图示
2. 工作结束后拔除心电图机电源，整理、归置电极板和导联线（图2-1-17）。 3. 整理床单位，处理废弃物。	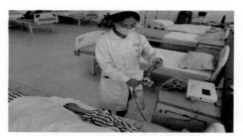 图2-1-17　整理心电图机配件
4. 手消液洗手，做记录，标记心电图记录纸如住院号或门诊号、姓名、年龄等（图2-1-18）	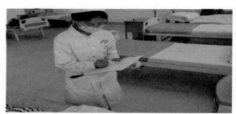 图2-1-18　标记心电图记录纸

七、知识拓展

心电图仪使用相关注意事项

1. 心电图描记连接错误常见于左、右手导联的连接，如左右手连接反了可导致 I 导联心电图图形呈倒影，P波和T波出现倒置，QRS波群可能会呈Qr或rS型，Ⅱ导联与Ⅲ导联、aVR导联与aVL导联的心电图图形互换，但心前区导联心电图图形正常。心电图操作时应认真正确安置导联电极。

2. 后壁心肌梗死，临床上诊断常选用$V_7 \sim V_9$导联，V_7位于左腋后线平V_4水平处，V_8位于左肩胛线平V_4水平处，V_9位于左脊旁线平V_4水平处。右心病变（如右室心肌梗死）或小儿心电图或诊断有时需要选用$V_{3R} \sim V_{6R}$导联，探查电极放置右胸部与$V_3 \sim V_6$对称处。

参考文献

[1] 陈文彬，潘祥林.诊断学[M]（第7版）.北京：人民卫生出版社，2012：483.

[2] 孙玉梅，张立力.健康评估[M]（第4版）.北京：人民卫生出版社，2017：372.

[3] 戴万亨.诊断学基础[M]（第2版）.北京：中国中医药出版社，2018：383.

（李萍）

实验二 心电监护仪的使用及护理

一、概念

心电监护（Cardiac monitoring）：是一种无创心电图连续监测方法，通过显示屏连续观察、监测心脏电活动情况，在监护病房、重症监护病房广泛运用，用以观察病患病情，为医师提供可靠的心电活动指标，并可完成实时处理，对于冠心病、急慢性心律失常等心电活动异常的患者有重要使用价值。

二、实验学时、类型和目的

（一）实验学时：1学时。

（二）实验类型：验证型。

（三）实验目的

1. 知道心电监护仪的使用目的。

2. 能认知操作心电监护仪的正确连接方法。

3. 能使用心电监护仪监测心电图。

4. 知道心电监护仪异常指标。

三、适应证及禁忌证

（一）适应证

1. 心肺复苏：过程监测以及复苏成功后应监测。

2. 高危心律紊乱患者。

3. 心力衰竭、急性心肌梗死、爆发性心肌炎、心源性休克等危重症。

4. 电解质和酸碱平衡失调、多系统脏器衰竭、严重缺氧等

5. 医源性操作可能导致心律紊乱甚至猝死等，如：心包穿刺、心导管检查、气管插管等必须进行心电监护。

（二）禁忌证

1. 严重皮肤过敏者。

2. 导联连接处皮肤缺损或烧伤等。

四、评估

（一）核对：患者姓名、床号、诊断。

（二）患者情况：患者病情、意识、合作程度。

（三）病室环境：光线、温度、通风等。

五、操作准备

（一）物品准备：多功能心电监护仪、无菌手套、模拟电极贴片、酒精棉球、卵圆钳、棉签。

（二）环境准备

1. 病室安静、整洁。

2. 调整进餐及治疗活动。

（三）护士准备：护士衣、帽、鞋整洁，洗净双手，戴口罩。

（四）患者准备：解释操作目的，取得患者同意配合，嘱患者排尿、垫中单。

六、操作流程

（一）操作步骤

步骤	图示
步骤1 准备：携用物到床旁，核对患者姓名，住院号、床号、诊断、腕带，确定无误，与患者沟通，取得患者配合，协助患者取平卧位（图2-2-1）。	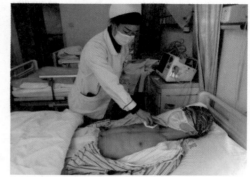 图2-2-1　准备阶段
步骤2 评估患者（图2-2-2）： 1. 核对，解释，连接电源，打开开关，摆体位，评估电极位置，连接电极片。 2. 选择部位，脱脂，贴电极：右上（RA）右锁骨中线第二肋间；左上（LA）左锁骨中线第二肋间；右下（RL）右腋中线第五肋间；左下（LL）左腋中线第五肋间；中间（V）心尖区。	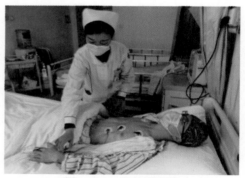 图2-2-2　评估及测量
步骤3 测各项指数 选择上肢，袖带下缘于肘窝上1~2cm，手动测血压，血氧饱和度探头亮端对准甲床，固定探头，设置参数，选择合适的监测导联及测血压方式，打开心率、血压、血氧饱和度的报警线。 **后续处理：** 1. 整理：及时告知测量结果，整理床单元，清理用物，洗手，记录。 2. 安抚患者：帮助患者取平卧位，询问患者有无不适及需求，进行健康教育。 3. 记录：洗手，做好护理记录（图2-2-3）。	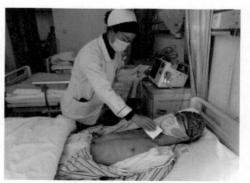 图2-2-3　术后清洁

（二）注意事项

1. 定期观察电极片粘贴处皮肤，定时更换电极片。

2. 排除干扰，其他电器应与监护仪保持一定距离，病房内不得使用手机等通信设备。

3. 正确设定报警界限，不能关闭报警声音，及时巡视病房，做好记录。

4. 血氧饱和度探头每2h更换一次部位。

七、知识拓展

威廉·艾因托芬

威廉·艾因托芬（Willem Einthoven），荷兰医师与生理学家，被誉为"心电图之父"。1902年Einthoven对心电图各波的命名一直沿用至今。1903年他首次发表了相关论文，并获广泛承认。同年Einthoven通过1500m的电缆线，将第一份完整的人体心电图记录下来了。这是历史上第一个心电远程监护仪的雏形。自1903年开创的心电监护仪多采用旋钮、薄膜按钮等操作技术，20世纪90年代开始，美国开始将触摸屏操作技术应用到便携式监护仪中，此后德国德尔格医疗设备开始使用电阻屏触控技术，用户体验度大幅提升。

最初心脏电流记录技术的名称很多，有称为"Cardiogram"，Waller最早用"Telecardiogram"，自Einthoven提出"Electracardiogram"后心电图的名字就最后被采用为专用名词了。心电图的问世，对心律失常、心脏电活动的形成、心脏特殊传导系统的深入研究起了决定性作用。以后，他继续对弦线式电流计进行改进，先后设计了多种型号。1906年他首次记录了心房颤动的心电图，室性期前收缩的心电图等。为了推广使用心电图技术，Einthoven一直在寻求有实力、信誉好的公司生产心电图机，1908年由剑桥公司承担生产，直到30年代初弦线式被电子管、晶体管的放大器替代。Einthoven发明的弦线式心电图机由Cohn在1909年首次带到美国，在美国引起轰动，并以意想不到的速度在美国普及。100多年来，心电图机不断改进，心电学科队伍不断壮大，心电检查内容不断拓宽，临床经验不断丰富，成为现代化医院四大常规（心电图、临床检验、放射、超声）诊疗技术之一，由Einthoven发明创造的心电图和心电监护仪经久不衰的原因在于实用、无创、简便、准确和廉价等。Einthoven因此获得1924年的诺贝尔医学和生理学奖。

参考文献

[1] 尤黎明，吴瑛. 内科护理学[M]. 北京：人民卫生出版社，2018：11.

[2] 陈灏珠，陆再英，钟南山. 内科学[M]. 北京：人民卫生出版社，2015：8.

[3] 陈其. 心电监护仪在临床中的应用与质量控制[J]. 中国医疗器械信息，2019，25（18）：173-175.

[4] 1924年诺贝尔生理学或医学奖——威廉·埃因托芬研究心电图机理以及发明心电图描记器[J]. 医疗装备，2016，29（23）：206.

（李浩）

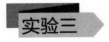 **实验三　心脏电复律术的护理**

一、概　念

心脏电复律（Cardioversion）：是指在快速型严重心律失常时，用短暂额定（12~36V不等）高压强直流电流通过心脏，使大部分或全部心肌细胞在同时瞬间除极，从而造成心肌细胞的电活动短暂停止，随后由窦房结细胞重新主导心脏节律的治疗过程。临床运用时根据患者情况采用同步及非同步两类，其中非同步电复律还可采用胸外除颤和胸内除颤两种方式。

二、实验学时、类型和目的

（一）实验学时：1学时。

（二）实验类型：验证型。

（三）实验目的

1. 认知电复律术的适应证、禁忌证、护理要点。

2. 能认知电复律术的操作流程。

3. 知道电复律术的原理。

三、适应证及禁忌证

（一）适应证

1. 心搏骤停。

2. 房性心律失常：房扑、房颤。

3. 室性心律失常：室性早搏、室速、室颤。

（二）禁忌证

1. 房颤或房扑合并完全性房室传导阻滞（AVB）、病态窦房结综合征（SSS）以及病程超过五年的房颤患者。

2. 洋地黄类药物导致的心律失常。

3. 病态窦房结综合征（SSS）。

4. 不能以抗心律失常药物恢复窦性心律的患者、复律后难以维持窦律者不宜选用电复律。

5. 近三个月内有栓塞史或心房内血栓治疗无效的患者。

四、评　估

（一）核对：患者姓名、床号、诊断。

（二）患者情况：患者病情、意识、合作程度。

（三）病室环境：光线、温度、通风等。

五、操作准备

（一）物品准备：导电胶、纱布、弯盘、急救药品、氧气、吸引器、气管插管用品、血压和心电监测设备，及配有常规抢救药品的抢救车等。

（二）环境准备

1. 病室安静、整洁。

2. 调整进餐及治疗活动。

（三）护士准备：护士衣、帽、鞋整洁，洗净双手，戴口罩。

（四）患者准备：解释操作目的，取得患者/家属同意配合。

六、操作流程

（一）操作步骤

步骤	图示
步骤1 准备（图2-3-1）： 携用物到床旁，核对患者姓名、住院号、床号、诊断、腕带，确定无误，协助患者取平卧位。	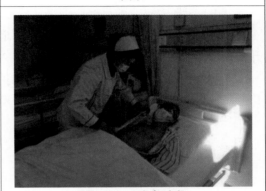 图2-3-1　准备阶段
步骤2 评估： 1. 使用前应检查除颤器各项功能是否完好，电源有无故障，充电是否充足，各种导线有无断裂和接触不良，同步性能是否正常。 2. 选择部位（图2-3-2）：体外电复律时电极板安放的位置有两种。一种称为前后位，即一块电极板放在背部肩胛下区，另一块放在胸骨左缘3～4肋间水平。选择性电复律术宜采用这种方式。另一种是一块电极板放在胸骨右缘2～3肋间（心底部），另一块放在左腋前线内第5肋间（心尖部）。这种方式迅速便利，适用于紧急电击除颤。两块电极板之间的距离不应<10cm。	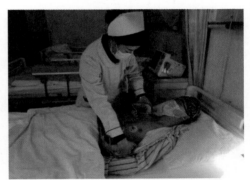 图2-3-2　部位选择及除颤
步骤3 除颤（图2-3-2）： 1. 患者平卧于木板床上，开放静脉通道，充分暴露胸壁。 2. 连接除颤器导线，接通电源，检查同步性能，选择R波较高导联进行示波观察。 3. 按要求麻醉。 4. 按要求放置电极板。 5. 选择电能剂量，充电。所有人员不得接触患者、病床以及与患者相连接的仪器设备以免触电。 6. 放电。 7. 电击后即进行常规导联心电图检查，并进行心电、血压、呼吸和意识的监测，一般需持续1d（图2-3-3）。	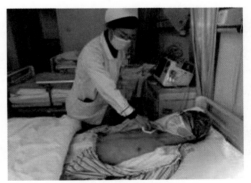 图2-3-3　术后监测

（二）注意事项

1. 室颤时，不做术前准备，不需麻醉，尽快实施非同步电击除颤。

2. 并发症及其处理：电击后也可能发生显著的窦性心动过缓、窦性停搏、窦房阻滞或房室传导阻滞。轻症能自行恢复者可不做特殊处理，必要时可使用阿托品、异丙肾上腺素，以提高心率，个别患者可能需要安装临时心脏起搏器。

3. 最终是否进行除颤的决定权掌握在操作者手中，由操作者按下"SHOCK"按钮，即可行电除颤。而全自动体外除颤不需要按"SHOCK"按钮。

4. 由于胸前叩击简便快速，在发现患者心脏停搏、无脉搏，且无法获得除颤器进行除颤时可考虑使用。

5. 电能的选择

（1）能量大复律效果好，但易造成心脏损害，体外除颤时主张用200～400J；

（2）能量小则疗效欠佳，而且还可能诱发室颤。故电复律电能量的选择应以有效低限为原则。开胸作心脏直接电击除颤时所需电能，成人为20～100J，儿童为5～25J。

（3）电复律电能选择的有关因素包括心律失常类型，患者的年龄、体重和体质，心脏大小，心功能状态，病程长短，心脏病的种类和心肌状态。

（4）记录：洗手，做好护理记录。

七、知识拓展

《2020 年美国心脏协会心肺复苏及心血管急救指南》增加要点

1. 尽早启动心肺复苏（CPR）。

2. 早期给肾上腺素可提高生存率和自主循环恢复。

3. 实时视听反馈：按压深度和回弹音频反馈可使院内心脏骤停（IHCA）出院、生存率提高25%。

4. 使用呼气末二氧化碳分压（ETCO2）或动脉血压参数来优化和监测CPR质量。

5. 双重连续除颤不建议使用。

6. 孕妇心脏骤停复苏应优先考虑氧合和气道管理。

参考文献

[1] 尤黎明，吴瑛. 内科护理学[M]. 北京：人民卫生出版社，2018：11.

[2] 陈灏珠，陆再英，钟南山. 内科学[M]. 北京：人民卫生出版社，2015：8.

[3]《2020年美国心脏协会心肺复苏及心血管急救指南》十大亮点[J]. 实用心脑肺血管病，2020，28（12）：4.

（李浩）

实验四 冠状动脉造影及支架植入术的护理

一、概　念

冠状动脉支架植入术（percutaneous coronary intervention，PCI）原来也称为经皮冠状动脉成形术（percutaneous transluminal coronary angioplasty，PTCA）：冠状动脉支架植入术是在经皮腔内冠状动脉成形术的基础上发展的冠状动脉介入治疗技术，是一种机械性的介入治疗手段，是将金属支架永久性地置放于冠状动脉病变处，经球囊扩张释放或自膨胀方式支撑住血管壁，以保持冠状动脉管腔的开放，降低急性心肌梗死死亡率。

二、实验学时、类型和目的

（一）实验学时：1学时。

（二）实验类型：演示型。

（三）实验目的

1. 认知冠状动脉造影支架植入术的术前、术中、术后护理、注意事项及意外情况处理。

2. 能认知冠状动脉造影支架植入术的原理及步骤。

3. 知道冠脉血管狭窄的X线表现及支架植入过程。

三、适应证和禁忌证

（一）适应证

1. 急性心肌梗死。

2. 心绞痛、无症状心肌缺血的患者。

3. PCI术中出现严重的内膜撕裂或急性血管堵塞。

4. PCI术后残余狭窄仍>30%者。

（二）禁忌证

1. 有严重出血倾向者。

2. 心肌梗死合并室壁瘤，需行室壁瘤手术切除的患者。

3. 多支冠状动脉弥漫性血管病变，尤其合并糖尿病未控制住血糖的患者。

4. LEV（左室射血分数）<40%的患者。

5. <2mm的小血管病变或冠脉狭窄程度<50%的病变。

四、评 估

（一）核对：患者姓名、床号、诊断。

（二）患者情况：患者病情、意识、合作程度。

（三）手术室环境：光线、温度、通风等。

五、操作准备

（一）物品准备：无菌手术巾、弯盘、消毒棉球、消毒液、无菌持物钳、16号穿刺针、无菌刀片、7F动脉鞘、造影导管、造影导丝、指引导丝、指引导管、0.9%氯化钠溶液、肝素注射液、手术视频。

（二）环境准备

1. 手术室安静、整洁。

2. 调整进餐及治疗活动。

（三）护士准备：护士衣、帽、鞋整洁，洗净双手，戴口罩。

（四）患者/家属准备：解释操作目的，取得患者同意配合。若患者情况危重甚至意识障碍，需要征求患者家属同意及配合。

六、操作流程

（一）操作步骤

步骤	图示
步骤1：准备（图2-4-1、图2-4-2）： 携用物到手术室床旁，核对患者姓名，住院号、床号、诊断、腕带，确定无误，与患者/手术医师沟通，取得患者/手术医师配合，协助患者取手术体位，一般选择平卧位。 **步骤2**：（由医生操作） 1.消毒铺巾： 消毒下肢（经股动脉）+上肢（经桡动脉）由中心向外周消毒3遍。 铺巾：小单，大单。 2.穿刺置鞘： 手臂外展70°，手腕过伸（充分显露动脉）。2%利多卡因局麻。（在腕曲侧横纹近端2~3cm进行插管，避免网状组织、小分支），采用2cm长21号针头，距离茎突1cm呈45°穿刺。 3.连接三连三通管：压力管，肝素盐水管，造影剂管，依次排气。	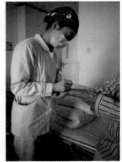 图2-4-1　患者准备 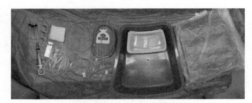 图2-4-2　物品准备
步骤3：（由医生操作） 冠脉造影（图2-4-3、图2-4-4、图2-4-5）： 一般选用共用管（Judkins导管、Amplats导管，JL4.0、JR4.0）导丝，造影管，动脉鞘，从桡动脉先送钢丝，估计到腋动脉时，踩X线透视下前走，钢丝方向向下，钢丝固定不动，嘱患者深吸气，造影管前走，主动脉窦底，缓慢顺钟向旋转，先顶起来，使导管的弯向上轻轻送入导管到左室。	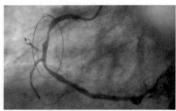 图2-4-3　病变右冠 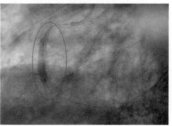 图2-4-4　病变右冠球囊扩张 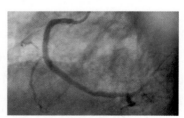 图2-4-5　病变右冠支架植入后

续表

步骤	图示
后续处理（图2-4-6）： 1. 整理：及时告知手术结果，整理床单元，清理用物，洗手。 2. 安抚患者：帮助患者取平卧位，询问患者有无不适及需求，进行健康教育。 3. 记录：做好护理记录。	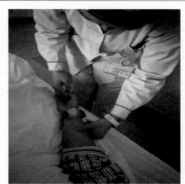 图2-4-6　支架植入术后病情观察

（二）注意事项

1. 手术后，必须卧床休息，切记身体不能屈曲或用力移动。

2. 为避免发生急性支架内血栓，需定时服用抗血小板药物，要定时抽血查凝血功能，以便调节其剂量。

3. 导管鞘于术后6h取出，伤口需由医师按压止血，并用弹力绷带加压4h，以防止出血，并且平躺8h。

4. 术后恢复正常饮食，多喝水，帮助显影剂排出，以减少肾脏负担。

七、知识拓展

可降解支架

20世纪50年代血管内支架植入术问世以来，解决了血管栓塞的问题，但是永久性植入支架后诸如再次堵塞，终身抗凝，相关医疗检查受限等一系列问题引来无数诟病。可生物降解金属合金支架（biodegradable metallic alloy scaffold，BMAS）则可在植入早期为血管提供支撑力，血管恢复后逐渐降解至消失，从而达到可避免产生异物植入的不良事件。

2003年心血管学者Heublein首次报道活体动物实验，他使用型号为AE_{21}（其中含镁、铝2%，铈、镨、钕等稀土元素1%）的镁合金可降解支架放置于家猪冠状动脉中，支架降解后诱导新生内膜增生。2005年Peeters等报道采用可吸收金属支架（absorbable metal stent，AMS）在心血管领域进行临床试验；并运用于脑血管和外周血管领域。为进一步解决可降解支架降解时间问题，Son等提出生物可吸收电子支架（bioabsorbable electronic scaffold，BES）纳米和集成策略：通过无线数据传输和数据储存分析控制支架表面药物释放，并借助支架内集成传感器实现体温监测、炎症抑制、血流量测量、热疗治疗，疗效达成后自行降解。该方法已通过动物实验验证。该类支架被称为"个体化可降解支架"，此类支架可在血管完全恢复后通过人工干预，精确迅速降解，因此可降解个体化支架未来可期。

参考文献

[1] 尤黎明，吴瑛.内科护理学[M].北京：人民卫生出版社，2018：11.

[2] 陈灏珠，陆再英，钟南山. 内科学[M]. 北京：人民卫生出版社，2015：8.

[3] Heublein B，Rohde R，Kaese V，et al. Biocorrosion of magnesium alloys：a new principle in cardiovascular implant technology[J]. Heart，2003，89：651-656.

[4] Peeters P，Bosiers M，Verbist J，et al. Preliminary results after application of absorbable metal stents in patients with critical limb ischemia[J]. J Endovasc Ther，2005，12：1-5.

[5] Son D，Lee J，Lee DJ，et al. Bioresorbable electronic stent integrated with therapeutic nanoparticles for endovascular diseases[J]. ACS Nano，2015，9：5937-5946.

[6] 孔令华，贺迎坤. 介入放射学[J]. 2020，29（6）：626-630.

（李浩）

实验五　中心静脉压（CVP）监测术的护理

一、概　念

中心静脉压（Central Venous Pressure，CVP）：是上、下腔静脉进入右心房处的压力，通过上、下腔静脉或右心房内置管测得，它反映右房压，是临床观察血流动力学的主要指标之一。它受心功能、循环血容量及血管张力3个因素影响。通常将右心房和胸腔内大静脉的血压称为中心静脉压。测定CVP对了解有效循环血容量和心功能有重要意义。正常值为0.05～0.12kPa（5～12cmH$_2$O）或0.49～1.18kPa（50～120mmH$_2$O）。是一种在临床可快速、精准反映患者全身血容量及心功能变化的指标，在救治休克、肾功能衰竭以及心力衰竭等危重症患者时发挥着重要的指导作用。

二、实验学时、类型和目的

（一）实验学时：1学时。

（二）实验类型：演示型。

（三）实验目的

1. 认知中心静脉压监测的目的及意义。

2. 能认知中心静脉压监测术的护理要点及注意事项。

3. 知道中心静脉压监测术的适应证、禁忌证。

三、适应证及禁忌证

（一）适应证

1. 拟行大手术的危重患者。

2. 血压正常而伴少尿或无尿患者。

3. 需要大量补液、输血的患者。

4. 急性循环衰竭患者。

（二）禁忌证

1. 存在凝血机制障碍患者。

2. 切开处或穿刺局部有感染者。

四、评 估

（一）核对：患者姓名、床号、诊断。

（二）患者情况：患者病情、意识、合作程度。

（三）病室环境：光线、温度、通风等。

五、操作准备

（一）物品准备：消毒用物、10mL注射器、肝素稀释盐水、无菌纱布、胶布、三通管、0.9%氯化钠溶液、输液器。

（二）环境准备

1.病室安静、整洁。

2.调整进餐及治疗活动。

（三）护士准备：护士衣、帽、鞋整洁，洗净双手，戴口罩。

（四）患者准备：解释操作目的，取得患者同意配合，嘱患者排尿、垫中单。

六、操作流程

（一）操作步骤

步骤	图示
步骤1 准备（图2-5-1、2-5-2）： 携用物到床旁，核对患者姓名，住院号、床号、诊断、腕带，确定无误，与患者沟通，取得患者配合，协助患者取平卧位。 **步骤2** 评估患者穿刺方法： 1. 经皮穿刺法：经颈内静脉或锁骨下静脉，将导管插至上腔静脉，或经股静脉插管至下腔静脉。 2. 静脉剖开法：现仅限于经大隐静脉插管至下腔静脉。需判断导管插入上、下腔静脉或右心室无误。 插入深度： 经锁骨下静脉者约为12～15cm，其余均为35～45cm。一般认为上腔静脉压较下腔静脉压更精确，因为腹内压增高时下腔静脉压不够可靠。	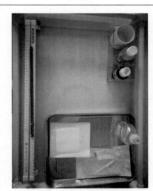 图2-5-1　用物准备 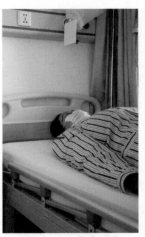 图2-5-2　患者准备

续表

步骤	图示
步骤3 测量方法（图2-5-3、2-5-4）： 将测压管零点置于第四肋间右心房水平腋中线位置，操作时先将中心导管夹闭，使静脉通道与测压管相连，使静脉通道中的液体充满测压管至高于预计静脉压之上，然后关闭静脉通道，打开中心静脉导管，使测压管与中心静脉导管相通，则测压管内的液体迅速下降，到一定水平不再下降时，观察液面在量尺上的刻度数，即为CVP的值，不测量时，关闭测压管，使静脉通道与中心静脉导管相通，继续补液。 **后续处理：** 1. 整理：及时告知患者测量结果，整理床单元，清理用物。 2. 安抚患者：帮助患者取平卧位，询问患者有无不适及需求，进行健康教育。 3. 记录：洗手，做好护理记录。	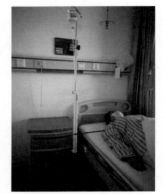 图2-5-3　患者体位 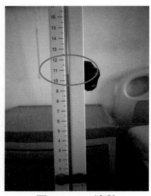 图2-5-4　读数

（二）注意事项

1. 测量时确保静脉内导管畅通无阻；

2. 每次测量完毕后倒入测压管内的血液需冲洗干净，确保静脉内导管和测量管道系统内无凝血和空气，管道无扭曲等；

3. 测压管留置时间一般不超过5d，时间过长易发生静脉炎或血栓性静脉炎，故留置3d以上需用抗凝剂冲洗，以防血栓形成；

4. 加强管理，严格无菌操作。

七、知识拓展

PVP与CVP

周围静脉压（Peripheral venous pressure，PVP）监测，具有简便易行的优点，有学者认为 PVP 与 CVP具有密切的关联性，因此在一定程度上可以代替 CVP，但其监测结果尚未获得临床的全面认可。

研究发现在不同病情的患者中PVP与CVP仍会保持显著的正相关性。当患者血量不足时，全身静脉充盈情况下降而导致PVP与CVP均有所降低，期间二者的差值极小；血容量与心功能处于正常阈值时PVP与CVP的差值也并不显著，通常CVP会比PVP低4cmH$_2$O左右；当患者因心功能不全而产生钠水潴留时，CVP与PVP均会呈现显著升高态势，尤其是PVP的升高会更为明显，两者之间的差值会扩大为7~11 cm H$_2$O。由此可见，在不同程度的病情中PVP与CVP的变化均可保持一致，进一步说明了PVP与CVP的关联性与可替代性。在实际的临床应用中，静脉炎、静脉曲张以及静脉血栓在一定程度上可能会影响监测结果的准确性，但该问题可以通过选择合理穿刺静脉和多条静脉测压来避免。

参考文献

[1] 尤黎明，吴瑛. 内科护理学[M]. 北京：人民卫生出版社，2018：11.

[2] 陈灏珠，陆再英，钟南山. 内科学[M]. 北京：人民卫生出版社，2015：8.

[3] 张文英. 周围静脉压测定与中心静脉压测定结果相关性分析[J]. 中国药物与临床，2020，20（7）：1200-1202.

[4] 杨晓燕，周素荣. 新型静脉压测量周围静脉压准确性研究[J]. 护理实践与研究，2019，16（21）：143-145.

[5] 滕云，滕毓增. 用输液器观察少量回血测静脉压[J]. 实用医技杂志，2017，24（1）：110-112.

（李浩）

 实验六　24h动态心电图、动态血压测定的护理

一、概　念

24h动态心电图、动态血压（24h Holter，ambulatory blood pressure）：简称动态二合一，就是使用Holter监测心电图仪，同时使用动态血压记录仪，测定一个人昼夜24h内心电信号和每间隔一定时间内的血压值。动态心电图于24h内可连续记录多达10万次左右的心率，从而提高对非持续性心律失常，尤其是对一过性心律失常及短暂的心肌缺血发作的检出率。动态血压包括收缩压、舒张压、平均动脉压，以及它们的最高值和最低值，大于或等于 21.3/12.6kPa（160/95mmHg）或（和）18.7/12.0kPa（140/90mmHg）百分数等项目。目前已成为临床心血管领域中非创伤性检查的重要诊断方法之一。

二、实验学时、类型和目的

（一）实验学时：1学时。

（二）实验类型：演示型。

（三）实验目的

1. 认知24h动态心电图、动态血压测定仪器的使用方法。

2. 认知24h动态心电图、动态血压测定的注意事项。

3. 知道24h动态心电图、动态血压测定结果分析方法。

三、适应证及禁忌证

（一）适应证

1. 发现猝死的潜在危险因素。

2. 监测和观察心律失常、高血压。

3.监测隐匿性心律失常和临界高血压。

4.评价抗心律失常药物和降压药的疗效。

5.心肌梗死和高血压患者的随访。

6.起搏器功能的评价。

（二）禁忌证

1.有出血倾向、凝血障碍患者。

2.局部皮肤破损、感染、过敏倾向患者。

四、评　估

（一）核对：患者姓名、床号、诊断。

（二）患者情况：患者病情、意识、合作程度。

（三）病室环境：光线、温度、通风等。

五、操作准备

（一）物品准备：动态心电图、动态血压测定仪。

（二）环境准备

1.病室安静、整洁。

2.调整进餐及治疗活动。

（三）护士准备：护士衣、帽、鞋整洁，洗净双手，戴口罩。

（四）患者准备：解释操作目的，取得患者同意配合。

六、操作流程

（一）操作步骤

步骤	图示
步骤1 准备（图2-6-1、图2-6-2）： 携用物到床旁，核对患者姓名、住院号、床号、诊断、腕带，确定无误，与患者沟通，取得患者配合，协助患者取平卧位。 **步骤2** 评估患者（图2-6-3）： 由临床医师选择有适应证的患者，详细填写监测申请书。行动态心电图监测前停用与心脏有关的药物24h（除外对药物疗效进行的监测）。首先记录一份常规12导联的心电图，供分析DCG时参考。患者进入动态心电图检查室，稍做休息，情绪稳定后，嘱患者解开上衣，暴露前胸，用酒精棉片擦去粘贴电极处皮肤上的油脂，刮除胸毛。选用优质电极粘贴在胸部固定的位置上，将导线正确地连接在电极上，然后用胶布加以固定。记录器装好电池，校正时间检查无误后，再开始记录。填写生活日志，由患者本人或护理人员完成。向患者讲明注意事项及保护记录器的方法，患者即可离开检查室。	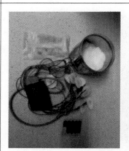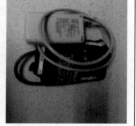 图2-6-1　物品准备1　图2-6-2　物品准备2 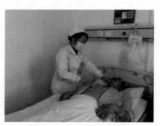 图2-6-3　患者准备

续表

步骤	图示
步骤3 监测打印（图2-6-4、图2-6-5）： 监测24h之后取下记录仪，输入回放系统进行分析处理。检查分析记录中出现的所有事件，对其错误进行修改删除。筛选打印的数据、图表、心电图，必须准确、清晰，记录阵发性心律失常要有头有尾，写明各种异常发生的次数、持续时间、发生时间、有无症状。工作完毕后关机、关闭电源。 **后续处理**（图2-6-6）： 1.整理：及时告知24h监测结果，清理用物。 2.记录：洗手，做好护理记录。 3.进行健康教育。	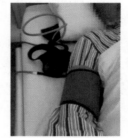 图2-6-4　患者监测中1 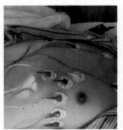 图2-6-5　患者监测中2 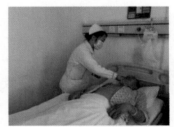 图2-6-6　患者监测后处理

（二）注意事项

1. 患者佩戴DCG记录器以后，不宜做剧烈活动，以免肌电干扰产生伪差，影响心电波形的准确性。

2. 发现机器故障，导线脱离时，应及时报告医护人员，及时排除故障，记录器应防水，防震动。

3. 午间休息及夜间睡眠时应取下背带，将记录器放在床边安全处，但保持连接导线，起床时立即佩戴在身上。

七、知识拓展

ABPM监测血压

如今血压异常是心脑血管疾病的主要危险因素，积极采取合理治疗，提高血压控制效果，并维持较好的脉压和血压昼夜变化节律，对高血压患者心功能有较好的保护作用，同时对降低脑血管事件的发生有重要意义。

高血压的持续存在，会导致不同程度的脑卒中、冠状动脉粥样硬化性心脏病、心力衰竭、外周血运重建等风险。高血压治疗中药物剂量使用不当常会导致降压过度，极易导致心脑血管事件的发生，血压监测有利于指导降压治疗。无症状心肌缺血患者夜间血压峰值增加，可指导临床医师掌握其血压变化规律，从而采取不同的治疗方案。客观记录血压变化，指导用药就变得十分重要。

单纯动态二合一监测24h对血压及心电图实施监测有时就显得不够，因此临床动态血压监测（Ambulatory Blood Pressure Monitoring，ABPM）应运而生，它是一个不同于常规血压检查方法的重要监测技术，可连续记录患者一个甚至更长生理周期的血压信号，具有实用、高效、无创、安全、准确等优点，是重要的无创心血管监测技术之一，在高血压的早期诊断、病情评估、治疗方案选择以及判断预后中起到重要作用。在接受治疗且动态血压正常的高血压患者中，定期监测ABPM对于判断是否存在潜在的脑血管疾病（Cerebral vascular disease，CVD）风险仍具有重要意义。

参考文献

[1] 尤黎明，吴瑛. 内科护理学[M]. 北京：人民卫生出版社，2018：11.

[2] 陈灏珠，陆再英，钟南山. 内科学[M]. 北京：人民卫生出版社，2015：8.

[3] 王雪宁，张慧. 原发性高血压患者动态血压监测的应用研究进展[J]. 湖北民族大学学报，2020，37（3）：76-78.

[4] 魏润生，王丹. 老年患者24h动态血压监测与高血压临床用药分析[J]. 中华老年医学，2019，38（2）：137-140.

[5] 孙婧婧，许金芳. 动态血压与动态心电图同步监测在高血压患者无症状性心肌缺血中的临床意义[J]. 现代电生理学，2020，27（3）：153-156.

（李浩）

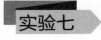

先天性心脏病介入封堵术的护理

一、概　念

先天性心脏病的介入封堵术（Transcatheter closure of congenital heart disease with cardioversion）：是经皮穿刺桡动脉或股动脉等外周血管，在X线C臂机透视引导和超声心动图的辅助下，利用导管将封堵器推送至心脏病变的相应部位进行治疗的微创方法。适用于房间隔缺损（atrial septal defect，ASD）、室间隔缺损（Ventricular septal defect，VSD）、动脉导管未闭（Patent Ductus Arteriosus，PDA）等。

二、实验学时、类型和目的

（一）实验学时：1学时。

（二）实验类型：演示型。

（三）实验目的

1. 认知先天性心脏病介入封堵术的护理要点。

2. 能认知先天心脏疾病介入封堵术的注意事项及健康指导。

3. 知道先天性心脏病介入封堵术的操作程序。

三、适应证及禁忌证

（一）适应证

1.先天性心脏病：如房间隔缺损、室间隔缺损、动脉导管未闭、卵圆孔未闭、冠状动脉瘘、肺动静脉瘘、主动脉狭窄、肺动脉分支发育不良或狭窄等。

2.心脏外科手术后遗留的病理畸形：如房间隔缺损、室间隔缺损、动脉导管未闭外科修补术后的残余分流等。

3.先天性心瓣膜病：如主动脉瓣膜狭窄、二尖瓣关闭不全、三尖瓣闭锁及肺动脉瓣膜狭窄和反流等。

（二）禁忌证

1.处于高凝状态及出血性疾病患者。

2.心、肝、肾功能不全，不能耐受手术者。

3.严重的肺动脉高压致右向左分流患者。

4.血管先天畸形不适合实施手术者。

四、评　估

（一）核对：患者姓名、床号、诊断。

（二）患者情况：患者病情、意识、合作程度。

（三）病室环境：光线、温度、通风等。

五、操作准备

（一）物品准备：介入导管检查用物、多媒体视频资料。

（二）环境准备

1.介入手术室安静、整洁。

2.保持明亮光线。

（三）护士准备：护士衣、帽、鞋整洁，洗净双手，戴口罩。

（四）患者准备：解释操作目的，取得患者同意配合。

六、操作流程

（一）操作步骤

步骤	图示
步骤1 准备（图2-7-1、图2-7-2）： 携用物到介入手术室，核对患者姓名、住院号、床号、诊断、腕带，确定无误，与患者沟通，取得患者配合，协助患者取平卧位。	 图2-7-1　设备准备

续表

步骤	图示
步骤2 评估患者、麻醉、穿刺： 1. 评估患者的病情、意识、合作程度，安抚患者，取得患者的支持及配合。 2. 麻醉：婴幼儿采用氯胺酮全身麻醉，术前5～6h禁食、禁水，同时给予一定比例添加钾、镁的等渗盐水和足够热量的葡萄糖静脉补液。成人和配合操作的大龄儿童可用1%利多卡因局部麻醉。穿刺：常规穿刺桡动脉，送入动脉鞘管，静脉推注肝素100U／kg，此后每隔1h追加负荷剂量的1/4～1/3。 3. 常规右心导管检查测量上、下腔静脉至肺动脉水平的压力，并留取血标本行血氧分析。 **步骤3：** 送入导管及封堵伞（图2-7-3、2-7-4） 1. 交换导丝将右心导管经ASD处进入左心房和左上肺静脉，交换0.889mm直径260cm长加硬导丝置于左上肺静脉内。 2. 选用超声心动图测得缺损直径大小，根据测量结果选择封堵器。选择的封堵器直径应比球囊测量的缺损伸展直径大1～2mm。目前，根据TTE测量的ASD最大缺损直径，成人增加4～6 mm，小儿增加2～4 mm选择封堵器。 3. 送入输送鞘：根据封堵器大小，选择不同的输送鞘管，在加硬导丝导引下置于左心房内或左肺上静脉开口处。 4. 封堵器置入：在X线和超声心动仪监测下沿鞘管送入封堵器至左心房，打开左心房侧伞，回撤至房间隔的左房侧，然后固定输送杆，继续回撤鞘管，打开封堵器的右房侧伞。在左前斜位45°～60°，加头向成角20°～30°，X线下见封堵器呈"工"字形展开，少许用力反复推拉输送杆，封堵器固定不变。超声心动图四腔心切面上，封堵器夹在房间隔两侧；主动脉缘无残端者，大动脉短轴切面上见封堵器与主动脉形成"Y"字形；剑下两房心切面上，封堵器夹在ASD的残缘上，无残余分流；对周边结构包括左房室、右房室和冠状静脉窦等无不良影响；心电图监测无房室传导阻滞。如达到上述条件，可旋转推送杆释放封堵器，撤出鞘管，局部加压包扎。 **后续处理：** 1. 术后回病房监护，术后局部弹力绷带（图2-7-5）4h，卧床20h；心电监测24h。手术后48h肝素化（儿童普通肝素100U/kg·d，1次/6h，成人依诺肝素40mg，1次/12h）。阿司匹林〔小儿及成人均按5mg／（kg·d）〕，最大量不超过300mg，1次/d，口服6个月。若所选房间隔缺损封堵器直径大于30mm，则可酌情增加硫酸氢氯吡格雷片75mg，1次/d，口服1个月；若合并房颤者，可直接长期给予华法林钠片，维持国际标准化比率（International Normalized Ratio, INR）在1.6～2.5之间，随诊观察。 2. 术后用药医嘱：酌情给予：5%葡萄糖注射液（或0.9%氯化钠溶液）100 mL+磷酸肌酸钠1g，静脉输液，2次/日。若术后成人患者出现头痛，则可给予0.9%氯化钠溶液250mL+藻酸双酯钠150mL，1次/d，静脉输液；2次/日。若术后成人患者出现头痛，则可给予0.9%氯化钠溶液250mL+藻酸双酯钠150mL，1次/日，静脉输液；或者考虑给予硫酸氢氯吡格雷片（即使房间隔缺损封堵器直径小于30mm）。 3. 术后复查胸部X线正侧位片、心电图、超声心动图检查。 4. 术后观察3天情况良好后，出院随访。 5. 术后1、3、6个月随访，复查心电图和超声心动图，必要时行X线胸片检查	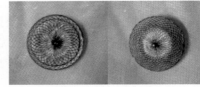 图2-7-2　封堵伞 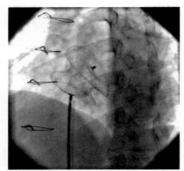 图2-7-3　封堵伞放置过程1 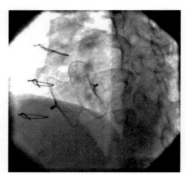 图2-7-4　封堵伞放置过程2 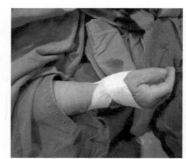 图2-7-5　封堵伞放置术后

（二）注意事项

1. 若合并房颤等快速心律失常者，需行24h动态心电图检查；房间隔缺损大，且体表超声显示边缘不清或者短者以及合并房颤、房扑患者，需行经食道超声心动图明确缺损大小、边缘情况以及房间隔长度，左心耳有无血栓形成。

2. 大房缺、肺动脉高压患者，术前可酌情给予磷酸肌酸、左卡尼汀等营养心肌药物以及利尿剂、地高辛、多巴胺、多巴酚丁胺、米力农等抗心衰药物。

3. 年龄大于50岁或者有胸痛症状、冠心病高危人群，在封堵术前需先行冠状动脉造影。

4. 术前需禁食禁水，并给予必要的补液，0.9%氯化钠溶液+50%葡萄糖注射液+门冬氨酸钾镁注射液或者复方林格注射液。

七、知识拓展

消失的封堵器

2006年波士顿NMT医疗中心研制的Biostar封堵器称为最早的可降解封堵器（Degradable occluder）或称为消失的封堵器（Missing occluder）：该封堵器由双侧伞盘组成，左右伞盘各由4根合金金属丝支撑，其上覆盖血流阻隔薄膜胶原膜（猪黏膜下层中高度纯化的I型胶原）。采用无磁镍、钴、铬、钼合金构成其金属框架，Biostar封堵器是全球第一个可降解封堵器，也是一种部分可降解型封堵器。随着医用材料的发展，完全可降解封堵器也逐渐由理想变成现实。可降解封堵器在先天性心脏病（congenital heart disease，CHD）介入治疗中的应用已成为目前全球范围内的研究热点问题，国内也已开始了房间隔缺损和室间隔缺损，聚乳酸–羟基乙酸共聚物（polylactic–co–glycolic acid，PLGA）类型封堵器的临床研究，也有结合3D打印的CHD缺损可降解封堵器的研究。随着研究的深入，生物可降解封堵器有望成为介入治疗CHD安全有效的新方法，并开拓介入治疗的新领域，为患者带来更大的益处。

参考文献

[1] 尤黎明，吴瑛. 内科护理学[M]. 北京：人民卫生出版社，2018：11.

[2] 陈灏珠，陆再英，钟南山. 内科学[M]. 北京：人民卫生出版社，2015：8.

[3] Huang K，Ding X，Lv B，et al. Reconstruction of large-size abdominal wall defect using biodegradable poly-p-dioxanone mesh：an experimental canine study[J]. World J Surg Oncol，2014，12：57.

[4] Sun Y，Zhang X，Li W，et al. 3D printing and biocompatibility study of a new biodegradable occluder for cardiac defect[J]. J Cardiol，2019.

[5] 王琦光，朱先阳. 完全性可降解封堵器在先天性心脏病中的运用展望[J]. 中国实用内科，2019，39（7）：579.

（李浩）

实验八 急性心肌梗死患者的护理

一、概 念

急性心肌梗死（acute myocardial，AMI）是指急性心肌缺血性坏死，为在冠状动脉病变的基础上，发生冠状动脉血供急剧减少或中断，使相应心肌严重而持久地急性缺血导致心肌细胞死亡。

二、实验学时、类型及目的

（一）实验学时：4学时。

（二）实验类型：综合型。

（三）实验目的

1. 熟知冠心病患者的入院评估及冠心病不同类型的鉴别方法。

2. 识记心肌梗死患者的临床表现、抢救护理配合措施。

3. 运用沟通技巧，自然的与医生、护士、患者及家属等进行有效沟通。

3. 认识心肌梗死的病因及诱发因素。

4. 培养学生团队合作意识及解决实际问题的能力

三、评 估

（一）病史摘要

第一幕

刘先生，65岁，退休工人。活动后反复发作性心前区疼痛2月余。患者于2个月前上楼时出现心前区闷痛，休息约8min左右缓解，无心悸、呼吸困难。之后间断出现上述症状，每次持续时间约3～5min，休息后缓解。今晨散步时再次发作，休息30min尚不能缓解，伴大汗、气短，疼痛向左肩及后背放射，即来院就诊，门诊以"冠心病、不稳定性心绞痛"收住院。患者自发病以来饮食睡眠尚可，大小便正常。既往有高血压病史7年余，血压最高达180/110mmHg，间断服用"心痛定"；吸烟史20余年，15～20支/d；饮酒30余年，白酒0.2～0.4kg/d。母亲5年前因"高血压脑出血"病逝。

第二幕

患者入院3h后，心前区疼痛加重，并出现呼吸困难、咳嗽，咳粉红色泡沫痰，面色发绀，大汗淋漓。体检：R：28次/min，BP：90/70mmHg，两肺闻及湿啰音及哮鸣音，心率120次/min，律不齐，可闻早搏。

心电监护显示：$V_1 \sim V_6$导联S-T段抬高与T波呈一单向曲线，频发室性早搏，呈三联律；SPO_2 88%。

（二）体检摘要

第一幕

T：35.1℃，P：84次/min，R：16次/min，BP：150/90mmHg。神志清楚，查体合作，颈软，胸廓对称无畸形，双肺呼吸音清楚；心尖搏动位于左锁骨中线第五肋间外2.5cm，心界向左下扩大，HR：84次/min，律齐，心音低钝，未闻及病理性杂音；腹软，肝脾肋下未触及，双下肢无水肿。

第二幕

R：28次/min，BP：90/70mmHg，两肺闻及湿啰音及哮鸣音，心率120次/min，心律不齐，可闻期前收缩。

（三）辅助检查

第一幕

ECG 窦性心律，$V_2 \sim V_5$ 导联ST段下移0.1～0.2mV。

心脏超声检查：升主动脉增宽、左房增大、室间隔增厚、左室前壁、
前间隔运动稍低。

实验室检查：血脂TG、TC及LDC-C均升高。

第二幕

心电监护显示：$V_1 \sim V_6$ 导联S-T段抬高与T波呈一单向曲线，频发室性期前收缩，呈三联律；SPO_2 88%。

四、实验准备

（一）物品准备：听诊器，血压计、体温计、吸氧设备1套、入院记录单、医嘱单、输液器2套，治疗车。床旁监护仪1台及监护电极片，氧饱和度检测仪1台，多功能模拟人Simman3G 1套，葡萄糖液体、抢救用药（硝酸甘油、吗啡、溶栓药、利多卡因、利尿药、极化液等，也可用多功能模拟人Simman3G配带的用药感应片）、输液泵1台。

（二）环境准备：模拟病房安静、整洁，温湿度适宜。

（三）人员准备：以医护小组为单位，由学生分别扮演医生、护士、患者及家属。医护人员衣、帽、鞋整洁，洗净双手，戴口罩。

五、实验流程

（一）操作步骤

步骤	图示
步骤1 入院护理：第一幕（图2-8-1） 医护人员向患者及家属自我介绍，了解患者的基本信息（围绕主诉，现病史，既往史，）心理及社会资料询问。 ↓ 重点询问心脏病史尤其本次发病时心前区疼痛的特点及用药的病史（图2-8-2）。 ↓ 活动后反复发作性心前区疼痛2月余。BP：150/90mmHg，神清合作，心尖搏动位于左锁骨中线第五肋间外2.5cm，心界向左下扩大。窦性心律，$V_2 \sim V_5$ 导联S-T段下移0.1～0.2mV。血脂TG、TC及LDC-C均升高。 ↓　　　　↓	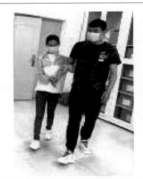 图2-8-1 患者及家属缺乏对冠心病的认识和护理常识，步行来院就诊（患者和家属由学生扮演） 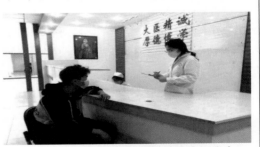 图2-8-2 医护人员向患者简要询问病史

续表

步骤	图示
医生（临床诊断）： 冠心病 不稳定性心绞痛 高血压 高脂血症 （图2-8-3） 护士（护理诊断）： 疼痛：与心肌缺血缺氧有关 活动无耐力：与心肌氧供失调有关 潜在并发症：心肌梗死 吸氧、心电监护 0.5mg硝酸甘油舌下含化 5min重复1次（共3次）（图2-8-4） 5% GS 250mL 微泵 5mg硝酸甘油 输注 检测心肌坏死标志物 指导患者绝对卧床休息 执行医嘱：吸氧、 连接心电监护仪、建立静脉通路、观察患者病情、给予患者心理疏导	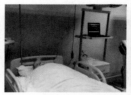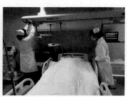 图2-8-3 安排患者住进CCU病房 （由Simman3G多功能模拟人代替学生饰演患者） CCU病房内护士执行医嘱，准备给患者吸氧、用药、进行心电监护及对患者进行心理安慰。 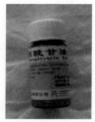 图2-8-4 护士执行医嘱给药（硝酸甘油）

步骤2

入院护理：第二幕

评估病情：入院3h后患者心前区疼痛加重，并出现呼吸困难、咳嗽，咳粉红色泡沫痰，面色发绀，大汗淋漓（图2-8-5）。心电监护V_1~V_6导联S-T段抬高与T波呈一单向曲线（图2-8-6），频发室性早搏，呈三联律（图2-8-7）；SPO_2：88%

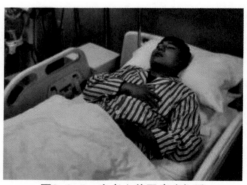

图2-8-5 患者心前区疼痛加重

医生（临床诊断）：
急性广泛前壁心肌梗死
室性期前收缩
急性左心衰竭

护士（护理诊断）：
疼痛
活动无耐力
有便秘的危险
潜在并发症：休克、心室颤动、猝死

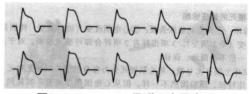

图2-8-6 V_1~V_6导联心电图表现

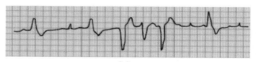

false

图2-8-7 频发室性早搏

续表

步骤	图示

1.休息、心电监护

2.给氧 6L/min，30%乙醇湿化

3.水溶性阿司匹林300mg po.st（图2-8-8）

4.吗啡 5mg iv st

5.速尿 40mg iv st

6.硝酸甘油0.3mg 舌下含服

7.利多卡因100mg iv st
（5～10min可重复1次，总量可达300mg）

8.极化液：
10%gs　500mL
10%氯化钾15mL ivgtt.qd
RI　　10U

1.嘱患者绝对卧床休息至少12h，高枕卧位或半卧位。

2.予患者心理疏导。

3.告知家属谢绝探视。

4.执行医嘱：
（1）协助患者口服用药。
（2）建立静脉通路给予抢救用药。
（3）密切观察心电监护（图2-8-9）、备好除颤仪，出现危险情况及时报告医生。
（4）给予患者鼻导管持续吸氧。

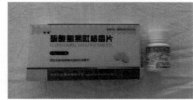

图2-8-8　抗血小板聚集药物

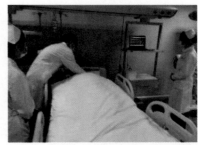

图2-8-9　观察心电监护协助患者摆放体位

下病危通知单并与家属沟通，确定治疗方案（图2-8-10）

协助评估患者是否有溶栓禁忌证；溶栓治疗期间加强病情观察，皮肤黏膜有否出血、输液通路是否畅通、胸痛情况有否好转、心电图变化等情况（护士评估后汇报给医生）。

3～6h内，最多不超过12h行再灌注心肌治疗：

1.溶栓疗法：尿激酶（UK）200万U iv gtt 30min内滴完或链激酶（SK）150U ivgtt 1h内滴完；

2.介入治疗：PCI（暂不考虑）再次检测心肌坏死标志物。

指导家属，4～12h内给予患者清淡流质饮食，不宜饱餐；避免患者情绪激动；不能用力排便；指导患者及家属预防便秘的措施（必要时遵医嘱给予缓泻剂治疗）。

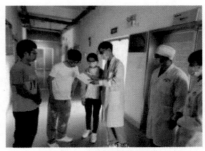

图2-8-10　CCU病房外医护人员在对患者家属下达病危通知书

患者高度紧张，不能很好做到绝对卧床休息，不习惯床上排便，频繁坐起，时常自行拔出吸氧导管。患者渐渐出现意识模糊、皮肤发绀。

心电监护仪显示频繁室性期前收缩演变为室性阵发性心动过速，很快演变为心室颤动（图2-8-11）。

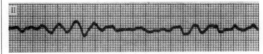

图2-8-11　心室颤动

续表

步骤	图示

立即组织抢救：
医生护士配合对患者进行心肺复苏（图2-8-12），（图2-8-13）为心脏除颤赢得时间。
医生给予患者行非同步直流电除颤治疗，按需要可行3次（200J，200～300J，360J，每隔3～5min重复一次），同时给予药物治疗

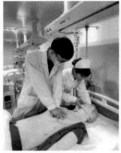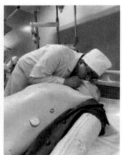

图2-8-12　　　　　图2-8-13

心肺复苏

↓　　　　　↓

医生下医嘱：
1．肾上腺素　1mg　iv　st（3～5min可重复1次，总量不超过5mg）。
2.利多卡因　60mg iv st（给予1～1.5mg/kg静脉注射，无效3～5min重复一次）。
3.5%NaHCO₃ 100mL ivgtt st（用后2～4h复查血气分析及电解质，视情况调整）

护士配合：
及时准确执行医嘱。
观察患者氧气吸入情况，做到有效给氧。
监测患者血压恢复情况及时报告医生。
不断评估患者的生命体征尤其心跳及脉搏恢复情况及时反馈给医生。
配合医生及时采集血标本送验。

↓　　　　　↓

通过医、护全力抢救，患者心电图示转为窦性心律，意识逐渐清醒，发绀情况改善。继续规范化治疗一周后，患者胸痛消失，ECG的ST段有所回降（图2-8-14）。

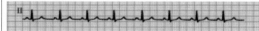

图2-8-14　窦性心律心电图

↓　　　　　↓

医生：
适当增加活动量。
阿司匹林 100mg po qd。
极化液疗法继续维持。
复查血清心肌坏死标志物。
建议做冠状动脉造影检查。

护士：
指导患者选择合适的运动方式，逐渐增加运动量，做到劳逸结合。
执行医嘱，督促患者按医嘱服用药物。
配合医生协助患者做相应的检查

↓　　　　　↓

住院14d后，患者病情稳定，基本情况良好，生命体征正常。
医嘱 出院回家休养。

出院指导：
按医嘱长期规范服用阿司匹林或氯吡格雷药物。
均衡清淡饮食。
保持乐观、平和的心情，戒烟，限酒。
对患者及家属进行冠心病二级预防ABCDE原则宣教。

后续处理：
1. 整理用物：关闭多功能模拟人、心电监护仪的电源开关，拔下电源插头。移除心电监护仪、输液器，整理多功能模拟人衣物。整理床单位，处理废弃物。
2. 治疗车及用物送回内科实验室。
3. 洗手，做好护理记录。
4. 完成实验报告。

六、知识拓展

冠心病二级预防及心肌梗死后的康复治疗

1. 冠心病二级预防的ABCDE原则：A是指单用阿司匹林，或阿司匹林联合使用氯吡格雷，噻氯匹定抗血小板聚集；用硝酸甘油或硝酸异山梨酯类制剂抗心绞痛治疗。B是用β受体阻断药控制血压。C指调控血脂及戒烟。D指控制饮食，治疗糖尿病。E是指鼓励患者有计划的、适当的运动锻炼，并向患者及其家属普及有关冠心病预防和治疗的健康知识。

2. 心肌梗死后的康复治疗：最早描述心肌梗死后患者的急性期经典康复模式的学者是美国Venger。心肌梗死后心脏康复一般分4个阶段，第一阶段是急性期的康复，指从患者入院到出院，主要是心梗患者住院期间的心脏康复（可分为7步康复程序）；第二阶段是恢复期，指患者出院后在家训练并且延续第一阶段的训练活动直至心肌梗死瘢痕成熟；第三阶段是训练期，开始于心肌梗死愈合后（心电图、心肌酶、心肌标志物等完全恢复正常），这一阶段患者最好能坚持安全地进行有氧训练；第四阶段是终生的维持期，患者要持之以恒的有规律的进行健体运动，控制血压、血糖，调控血脂，降低血液黏稠度等最大限度减少和降低危险因素。

参考文献

[1] 尤黎明，吴瑛. 内科护理学[M]. 北京：人民卫生出版社，2018：216-218.

[2] 陆再英，钟南山. 内科学[M]. 北京：人民卫生出版社，2009：293-295.

[3] 蔡华安，文体端，段晓明. 适用康复疗法技术学[M]. 北京：科学技术文献出版社，2010：792.

（李萍）

实验九　心力衰竭患者的护理

一、概　念

心力衰竭（hear failure）简称心衰，是由于任何心脏结构或功能异常导致心室充盈和（或）射血能力受损而引起的一组临床综合征，主要表现为呼吸困难、乏力和体液潴留。按发生的时间、进展的速度和严重程度可分为慢性心衰和急性心衰，以慢性居多。

二、实验学时、类型和目的

（一）实验学时：4学时。

（二）实验类型：设计型。

（三）实验目的

1. 识记心力衰竭患者的临床表现及健康指导。

2. 领会心脏病患者病情变化的观察指标及入院评估方法。

3. 运用所学知识对心衰患者进行抢救治疗及护理配合。

4. 理解心力衰竭患者的病因及诱因。

5. 培养学生团队合作意识及解决实际问题的能力。

三、评　估

（一）病史摘要：39岁，男性，农民。因咳嗽、胸闷伴气短6个月，加重1周入院。患者6个月前劳累后出现咳嗽、咳少量白色黏液痰，伴活动后胸闷、气短。1周前受凉后上述症状加重，轻微活动时即感气促，夜间睡眠时常出现呼吸困难。自起病以来尿量减少，常感乏力，头昏，食欲不振。10年来有关节疼痛病史，近几个月关节仍有疼痛。来院就诊，门诊以"风湿性心瓣膜病"收入院，入院身体检及辅助检查见"体检摘要"及"辅助检查"。既往无正规诊治过，用药史不详。患者入院8h后，因与家属发生争吵，出现明显呼吸困难，面色青灰，大汗，频繁咳嗽，咳粉红色泡沫样痰。家属急忙跑到护士站大声呼叫，医生护士到病房查看，体检见"体检摘要"。

（二）体检摘要

1. 入院体检：T：36.4℃，P：120次/min，R：20次/min，BP：120/70mmHg。慢性病容，口唇轻度发绀，颈静脉充盈，肝颈静脉回流征（+）。双肺呼吸音粗，双肺底可闻及湿啰音。叩诊心浊音界向左下扩大，心率135次/min，律不齐，心音强弱不等，心尖部可触及舒张期震颤，心尖区可闻及全收缩期吹风样杂音和舒张期隆隆样杂音，$P_2 > A_2$。腹平软，肝右肋下2cm，质地中等，脾脏未触及。双侧踝关节附近凹陷性水肿。

2. 8h后体检：T：37.0℃，P：140次/min，R：36次/min，BP：90/70mmHg。面色发绀、表情恐惧，听诊两肺满布湿啰音和哮鸣音，HR140次/min，律齐，心尖部可闻及舒张期奔马律，肺动脉瓣区第二心音亢进。

（三）辅助检查

1. 血常规：Hb：10g/L，WBC：10×10^9/L，N：70%，L：30%。

2. 血沉：45mm/1h。

3. 血电解质：正常。

4. 血生化：BUN：10.8mmol/L，Cr：134umol/L，ALT：60IU/L。

5. 心电图：快速房颤，心室率：135次/min。

6. 心脏彩超：二尖瓣半叶增厚，开放受限，瓣膜口面积为$1.2cm^2$。

7. X线：胸片显示肺淤血，肺动脉段突出。

四、实验准备

（一）物品准备：听诊器，血压计、体温计、吸氧设备1套、入院记录单、医嘱单、微量输液泵及延长管、输液耗材各1套、心血管疾病抢救用药条形码、电极、静脉输液用品、注射器治疗盘、床旁监护仪1台及监护电极片，氧饱和度检测仪1台、模拟病房或Simman3G模拟人病房。

（二）环境准备：模拟病房安静、整洁，温湿度适宜。

（三）人员准备：以医疗组为单位，由学生分别扮演标准化患者、家属、医生、护士、相关医护工作人员。医护人员衣、帽、鞋整洁，洗净双手，戴口罩。

五、实验流程

（一）操作步骤

步骤	图示
步骤1 第一幕：入院护理：（入院后1~8h） 医护人员向患者及家属自我介绍，了解患者的基本信息。围绕主诉，现病史，既往史，心理及社会资料询问（图2-9-1）（图2-9-2）。 ↓ 重点询问患者发病经过及症状明显的时间和诱因，了解既往生活环境、劳动条件及有无关节痛和风湿活动病史及用药史（图2-9-3）。系统体格检查，重点放在心、肺（图2-9-4）（图2-9-5）。阅读分析辅助检查资料。 ↓ 病史：咳嗽、胸闷伴活动后气短、咳白色黏液痰6个月；1周前受凉后上述症状加重，轻微活动时即感气促，有夜间阵发性呼吸困难。既往关节痛10年。 查体：口唇轻度发绀，肝颈静脉回流征（+）双肺底可闻及湿啰音，心浊音界向左下扩大，心尖部可触及舒张期震颤，心尖区可闻及全收缩期吹风样杂音和舒张期隆隆样杂音。双侧踝关节附近凹陷性水肿 辅助资料 心电图：快速房颤，心室率135次/min。 心脏彩色普勒超声：二尖瓣半叶增厚，开放受限，瓣膜口面积为1.2cm²。 X线：胸片显示肺淤血，肺动脉段突出。 ↓　　　　　　　↓	学生以学习小组为单位进行角色扮演 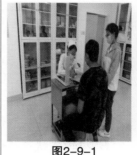　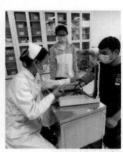 图2-9-1　　　　　图2-9-2 采集患者信息　　　护士为患者测血压 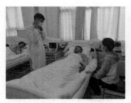　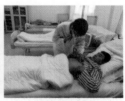 图2-9-3　　　　　图2-9-4 医生了解病史　　　医生对患者心肺听诊 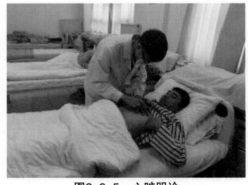 图2-9-5　心脏叩诊 （医生与患者沟通及进行体格检查）
医生（临床诊断）： 风湿性心脏病 二尖瓣狭窄并关闭不全 慢性心功能衰竭 心功能Ⅲ级 心房颤动 风湿性关节炎 护士（护理诊断）： 气体交换障碍 体液过多 活动无耐力 营养失调 有皮肤完整性受损的危险 潜在并发症：洋地黄中毒	

续表

步骤		图示
积极治疗病因和并存疾病的同时给予以下治疗： 一般处理： （1）休息、吸氧、心电监护； （2）抗风湿治疗，可选苄星青霉素120万U im ↓	协助医生治疗（执行医嘱）的同时对患者加强护理： 1.床旁连接心电监护仪。 （图2-9-6—图2-9-9） ↓	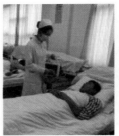 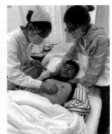 图2-9-6　　　　图2-9-7 携用物至床旁与患者连接心电监护仪 有效沟通及核对信息
2.药物治疗 （1）利尿剂（患者只要有液体潴留的证据均应早期应用）口服或静脉给药 双氢克尿噻25mg po bid 安体舒通 20mg po bid （2）应用ACEI（首选）/ARB（小剂量开始，长期应用） 卡托普利25mg po bid （3）β受体阻断药 减慢心室率 美托洛尔12.5mg po qd ↓	2.一般护理： （1）嘱患者卧床休息（高枕卧位）； （2）予患者吸氧 （3）饮食指导，限盐限水、低脂易消化饮食。钠盐<2g/d （4）按心功能Ⅲ级指导患者活动 （5）保护皮肤的护理 （6）心理疏导 （7）观察患者的出入量 ↓	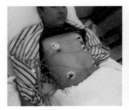 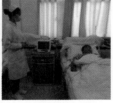 图2-9-8　　　　图2-9-9 心电监护仪电极 片的正确安置　　电监护期间的注意事项 护士向患者讲解心
评估病情：心功能、体液潴留和血容量状态、异常状态、治疗依从性等 ↓ 心衰症状改善不理想、心室率仍较快，考虑加药： （4）洋地黄类药物（慢性心衰合并快速心室率的房颤患者均可使用） 地高辛 0.25mg po qd （图2-9-10）	用药护理及病情观察 （1）观察生命体征； （2）评估利尿剂应用有否出现低钾情况，嘱患者增加含钾高的食物的摄入，指导口服补钾注意事项； （3）观察心室率的变化情况 （4）观察洋地黄的疗效，评估有无中毒现象 （图2-9-11）	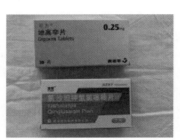 图2-9-10　慢性心衰常用药物 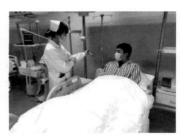 图2-9-11　护士评估患者有无黄、绿视

续表

步骤	图示
步骤2 第二幕：入院护理：（患者入院8h后）	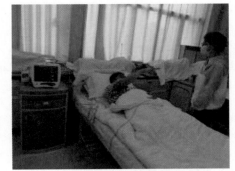

评估病情：
诱因：患者与家属发生争吵（图2-9-12）出现呼吸困难加重（图2-9-13），面色青灰，大汗，频繁咳嗽，咳粉红色泡沫样痰；T：37.0℃，P：140次/分，R：36次/分，BP：90/70mmHg。面色发绀、表情恐惧，听诊两肺满布湿啰音和哮鸣音，HR140次/分，心律齐，心尖部可闻及舒张期奔马律，肺动脉瓣区第二心音亢进

图2-9-12　患者正在对家属发脾气

↓　　　　　↓

医生（临床诊断）：
患者病情加重：
急性心力衰竭（急性肺水肿）

护士（护理诊断）：
气体交换障碍
清理呼吸道无效
恐惧、焦虑
潜在并发症：休克

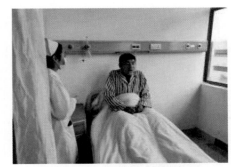

图2-9-13　患者呼吸困难加重

↓　　　　　↓

患者坐位、双腿下垂
高流量吸氧 8L/min，乙醇湿化
持续心电监护
下病危通知单

协助患者取坐位（图2-9-14），双腿下垂（图2-9-15）（保证安全）；酒精湿化，鼻导管给氧（图2-9-16）

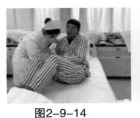 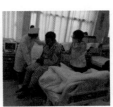

图2-9-14　　　　　图2-9-15
协助患者取坐位　　安置患者两腿下垂

↓　　　　　↓

吗啡 5mg iv st

执行医嘱；给患者心理安慰与支持

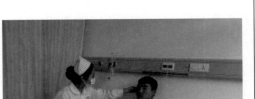

图2-9-16　鼻导管给氧

↓　　　　　↓

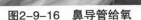

续表

步骤	图示

呋塞米 40mg iv st（图2-9-17）

5% GS 500mL ivgtt
硝普钠25mg 从小剂量开始0.3μg/（kg·min）视情况酌情增加至50μg/（kg·min）

5% GS 20mL iv st
西地兰 0.4mg iv st

5% GS 20mL iv st
氨茶碱 25mg 缓慢推注
营养心肌等对症治疗

建立静脉通路：
及时准确执行医嘱（图2-9-18—图2-9-19）
1.根据中心静脉压调整输液滴速（硝普钠用药不宜连续超过24h）（图2-9-20）；
2.根据氧饱和度调整氧流量；
3.安慰患者及家属，避免情绪激动；
4.指导患者保持大便通畅，避免用力排便，大便干燥及时通知医生

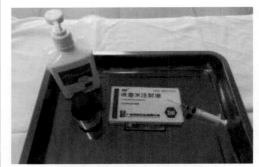

图2-9-17 呋塞米注射针剂

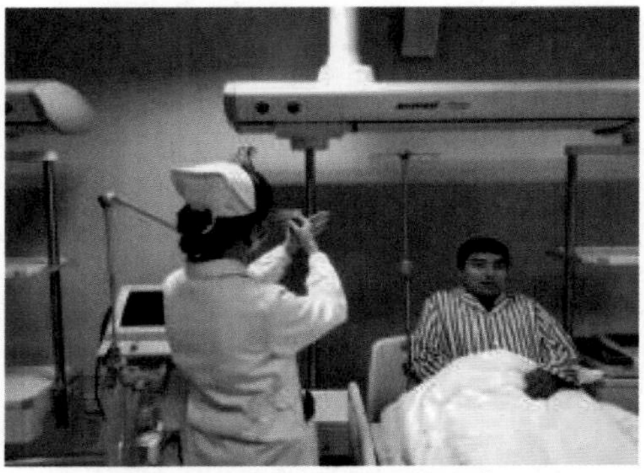

↓ ↓

病情状况、治疗效果评估及护理评价，结局转归可根据教学目标或课时目标进行设计

↓

患者呼吸困难改善，R：22次/min，BP：110/80mmHg，心律转为窦性，心率82次/min，肺部湿啰音减少

与患者及家属沟通获悉患者近2个小时出现呕吐检查发现有绿视，听诊HR为130次/min，心电监护示频繁室性早搏

患者病情恶化，呼吸困难进一步加重，意识模糊，血压下降，出现休克等症状

图2-9-18 执行医嘱核查药品

↓ ↓ ↓

治疗巩固一段时间，予患者出院回家休息。
如有不适随时就医

患者并发了洋地黄中毒立即停用地高辛、西地兰、速尿；补钾；利多卡因静脉给药

抢救无效患者死亡

↓ ↓ ↓

做出院健康宣教：
1.适当休息，避免过劳及情绪激动；戒烟戒酒。
2.低盐、低脂、营养丰富的饮食，不宜过饱。
3.遵医嘱坚持用药，预防感染及风湿活动。

护士配合医生救治患者：
1.执行医嘱。
2.嘱患者卧床休息。
3.指导患者正确服用口服补钾液。
4.加强病情观察
5.心理护理

可设计临终关怀、终末消毒等内容

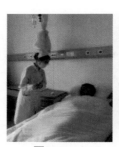
图2-9-19
护士在执行医嘱
进行用药前评估

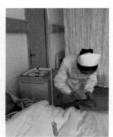
图2-9-20
建立静脉通路

步骤3
后续处理
1.移除患者的床旁监护仪，处理电极片安置处的皮肤
2.整理用物及床单
3.打扫实验室卫生
4.完成实验报告

六、知识拓展

急性心衰的分级及慢性心衰的康复治疗

1. 急性心衰（acute heart failure，AHF）的严重程度分级：Ⅰ级，呼吸困难，皮肤温暖，肺部无啰音；Ⅱ级，呼吸困难、咳嗽咳痰，皮肤温暖，肺部可有啰音；Ⅲ级，咳嗽咳白色泡沫样痰，皮肤寒冷，肺部湿啰音；Ⅳ级、呼吸困难，咳嗽咳粉红色泡沫样痰、皮肤寒冷，两肺满布湿啰音。

2. 慢性心衰（chronic heart fairlure，CHF）康复治疗的原则，指包括运动、心理、饮食及营养、教育及针对原发疾病治疗等在内的全面治疗。治疗的主要目的是使患者减轻症状、延长寿命，提高生活质量，尽可能使患者保持一定的社会交往和工作能力。康复治疗适用于稳定性的慢性心衰患者。不稳定性心衰、合并发热疾病、进行性左心功能不全、运动中血压和心率不升、合并栓塞、肺炎等，以及原发性疾病禁忌活动者均为康复治疗禁忌范围。康复运动训练受益最大的慢性心衰人群是心功能稳定在Ⅱ~Ⅲ级的患者。运动疗法的主要运动方式有腹式呼吸训练、放松训练、医疗体操、太极拳、医疗步行、踏车等有氧运动。活动宜个体化，强调动静结合，循序渐进。还要考虑气温、湿度、场地、衣着等环境因素对活动量的影响。避免在温度过高、过热或过冷的场合训练，避免情绪性高的训练。

参考文献

[1] 尤黎明，吴瑛. 内科护理学[M]. 北京：人民卫生出版社，2018：161-168.

[2] 陆再英，钟南山. 内科学[M]. 北京：人民卫生出版社，2009：180.

[3] 蔡华安，文体端，段晓明. 适用康复疗法技术学[M]. 北京：科学技术文献出版社，2010：802-804.

（李萍）

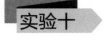

实验十　原发性高血压的护理

一、概　念

原发性高血压（primary hypertension），是指以血压升高为主要临床表现伴或不伴有多种心血管危险因素的综合征，通常称为高血压。高血压是多种心、脑血管疾病的重要病因和危险因素，影响重要脏器心、脑、肾的结构与功能，最终导致这些器官的功能衰竭。

二、实验学时、类型和目的

（一）实验学时：4学时。

（二）实验类型：临床见习。

（三）实验目的

1. 识记原发性高血压的诊断标准、护理要点及健康指导。

2. 分析原发性高血压的发病原理及临床表现。

3. 理解降压药物的分类及常用代表药物的药理作用及不良反应。

4. 通过临床见习，培养学生护患沟通和应变能力。学生对临床护理工作的观察和与高血压患者近距离接触，采集患者病史资料及体格检查，培养学生发现问题，分析、解决问题的能力。

（四）实验方法

1. 根据学校实际教学条件，可采取实验室情景模拟教学+医院见习模式。

2. 教师自编或引导学生编写原发性高血压病的护理病例，学生分组模拟训练，应用护理程序对原发性高血压患者实施护理。

3. 学生在带教老师的引领下进入病房与患者交流、进行护理评估、给患者测血压。学生返回示教室对案例进行讨论，提出护理诊断，制定护理措施，学生代表汇报讨论结果，带教老师进行点评总结。

三、实验准备

（一）实验室物品准备：

听诊器、血压计、入院记录单、手消液、降压药物外包装盒等。

（二）环境准备

1. 模拟病房安静、整洁。

2. 温湿度适宜。

3. 二级甲等以上综合性医院心血管科病房。

（三）人员准备

1. 模拟教学阶段：以临床见习小组为单位，由学生分别扮演医生、护士、患者及家属。医护人员衣、帽、鞋整洁。

2. 见习医院带教老师根据学校提供的见习大纲，提前准备好典型的原发性高血压案例，沟通好愿意与学生接触的住院患者。

四、评　估

1. 病例摘要：66岁，男性。高血压病19年，经常头痛、头晕、耳鸣、失眠等，近4年来常感上眼睑肿胀、恶心、食欲不振等。体格检查：BP：180/110mmHg，P：80次/min，心律齐，心浊音界向左下扩大，$A_2 > P_2$，两肺呼吸音粗但无啰音，肝脾肋下未及，肾区无叩痛，下肢无水肿。实验室检查：血尿素氮8.1mmo/L，血肌酐131.2μmol/L，内生肌酐清除率75mL/min。

五、实验流程

步骤	图示
步骤1 情境一　病史采集及床旁健康宣教 在带教老师的引领下学生进入病房，向患者自我介绍，说明与患者沟通的目的并表示感谢，随后进行病史采集。（图2-10-1） ↓	 图2-10-1　病史采集

续表

步骤	图示
病史采集好之后给患者测血压并详细告知患者和家属血压情况（图2-10-2）。教会患者或家属正确使用血压计的方法。 ↓ 对患者进行床旁健康宣教： 向患者及家属宣教原发性高血压的病因、诱因、临床表现，治疗的目的和用药注意事项；饮食宜低热量、低动物脂肪、低胆固醇、少糖、少盐、适量蛋白质。平衡膳食，少食多餐，不宜过饱，不饮兴奋性饮料；教会患者或家属正确测量血压的方法及注意事项（图2-10-3）。 ↓ 指导患者正确、按时服用降压药，睡前2h内不宜服用降压药，以降低脑卒中的风险（图2-10-4）。 **步骤2** 情境二 学生病房见习工作结束后，再次向患者表示感谢！顺序离开病房，返回示教室。在带教老师的指导下进行病例讨论（图2-10-5）。 ↓ 回顾患者病史： 病例摘要（临床见习的病例） 1.病史：66岁，男性。高血压病19年，经常头痛、头晕、耳鸣、失眠，感上眼睑肿胀、恶心、食欲不振4年。 2.体检摘要：BP 180/110mmHg，P 80次/min，心律齐，心浊音界向左下扩大，$A_2>P_2$，肾区无叩痛，下肢无水肿。 3.辅助检查：血尿素氮 8.1mmo/L，血肌酐131.2μmol/L，内生肌酐清除率75mL/min 。 讨论：患者年龄大、病程长，左心室肥大，肾功能减退，血压180/110mmHg，达3级高血压。 ↓　　　　　　↓ 医疗诊断：　　　护理诊断： 原发性高血压　　头痛 高血压3级　　　有受伤的危险 极高危组　　　　营养缺乏 　　　　　　　　知识缺乏 　　　　　　　　焦虑 　　　　　　　　潜在并发症 高血压急症、心功能不全、脑卒中 ↓　　　　　　↓	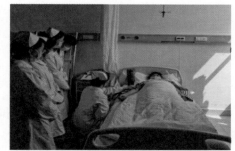 图2-10-2　见习护生为患者测血压 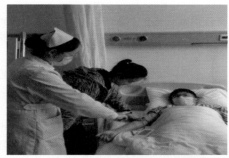 图2-10-3　见习护生指导患者家属测量血压 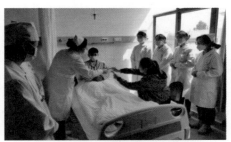 图2-10-4　见习护生在指导 患者和家属降压药的使用方法 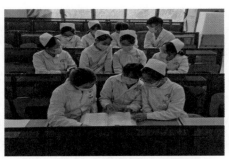 图2-10-5　学生在示教室讨论病例

续表

步骤	图示
护理措施： 根据实际病例制定并实施个体化护理。 ↓ 制定护理目标： 1.患者头痛症状减轻或消失。 2.掌握高血压症状及体位性低血压的预防和护理，避免跌倒受伤。 3.避免引起高血压急症的诱因，出现急症及时就医。 4.提高降压药物应用的依从性。 ↓ 护理措施及健康指导： 1.遵医嘱正确服用降压药，控制血压减轻头痛，延缓并发症的发生和进展。 2.直立性低血压的预防：向患者讲解直立性低血压的表现；一旦发生立即平卧；服药期间避免长时间站立，变换体位动作要慢；洗澡水不宜过热，时间不宜过长；限制饮酒量。 3.饮食少盐、少糖、少油，低热量，营养均衡。 4.控制体重。 5.长期规律应用降压药，不能擅自停药。 6.戒烟限酒，加强锻炼。 7.监测血压，定期随访。 ↓ 带教老师归纳总结，点评；临床见习结束；学生完成见习报告。	

六、知识拓展

高血压急症的处理原则

1."脑出血"（intracerebral hemorrhage，ICH）脑出血患者急性期血压一般会明显升高，主要是应激反应和颅内压增高的因素所致，处理措施原则上实施血压监控与管理，不急于实施降压治疗，因为降压治疗有可能进一步减少脑组织的血流灌注，加重脑缺血和脑水肿。但当血压＞200/130mmHg时，可在严密监测血压的情况下进行降压治疗，但降压控制目标不能低于160/100mmHg。

2."脑梗死"（cerebral infarction）急性期患者血压会有一定程度升高，但在数天内血压常自行下降，且血压波动较大，一般不需要作高血压急症的处理。

3."急性冠脉综合征"（acute coronary syndrome，ACS）前壁心肌梗死的部分患者在起病数小时内血压升高，主要是舒张压升高较明显，与疼痛和心肌缺血的应激有关。血压升高会增加心肌耗氧量，加重心肌缺血和扩大梗死面积，甚至会增加溶栓治疗过程中脑出血发生的概率。因此，急性冠脉综合征患者的血压升高要高度重视，降压可选择硝酸甘油或地尔硫卓静脉滴注，也可选择口服β阻滞剂和ACEI治疗。血压控制目标是疼痛消失，舒张压<100mmHg。

4. 高血压患者的监测除血压外还应定期检查血常规、尿常规、血生化、心电图及眼底等，以便及早发现异常给予干预。高血压运动治疗要持之以恒，如果停止运动，运动治疗的效果会在2周内消失。高血压合并并发症患者运动强度要偏小，不要在血压控制良好时停药，要坚持服药。

参考文献

[1] 尤黎明，吴瑛. 内科护理学[M]. 北京：人民卫生出版社，2018：226.

[2] 陆再英，钟南山. 内科学[M]. 北京：人民卫生出版社，2009：263.

[3] 蔡华安，文体端，段晓明. 适用康复疗法技术学 [M]. 北京：科学技术文献出版社，2010：799.

（李萍）

第三章　消化系统疾病护理实验

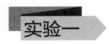 **腹腔穿刺术的护理**

一、概　念

腹腔穿刺术（abdominocentesis）是通过穿刺针置入腹腔对患者进行诊断及治疗的一种技术。以明确腹腔积液发生性质，协助病因诊断，或排除积液缓解腹水所致的呼吸、循环压迫症状，或施行腹水回输术；腹腔内注入药物进行治疗。

二、实验学时、类型和目的

（一）实验学时：2学时。
（二）实验类型：演示型。
（三）实验目的
1. 能够明白腹腔穿刺术操作中的护理要点。
2. 能够认识腹腔穿刺术的操作过程。
3. 能正确叙述腹腔穿刺术中的注意事项及腹腔穿刺术后的护理要点。

三、适应证、禁忌证

（一）适应证
1. 闭合性腹部挫裂伤。
2. 明确腹腔积液性质者。
3. 疑内脏穿孔、炎性渗液者。
4. 需要向腹腔内注入药物或者放腹水者。
（二）禁忌证
1. 有肝昏迷先兆者。
2. 确诊有粘连性结核性腹膜炎，包虫病、卵巢肿瘤者。

四、评　估

（一）核对：患者姓名、床号、诊断。
（二）患者情况：患者病情、意识、合作程度。
（三）病室环境：光线、温度、通风等。

五、操作准备

（一）物品准备：基础治疗盘1套，腹腔穿刺包、无菌手套、注射器（5mL、20 mL、50 mL各1支）、输液器、无菌培养瓶、试管、量杯、腹带及中单、卷尺、酒精灯，2%普鲁卡因或2%利多卡因1支。

（二）环境准备

1. 病室安静、整洁。

2. 调整进餐及治疗活动。

（三）护士准备：护士衣、帽、鞋整洁，洗净双手，戴口罩。

（四）患者准备：解释操作目的，取得患者同意配合，嘱患者排尿、垫中单。

六、实验流程

（一）操作步骤

步骤	图示
步骤1 准备： 携用物到床旁，核对患者姓名、住院号、床号、诊断、腕带，确定无误，与患者沟通，取得患者配合，协助患者取半卧位或平卧位，腹水量少者取左侧卧位，腰背部铺好腹带，测腹围并记录（图3-1-1）。	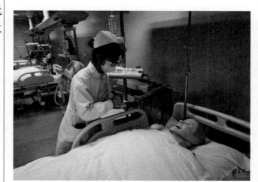 图3-1-1　核对信息
步骤2 选择适宜的穿刺点，消毒铺巾： 1. 左下腹脐与髂前上棘连线中外1/3的相交点。或侧卧位在脐的水平线与腋前线、腋中线交叉处、或脐与耻骨联合连线中点上方1cm。 2. 穿刺部位常规消毒，套手套铺洞巾，自皮肤至腹膜壁层做局部麻醉（图3-1-2）。	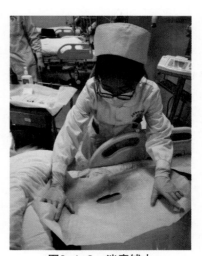 图3-1-2　消毒铺巾

续表

步骤	图示
步骤3 穿刺： 左手固定穿刺部位皮肤，右手持针经麻醉处垂直刺入腹腔，有落空感时表示针头已经穿过腹膜壁层，即可抽取腹水、注入药物或放液。放液治疗可用一次性输液器插输液瓶端针头进行穿刺，用调节夹控制放液速度（图3-1-3）。 **步骤4** 将腹水引入容器，以备记录及做实验室检查（图3-1-4）。 **后续处理：** 1. 整理：穿刺完毕，拔出穿刺针，覆盖消毒纱布，用手压迫片刻，再用胶布固定，大量放液则需要束多头腹带，以防腹压骤降引起休克。整理用物及床单位。 2. 安抚患者：帮助患者取平卧位，询问患者有无不适及需求，进行健康教育。 3. 记录：洗手，做好护理记录	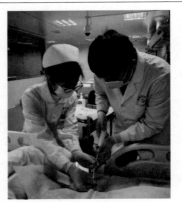 图3-1-3　协助穿刺 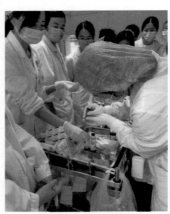 图3-1-4　腹水收集

（二）注意事项

1. 操作者术中应该严密观察患者。如有头晕、心慌、恶心、气短、脉搏增快及面色苍白等，应立即停止操作，并进行对症处理。

2. 放腹腔积液时不能过快、过多。肝硬化放腹水，一般一次不超过3000mL，过多地放液可以诱发肝性脑病和电解质紊乱。放液过程中，要注意腹水颜色的变化。

3. 放腹水后，如果流出不畅，可以将穿刺针稍做移动，或者稍微变换体位。

4. 操作结束以后，嘱患者平卧，并使穿刺孔位于上方，以免腹水继续漏出。

5. 操作者要严格注意无菌操作，以防止腹腔感染的发生。

6. 操作者放液前后均应测量腹围、脉搏、血压，检查患者的腹部体征，以利于观察病情的变化。

7. 如果患者的腹水为血性，取得标本后应该立即停止抽吸或者放液。

七、知识拓展

处理大量放液患者腹水渗漏

1. 蝶形胶布固定或大量棉胶粘贴。
2. 迷路穿刺，使皮肤穿刺点与腹壁穿刺点错位。
3. 术毕嘱患者平卧位，使穿刺点位于上方。

参考文献

[1] 邵则云. 腹腔穿刺术治疗肝硬化腹水的临床护理研究[J]. 特别健康，2017，（15）：98.

[2] 龚雪丽，陈嘉红. 腹腔穿刺术治疗肝硬化腹水的临床护理研究[J]. 东方食疗与保健，2017，（3）：123.

[3] 曾丽娟，陈燕，吴格怡，等. 腹腔穿刺术治疗肝硬化腹水的临床护理[J]. 中国现代药物应用，2014，（3）：200-201.

[4] 谭静，文琼. 大量腹腔积液穿刺点渗液的预防方法. 护理学杂志[J]，2011（13）：88.

（杨嘉 余珊）

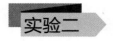 **实验二** 双气囊三腔管压迫止血术护理

一、概 念

双气囊三腔管压迫止血术（Double ballon and three lumen tube copression hemostasis）通过插三腔二囊管至食道及胃底利用气囊压力对食管及胃底静脉曲张破裂出血进行治疗的一种技术。插管充气后利用气囊压力对食管下段及胃底静脉曲张破裂出血进行压迫止血。

二、实验学时、类型和目的

（一）实验学时：2学时。
（二）实验类型：演示型。
（三）实验目的
1. 能够明白操作中的护理要点及注意事项。
2. 能够认识三腔二囊管压迫止血术的适应证和禁忌证。

三、适应证和禁忌证

（一）适应证：门脉高压症引起食管及胃底静脉曲张破裂出血者。
（二）禁忌证
1. 合并严重心肺疾患不能耐受插管者。
2. 休克患者。

四、评 估

（一）核对：患者姓名、床号、诊断。

（二）患者情况：患者病情、意识、心理、对疾病的认知程度，告知患者操作目的，向其解释，取得配合。

（三）病室环境：光线、温度、通风等。

（四）患者准备：倾听患者要求，鼓励安慰患者，签署知情同意书。

五、操作准备

（一）物品准备：三腔二囊管，止血钳3把、无菌手套、弯盘1个，治疗碗1个，一次性注射器（5mL、20 mL、50 mL各1支），纱布，液体石蜡，棉签，线绳，蝶形胶布，治疗巾，0.5kg重物滑轮牵引固定架，压力计，剪刀，治疗卡。

（二）环境准备：病室安静、整洁，调整进餐及治疗活动。

（三）护士准备：护士衣、帽、鞋整洁，洗净双手，戴口罩。

（四）患者准备：术前安抚患者，取得患者同意配合，为患者测量血压脉搏并记录。

六、实验流程

（一）操作步骤

步骤	图示
步骤1 准备： 携用物至床旁，与患者沟通，取得患者理解配合，协助患者取右侧卧位，颌下铺治疗巾，用棉签清洁鼻腔。检查食管囊及胃囊并分别做标记，抽尽囊内气体，用液体石蜡润滑三腔二囊管前端及双气囊（图3-2-1）。 **步骤2** 插管： 1. 协助术者将三腔二囊管经鼻腔缓慢插入至咽喉处，嘱患者做吞咽动作，插管至55cm时自胃管抽吸胃液（图3-2-2）。 2. 确定胃管在胃内时，将胃气囊注气200～300mL，测量压力50～70mmHg，轻轻外拉遇阻力，说明胃囊已经压迫胃底。 3. 协助术者酌情将食管气囊充盈，注气80～100mL，压力30～40mmHg，拉紧后用蝶形胶布固定在患者面部。 **步骤3** 牵引： 协助患者平卧后，用线绳系于三腔二囊管尾端通过滑轮支架和重物牵拉至床尾，牵引方向与鼻孔平行（图3-2-3）。 **后续处理：** 1. 整理：插管完毕，将用过的材料分类放入垃圾袋，洗手。 2. 记录：记录注气量、胃液量及时间。	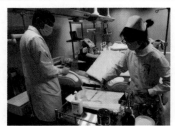 图3-2-1　物品准备 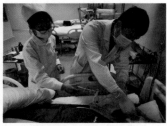 图3-2-2　协助插管 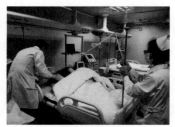 图3-2-3　协助牵引

（二）注意事项

1. 用前应该检查管和囊的质量。橡胶老化或气囊充盈后囊壁不均匀者不宜使用。

2. 防止三腔管被牵拉出来，必须先向胃气囊内充气，再向食管囊充气。其充气量太少达不到止血目的；充气量过多，食道易发生压迫性溃疡。

3. 观察气囊有无漏气，每隔2～3h测食管气囊压力1次，胃气囊只要向外牵拉感到有阻力即可断定无漏气。

4. 气囊压迫期间，须密切观察脉搏、呼吸、血压、心律的变化。因食管气囊压力过高或胃气囊向外牵拉过大压迫心脏，可能出现频繁性早搏，此时应放出囊内气体，将管向胃内送入少许后再充气。

5. 三腔管用后，必须冲净擦干，气囊内流少量气体，管外涂滑石粉并置阴凉处保存，以防气囊粘连。

七、知识拓展

三腔二囊管插管术后的护理

1. 三腔二囊管压迫期间，每2h抽吸胃液1次，每4h测量气囊压力1次，24～48h放气1次，放气时间一般为20～30min。严密监测生命体征及胃肠减压引流情况并做好记录。

2. 出血停止后，遵医嘱放松牵引或放去气囊气体，继续观察24h，无继续出血后由医师确定何时拔管。

3. 气囊压迫一般3～4d，一般不超过10d，以防黏膜缺血糜烂。

4. 拔管前将囊内气体抽尽，遵医嘱给患者口服液体石蜡20～30mL，慢慢拔出三腔二囊管，不可用力过猛，防止撕脱黏膜引起再次出血。

5. 压迫期间密切观察患者变化，因胃气囊充气不足，漏气或牵拉过大，会出现三腔二囊管向外滑脱，气囊压迫咽喉部，会导致患者呼吸困难甚至窒息，应该立即放松牵引，放出气囊内的气体。

参考文献

[1] 王曙霞，张亚军，马向鹰，等.专科护理技术操作规范及护理管理工作流程 [M].第1版.北京：人民军医出版社，2010：14.

[2] 曾建平.临床护理技术学习指导[M].第1版.重庆：重庆大学出版社，2006：25.

[3] 李友珠.三腔二囊管置入术的护理研究进展.中国误诊学杂志[J].2009，9（2）：266-267.

（杨嘉　余珊）

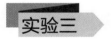 **实验三** 胃镜检查术的护理

一、概　念

胃镜检查（gastroscope）是借助纤维胃镜或电子胃镜从口腔插管进入上消化道，直接观察胃及十二指肠病变的一种检查技术。用于诊断胃及十二指肠病变。

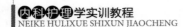

二、实验学时、类型和目的

（一）实验学时：1学时。

（二）实验类型：演示型。

（三）实验目的

1. 能够明白胃镜检查操作中的护理要点及注意事项。

2. 能够认识胃镜检查术的适应证和禁忌证。

三、适应证和禁忌证

（一）适应证

1. 凡有上消化道症状，经其他各项检查（包括X线检查）未能确诊者。

2. 原因不明的上消化道出血患者。

3. 已确诊的上消化道病变，需要随访复查或进行治疗者。

4. 上消化道手术后仍有症状需确诊者。

5. 治疗性胃镜包括食管、胃内异物夹取，息肉切除，电凝止血及导入激光治疗贲门和食管恶性肿瘤等。

6. 常规体检。

（二）禁忌证

1. 严重的心肺疾患或极度衰竭不能耐受检查者。

2. 精神病或严重智力障碍不能合作者。

3. 怀疑有胃肠穿孔或腐蚀性食管炎、胃炎的急性期。

4. 严重脊柱成角畸形或纵膈疾患如胸主动脉瘤等。

5. 严重高血压患者。

四、评估

（一）核对：患者姓名、诊断。

（二）患者情况：了解患者病情、意识、心理、对疾病的认知程度，告知患者操作目的，向其解释，取得配合。

（三）内镜检查室环境：光线、温度、通风等。

（四）患者情况：倾听患者要求，鼓励安慰患者，签署知情同意书，打术前针。

五、操作准备

（一）准备：胃镜、活检钳、吸引器。

（二）环境准备：内镜检查室安静、整洁；调整温度避免患者受凉。

（三）护士准备：护士衣、帽、鞋整洁，洗净双手，戴口罩、手套。

（四）患者准备：患者禁食禁水6h以上，吸烟患者最好检查当天禁烟。术前安抚患者，取得患者同意配合。咽喉部局麻，多采用口服麻醉剂，于检查前10～15min将药物挤入患者咽部并嘱其咽下或2%利多卡因做咽部喷雾麻醉。

六、操作流程

（一）操作步骤

步骤	图示
步骤1 准备： 准备好胃镜及活检钳、吸引器，与患者沟通，取得患者支持与配合。协助患者取左侧卧位，双腿微曲，松开领口及裤带，取下活动假牙及眼镜。有胃潴留者，应先洗胃或做胃肠减压术（图3-3-1）。	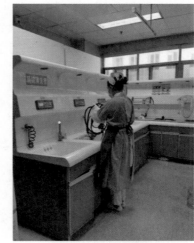 图3-3-1 准备胃镜
步骤2 插管： 放口圈入患者口中嘱患者咬紧，放弯盘在患者颌下。协助术者进行插管并进行术中活检，注意观察患者反应。活检前须检查活检钳的开闭情况，以抛物线式递给医师送入钳道。活检完成后协助术者退出活检钳，将活检标本放入装有固定液的玻璃瓶中并标贴（图3-3-2）。	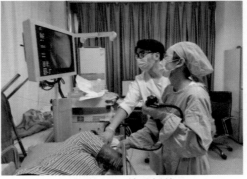 图3-3-2 协助插管
步骤3 退镜： 检查完成后，协助术者退镜，术者边退镜边观察，护士用消毒纱布扶住镜身，并将胃黏液接至弯盘内，以免污染检查床（图3-3-3）。 **后续处理：** 1. 当胃镜离开患者口腔后，帮助患者取下口圈，并将口腔周围的黏液擦净。接过胃镜，按照消毒程序进行胃镜及其附件的消毒。 2. 嘱患者休息15~20min，向患者解释可能有短暂的咽痛及咽部异物感。2h后方可进水，以免发生呛咳甚至误吸，如行活检，嘱患者术后第一餐进冷流质或半流质，如无异常，下餐可以进正常饮食。 3. 记录：洗手、记录操作过程及术后患者有无不适。	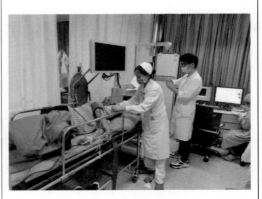 图3-3-3 退镜观察

（二）注意事项

1. 术前。消除病人紧张心理，有利于更好的配合检查，术前要求患者6h禁食禁饮，使胃排空，以防止呕吐时食物吸入气管，同时也便于检查。

2. 术中。病人取双腿屈曲左侧卧位，进镜时，嘱病人做吞咽动作，勿屏气，可做深呼吸或哈气，这样可以放松身体，减轻恶心呕吐等不适。退镜后休息片刻，咽喉部可能会有麻木感，告知患者是麻醉药引起的反应，一般半小时会自然消失。

3. 术后。术后注意休息，继续禁食，1h内不要喝水，防呛咳，待麻醉剂作用消失后可适量饮水。2h后如无呛咳可吃温凉的软食，如面条，稀饭等，然后逐渐恢复正常饮食。如发现呕吐，黑便，腹痛等症状应及时复诊。

七、知识拓展

胃镜检查的严重并发症与防治

1. 吸入性肺炎：因误吞咽口腔内分泌物所致。可以在患者取左侧卧位时，尽量使左口角放低，以利唾液流出来预防。

2. 出血：活检时应避开血管，避免活检时取组织太深，或撕拉过甚。

3. 穿孔：因患者溃疡过深，操作时动作粗暴，充气过度导致。患者出现腹部剧痛、腹胀，且向肩部放射。体检肝浊音界消失，X线透视可见膈下有游离气体。穿孔一旦确诊，应立即考虑手术治疗。

4. 心血管意外：轻症可出现心律失常，血压增高。重症可出现心跳骤停。术前要了解患者心血管病史，测量血压脉搏，必要时做心电图检查排除禁忌证。检查时动作轻快，尽量缩短检查时间。

参考文献

[1] 王萍，姚礼庆. 现代内镜护理学[M]. 上海：上海复旦大学出版社，2009：119-125.

[2] 夏红菊. 电子胃镜检查术的配合及护理体会. 临床合理用药杂志[J]. 2012，5（4A）：136.

[3] 王敏，陈红梅，罗锦意. 电子胃镜下胃肠活检的综合护理研究[J]. 中国医药指南. 2019（23）：271-272.

（杨嘉　余珊）

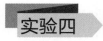 实验四　结肠镜检查术的护理

一、概　念

结肠镜检查（colonoscopy）是诊断和治疗大肠疾病的一种内窥镜检查方法，医生可在直视下观察直肠、全结肠及回肠末端，并可通过镜下取组织活检行病理检查，进一步明确诊断。还可做镜下息肉电切、取异物等治疗，避免了手术之苦。用于诊断治疗结肠疾病。

二、实验学时、类型和目的

（一）实验学时：1学时。

（二）实验类型：演示型。

（三）实验目的

1. 能够明白肠镜检查操作中的护理操作处理要点及注意事项。

2. 能够认识肠镜检查术的适应证和禁忌证。

三、适应证和禁忌证

（一）适应证

1. 原因不明的下消化道出血。

2. 原因不明的腹泻。

3. 结肠息肉、早期癌的诊治。

4. 钡灌肠发现异常，需进一步明确诊断。

5. 原因不明的低位肠梗阻。

6. 腹部肿块无法排除大肠及末端回肠疾病。

7. 大肠手术后内镜随访。

8. 大肠癌普查。

（二）禁忌证

1. 严重心肺功能不全。

2. 休克，可能出现心脑血管意外者。

3. 腹主动脉瘤。

4. 急性腹膜炎。

5. 肠穿孔。

6. 极度衰竭。

四、评　估

（一）核对：患者姓名、诊断、床号、医嘱。

（二）患者情况：了解患者病情、意识、心理、对疾病的认知程度，告知患者操作目的，向其解释，取得配合。

（三）内镜治疗室环境：光线、温度、通风等。

（四）患者情况：倾听患者要求，鼓励安慰患者，签署知情同意书、术前给予解痉剂。

五、操作准备

（一）物品准备：纤维及电子结肠镜、活检钳及肠镜治疗附属设备。

（二）环境准备：内镜治疗室安静、整洁；调整温度避免患者受凉。

（三）护士准备：护士衣、帽、鞋整洁，洗净双手，戴口罩、手套。

（四）患者准备：检查前一天晚餐进流食，检查当日早晨禁食，检查前4h空腹给复方聚乙二醇电解质溶液口服，首次服用600～1000mL，以后每隔10～15min服用1次，每次250mL，直至肠道排出液体清亮，一般成人总量2000mL。

六、操作流程

（一）操作步骤

步骤	图示
步骤1 准备： 再次核对患者姓名、诊断、医嘱，与患者沟通，取得患者理解配合。备好检查用物，检查肠镜充气送水按钮状况及活检钳开闭情况，协助患者取左侧卧位，先在肛门口涂少许润滑油，用左手拇指及食指、中指分开肛周皮肤，暴露肛门。协助术者按压镜头滑入肛门。 **步骤2** 插镜： 双人操作法护士在插镜时应遵医嘱根据肠腔走行帮助患者变换体位，消除肠管扭曲，为防横结肠下垂，可用左手从脐部向后及剑突方向推顶。插镜时要注意患者腹壁的紧张度，提醒医师合理注气，避免充气过多造成肠穿孔（图3-4-1）。	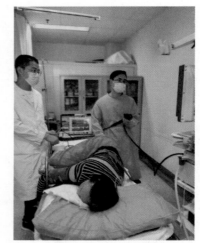 图3-4-1　协助插镜
步骤3 检查肠腔病变情况、活检： 医师检查过程中护士应做好患者的心理护理，患者可通过显示器观看肠腔内的情况及病变部位。对于高血压，心肺功能不全患者要密切观察患者的情况，随时向医师汇报。如需做活检，右手持活检钳柄，左手持活检钳头端，以弓形递给医师，活检完成后协助术者退出活检钳，将活检标本放入装有固定液的玻璃瓶中并标贴（图3-4-2）。	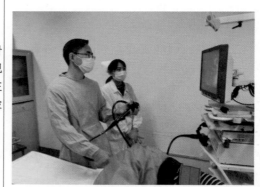 图3-4-2　协助检查肠腔病变情况、活检
步骤4 退镜： 协助医师退肠镜并再次观察肠腔病变情况。镜身完全退出肛门后帮助患者擦净肛门，穿好裤子，接过医师手中的肠镜，按规定程序清洁消毒内镜及辅助用物（图3-4-3）。 **后续处理：** 1. 整理：按规定程序清洁消毒内镜及辅助用物。 2. 嘱患者休息15～20min，进行健康指导，告知患者检查后会有腹胀感，如做活检及治疗，则1～2d内进流质或少渣不产气饮食。如无异常可以离院，如有并发症表现，及时通知医师作相应处理。 3. 记录：洗手、记录操作过程及术后患者有无不适。	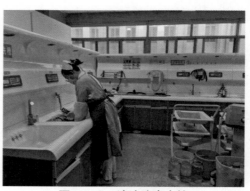 图3-4-3　清洁消毒内镜

（二）注意事项

1. 检查前三天患者宜吃无渣或少渣半流质饮食，不吃蔬菜、水果。若疑为肠息肉，准备做电切术者禁食牛奶及乳制品。

2. 检查当天早晨禁食早餐。上午9点30分开始服洗肠液，直到排出物为清水为止。患者如出现恶心、呕吐，应告诉医生或护士，必要时给予清洁灌肠。下午2点可进食，但应避免进食流质。

3. 有严重心脏病、心肺功能不全、严重高血压、急性腹泻、严重溃疡性结肠炎、结肠克罗恩病、腹膜炎、妊娠、精神病，腹部曾多次手术且有明显粘连者禁止做此项检查。

七、知识拓展

结肠镜检查与治疗的并发症与防治

1. 肠壁穿孔：对于较小或不完全的腹膜内穿孔，如果患者症状及体征较轻，可采用非手术治疗，给予禁食、水、胃肠减压，维持水、电解质平衡与营养。根据细菌培养及药物敏感试验选择合适的抗生素。严密观察，一旦病情加重立即手术治疗。

2. 肠道出血的常见原因有：服用非甾体类抗炎药、抗凝血药或有血液系统疾病凝血功能障碍者，取活检引起持续出血。少量出血，可暂不处理，密切观察病情变化。出血量较大，给予静脉补液，止血药物仍不能止血的，应做好手术准备。

3. 气体爆炸：肠腔内可燃气体浓度超过4%VOL以上时会发生爆炸。预防主要为用高频电等治疗时禁止用甘露醇做肠道准备，可限制饮食并禁用甘露醇来做肠道准备，操作时反复用吸引及充气置换肠道气体，可避免爆炸发生。

参考文献

[1] 王萍，姚礼庆.现代内镜护理学[M].第1版.上海：复旦大学出版社，2009：163-182.
[2] 肖良翠.肠镜检查术前肠道准备的方法护理进展[J].齐齐哈尔医学院学报，2013，34（14）：2111.

（杨嘉　余珊）

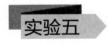 **胃肠减压术的护理**

一、概　念

胃肠减压术（gastrointestinal decompresssion）是利用负压作用，将胃肠中集聚的气体、液体吸出，以减轻胃肠道内压力，减轻腹胀症状，改善局部血液循环，促进肠蠕动、为手术做准备。

二、实验学时、类型和目的

（一）实验学时：2学时。

（二）实验类型：演示型。

（三）实验目的

1. 能够熟练掌握胃肠减压术的护理要点。

2. 能够认识胃肠减压装置。

3. 能够明白胃肠减压术的目的。

三、适应证和禁忌证

（一）适应证

1. 消化道手术前的术前准备。

2. 胃扩张、消化道梗阻患者。

3. 急性胰腺炎、空腔脏器破裂等。

（二）禁忌证

1. 食管静脉曲张破裂大出血。

2. 食管、贲门梗阻。

四、评　估

（一）核对：患者姓名、床号、诊断。

（二）患者情况：患者病情、意识、合作程度，向其解释，取得配合。

（三）环境：光线、温度、通风等。

五、操作准备

（一）物品准备：治疗盘、弯盘1套、纱布、棉签、75%乙醇、液状石蜡、别针、治疗巾、血管钳、一次性负压吸引器、治疗碗、100mL0.9%氯化钠溶液、50mL注射器、量杯。

（二）环境准备：病房安静整洁、光线充足，温湿度适宜，关闭门窗、屏风遮挡。

（三）护士准备：护士衣、帽、鞋整洁，洗净双手，戴口罩。

（四）患者准备：讲解胃肠减压的目的，取得患者理解配合。

六、操作流程

（一）操作步骤

步骤	图示
步骤1 准备：携用物至床旁，与患者沟通，取得患者的理解与配合，协助患者取半坐卧位或右侧卧位，取下义齿或眼镜（图3-5-1）。	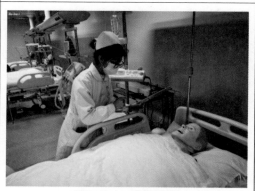 图3-5-1　床旁沟通

续表

步骤	图示
步骤2 铺巾、置弯盘，检查清洁鼻腔（图3-5-2）： （1）测量并标记胃管置入区长度。 （2）用石蜡油润滑胃管。	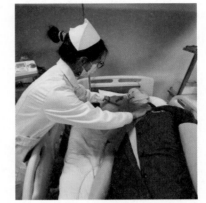 图3-5-2 铺巾、置弯盘，检查清洁鼻腔
步骤3 插管： 用血管钳或戴无菌手套置入胃管，插入15cm左右达会厌部时，嘱患者做吞咽动作，随吞咽动作送胃管至预定长度（图3-5-3）。	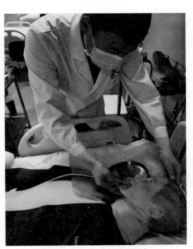 图3-5-3 协助插管
步骤4 负压吸引、固定： （1）用注射器抽吸或注入空气确认胃管位置，清理患者鼻腔周围皮肤，将胃管用胶布固定在鼻翼。 （2）接胃肠减压器，将胃肠减压器用别针固定在床边（图3-5-4）。 **后续处理：** 1. 整理：清理用物，整理床单位，协助患者取舒适体位。 2. 安抚患者：询问患者有无不适及需求，进行健康教育。 3. 记录：洗手，记录结果。	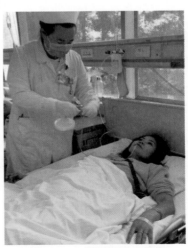 图3-5-4 负压吸引、固定

（二）注意事项

1. 注意胃肠减压管是否通畅，每4h应用少量温水冲洗一次胃管。

2. 经胃管注药后，应关闭或夹住胃管1~2h，避免药物被吸出。

七、知识拓展

胃肠减压术后的护理

1. 保持引流通畅：若胃管被堵塞，可用少量0.9%氯化钠溶液冲洗。

2. 观察引流液的色、量及性状，若有异常，及时报告医生处理。

3. 口腔护理、雾化吸入每日两次。

4. 必要时更换固定胶布及一次性负压吸引器。

参考文献

[1] 刘馨喆. 早期营养支持和胃肠减压护理对食管癌患者术后胃肠功能的影响观察[J]. 中国民康医学，2019，（6）：173-174.

[2] 魏雅丽. 普外科手术后胃肠减压患者的舒适护理[J]. 心血管外科，2019，（1）：198-199.

[3] 李建萍，吕远珍，唐丽玲. 临床护理实验学教程[M]. 北京：军事医学科学出版社，2012：2.

[4] 尹秀芬. 胃肠减压在腹部手术中的应用研究进展[J]. 临床护理杂志，2010，9（3）：56-57.

（杨嘉　余珊）

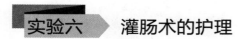 实验六　灌肠术的护理

一、概　念

灌肠术（enema）是在肠道内灌入液体，以清洁肠道，解除便秘和肠胀气、降温、治疗肠道病变、为肠道检查及手术做准备的一种技术。

二、实验学时、类型和目的

（一）实验学时：1学时。

（二）实验类型：演示型。

（三）实验目的

1. 能够熟练掌握灌肠术的操作方法及护理要点。

2. 能够认识大量不保留灌肠及保留灌肠的适应证及禁忌证、注意事项。

三、适应证和禁忌证

（一）适应证

1. 大量不保留灌肠术：便秘、细菌性痢疾、肠胀气、高烧、肠道感染性疾病、手术前检查、分娩等。

2. 小量不保留灌肠：老年、虚弱患者及孕妇便秘，腹部及盆腔术后肠胀气，盆腔残余脓肿，门脉高压出血（禁用肥皂水）。

3. 保留灌肠：阿米巴痢疾，慢性菌痢、结肠炎、肠内给药的其他疾病。

4. 清洁灌肠：结肠、直肠疾病检查造影及肠道手术前准备。

（二）禁忌证

1. 大量不保留灌肠：急腹症、消化道出血、妊娠、严重心血管疾病等。

2. 小量不保留灌肠：急腹症及胃肠道出血，肠道手术后，妊娠3个月内。

3. 清洁灌肠：急腹症及胃肠道出血、胃肠道手术后、肠伤寒、严重心脑疾患、老年体弱患者。

四、评 估

（一）核对：患者姓名、床号、诊断、腕带。

（二）患者情况：患者病情、意识、合作程度，向其解释，取得配合。

（三）病室环境：光线、温度、通风等。

五、操作准备

（一）物品准备：弯盘1个、500～1000mL灌肠桶及24～26号肛管1条，或一次性灌肠袋1个，500mL量杯1个，止血钳1把，石蜡油，棉签，纸巾，治疗碗1个，灌洗器、注射器各一个。

（二）环境准备：病室安静整洁、光线充足，温湿度适宜，关闭门窗、屏风遮挡。

（三）护士准备：护士衣、帽、鞋整洁，洗净双手，戴口罩。

（四）患者准备：讲解胃肠减压目的，取得患者理解配合，嘱患者术前排空小便。

六、操作流程

（一）操作步骤：（以大量不保留灌肠为例）

步骤	图示
步骤1 准备： 1.备齐用物携至床边，向患者说明治疗目的，以取得配合并嘱患者排尿。关闭门窗、用屏风或床帘遮挡。 2.协助患者取侧卧位，脱裤至膝部，移臀部靠近床沿，将尿垫垫于臀下，弯盘置臀旁。 3.灌肠筒挂于输液架上，液面距肛门约40～60cm。润滑肛管前端，排尽管内气体，夹紧橡胶管（图3-6-1）。	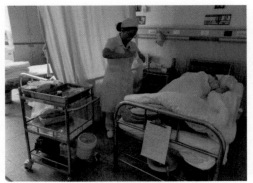 图3-6-1 准备插管

续表

步骤	图示
步骤2 插管： 分开患者臀部，暴露肛门，润滑肛门将肛管轻轻插入直肠内7～10cm后固定肛管（图3-6-2）。 **步骤4** 拔管： 待溶液将要灌完时，夹紧橡胶管，拔出肛管放入弯盘内。擦净肛门，嘱患者平卧，尽可能忍耐10min后再排便，以利粪便软化。对不能下床者，可给予协助（图3-6-3）。 **后续处理：** 1.整理：整理床单位、清理用物，肛管按消毒原则处理。 2.安抚患者：询问患者有无不适及需求，进行健康教育。 3.记录：洗手，记录结果。注意患者保暖，防止受凉。	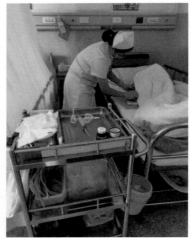 图3-6-2　插管注入灌肠液 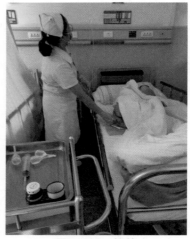 图3-6-3　拔管

（二）注意事项

1.妊娠三个月内、急腹症、严重心血管疾病等患者禁忌灌肠。

2.伤寒患者灌肠时溶液不得超过500mL，压力要低（液面不得超过肛门30cm）。

3.肝昏迷患者灌肠，禁用肥皂水，以减少氨的产生和吸收；充血性心力衰竭和水钠潴留患者禁用0.9%氯化钠溶液灌肠。

4.准确掌握灌肠时溶液的温度、浓度、流速、压力和溶液的量。

5.灌肠时患者如有腹胀或便意时，应嘱患者做深呼吸，以减轻不适。

6.灌肠过程中应随时注意观察患者的病情变化，如发现脉搏快、面色苍白、出冷汗、剧烈腹痛、心慌气急时，应立即停止灌肠并及时与医生联系，采取急救措施。

七、知识拓展

灌肠用什么液体

1.肝昏迷患者禁用肥皂水灌肠，以减少氨的产生和吸收。

2.伤寒患者灌肠溶液量不得超过500mL，液面距肛门不得超过30cm。

3.严重的腹泻，用蒙脱石散加0.9%氯化钠溶液。

4.溃疡性结肠炎用康复新加中药灌肠，疗效比较好。

参考文献

[1] 吕建萍，李远珍，唐丽玲.临床护理实验学教程[M].北京：军事医学科学出版社，2012：2.

[2] 邱丽清，蔡文智.内科护理学实验指导[M].北京：科学出版社，2013：8.

[3] 孟小芬，杨荔，季尔丽，等.结直肠癌患者术前肠道清洁准备方法对比研究[J].中国中医药科技，2014（21）：141-142.

[4] 何晓兰，周雪玲，蔡蕾.瑞素在结直肠癌患者术前肠道准备中的应用[J].卫生职业教育，2014（23）：139-140.

（杨嘉　余珊）

实验七　胶囊内镜检查术护理

一、概　念

胶囊内镜检查术（capsule endoscopy）是用一种无线的、一次性使用的胶囊，借助肠道蠕动平滑地通过消化道并自然排出体外，在它穿行期间捕获消化道图像用于诊断消化道疾病的检查方法。

二、目　的

（一）实验学时：1学时。

（二）实验类型：演示型。

（三）实验目的

1.能够熟练掌握胶囊内镜检查术的护理要点。

2.能够认识胶囊内镜检查术装置。

3.能够明白胶囊内镜检查术的结果判断。

三、适应证和禁忌证

（一）适应证

1.不明原因消化道出血。

2.其他检查提示小肠影像学异常。

3.慢性腹痛疑小肠器质性疾病所致。

4.慢性腹泻。

（二）禁忌证

1. 绝对禁忌证：已知或怀疑胃肠道梗阻／狭窄／瘘管／巨大憩室／广泛累及的克罗恩病，且无手术条件或拒绝接受手术者。

2. 相对禁忌证

（1）吞咽障碍、严重动力障碍。

（2）妊娠妇女。

（3）长期服用非甾体类消炎药。

（4）已经植入电子医学仪器者：如心脏起搏器、除颤器。

四、评　估

（一）核对：患者姓名、诊断。

（二）患者情况：了解患者病情、意识、心理、对疾病的认知程度，告知患者操作目的，向其解释，取得配合。

（三）内镜检查室环境：光线、温度、通风等。

（四）术前准备：倾听患者要求，鼓励安慰患者，签署知情同意书。

五、操作准备

（一）物品准备：胶囊内镜，数据记录仪套件，工作站，扩张器械，解痉药及止血药。

（二）环境准备：内镜室安静、整洁，调整温度避免患者受凉。

（三）护士准备：护士衣、帽、鞋整洁，洗净双手，戴口罩、手套。

（四）患者准备：检查前一天18时以后禁食，20时服用聚乙二醇清肠剂清洁肠道，22时以后禁水。检查当日晨禁食、禁水。吸烟者在检查前24h禁烟。检查前20min口服祛泡剂。

六、操作流程

（一）操作步骤

步骤	图示
步骤1 准备：按照指定位置清洁皮肤，粘贴阵列传感器，并与数据记录仪、电池包连接，通过腰带固定于患者身上。取出胶囊内镜，分别置于8个传感器位点及舌下测定记录仪的信号接收情况（图3-7-1）。	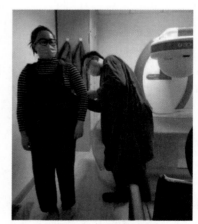 图3-7-1　固定传感器

续表

步骤	图示
步骤2 吞服胶囊：瞩患者不要咬破胶囊，吞服胶囊后至少2h不能进食或饮水，5h后可以吃少量简餐，但需记录用餐的时间及用餐量（图3-7-2）。	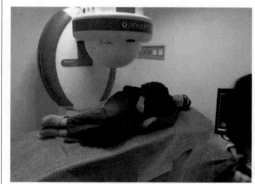 图3-7-2　吞服胶囊
步骤3 定位检查：在检查期间需患者每15min确认一下记录仪部的LED指示灯是否闪烁，且闪烁频率为每秒2次。如果指示灯在检查后的前6h闪烁停止或闪烁频率减慢，记录当时时间并通知医师（图3-7-3）。 **后续处理：** 检查结束后回收胶囊及记录仪套件，下载记录仪中的图像数据，要求患者记录胶囊内镜排出体外时间，并通知医师。如一周后不能确定胶囊是否排出体外则需进行腹部X线平片检查加以明确，协助医生做好数据分析	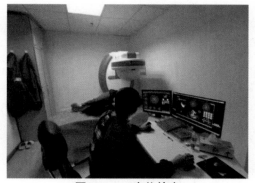 图3-7-3　定位检查

（二）注意事项

1. 在吞服胶囊内镜之后至少2h内禁饮食，2h后患者可饮水，4h后可进流质、半流质饮食，检查结束后可恢复正常饮食。

2. 患者吞服胶囊内镜后可自由走动，但不要远离检查场所，保证患者在吞服胶囊后8h内处于医学监护之下。

3. 避免接近任何强力电磁源区域，如磁共振（MRI）、无线电台，以免影响胶囊内镜的正常工作。

4. 患者如出现上腹痛、恶心、呕吐等不适症状应及时告知术者，并定时检测数据记录仪指示灯情况，明确其工作是否正常。

5. 检查结束后，将数据记录仪及时返还。由医师将记录仪中的图像下载到工作站中，供内镜医师观察和诊断。

七、知识拓展

胶囊内镜检查并发症及处理

1. 胶囊滞留：如滞留于肠道狭窄近端或巨大憩室内并确定不能自然排出者一般需通过手术取出，但这一发生率不到1%。对于滞留的胶囊内镜亦可通过传统内镜方法取出。

2. 肠穿孔：因肠腔内、外因素导致小肠不完全梗阻者均可引起胶囊滞留，胶囊滞留时患者多无机械梗阻症状，也有罕见肠穿孔，需手术治疗。

参考文献

[1] 陈佩莲. 胶囊内镜在肠道疾病中的应用与护理进展. 护理实践与研究[J]，2011（10下半月版）：119-121.

[2] 管婷. 消化系统疾病患者胶囊胃镜检查的护理[J]. 医学信息，2015（2）：147-147.

[3] 石蕴. 21例内镜下黏膜剥离术患者的临床观察与护理[J]. 全科护理，2013（25）：2307-2308.

（杨嘉 余珊）

实验八　　内镜逆行胰胆管造影护理

一、概　念

内镜逆行胰胆管造影（endoscopic retrograde cholangiopancreatography）是通过十二指肠镜插管至十二指肠乳头，注射造影剂使胰管及胆管显影以诊断胆胰疾病的一种诊断技术。

二、实验学时、类型和目的

（一）实验学时：1学时。

（二）实验类型：演示型。

（三）实验目的

1. 能够明白逆行胰胆管造影术的护理要点。

2. 能够认识逆行胰胆管造影术装置。

3. 能够知道逆行胰胆管造影术的目的。

三、适应证和禁忌证

（一）适应证

1. 疑有胆管结石、肿瘤、炎症、寄生虫或梗阻性黄疸且原因不明者。

2. 胆囊切除或胆道手术后症状复发者。

3. 临床疑有胰腺肿瘤、慢性胰腺炎或复发性胰腺炎或原因不明者。

4. 怀疑有十二指肠乳头或壶腹部炎症肿瘤或胆源性胰腺炎需要明确病因者。

5. 怀疑有胆总管囊肿等先天性畸形及胰胆总管汇流异常者。

6. 原因不明的上腹痛而怀疑有胆囊疾病者。

7. 因胆胰疾患需收集胆汁、胰液或进行Oddi括约肌测压者。

8. 因胰胆病变需进行内镜下治疗者。

9. 胰腺外伤后怀疑胰胆疾病者。

10. 胆管手术疑有外伤者。

11. 怀疑胰腺有先天性变异者。

12. 某些肝脏疾病者。

（二）禁忌证

1.上消化道狭窄、梗阻，估计内镜不能抵达十二指肠降部。

2.有心肺功能不全等其他内镜检查禁忌证者。

3.非结石嵌顿的急性胰腺炎或慢性胰腺炎急性发作期。

4.有胆管狭窄及梗阻，而不具备引流手术者。

四、评 估

（一）核对：患者姓名、床号、诊断

（二）患者情况：了解患者病情、意识、心理、对疾病的认知程度，告知患者操作目的，向其解释，取得配合，做凝血功能检查及备血。

（三）内镜治疗室环境：光线、温度、通风等。

（四）术前准备：倾听患者要求，鼓励安慰患者，签署知情同意书，打术前针。

五、操作准备

（一）物品准备：多媒体，内镜逆行胰胆管造影护理视频。

（二）检查环境准备：造影室安静、整洁，调整温度避免患者受凉。

（三）护士准备：护士衣、帽、鞋整洁，洗净双手，戴口罩、手套。

（四）患者准备：患者禁食禁水6h以上。了解患者有无心脏病、高血压、麻醉药物过敏等病史，有无安装心脏起搏器。术前安抚患者，取得患者同意配合。

六、操作流程

（一）操作步骤

步骤	图示
步骤1 准备： 协助患者取左侧卧位，常规准备同胃镜检查，术前肌注654-2及安定。有条件的医院可以静脉麻醉做无痛十二指肠镜。右前臂留置静脉通道。在了解患者心肺功能、出血倾向后，做好碘过敏实验。如患者碘过敏呈阳性则选择不含碘的造影剂。在术前30 min左右肌肉注射镇静剂，记录患者在ERCP前的各项生命体征（图3-8-1）。 **步骤2** 插镜：协助术者进行十二指肠镜检查，充分暴露十二指肠乳头。	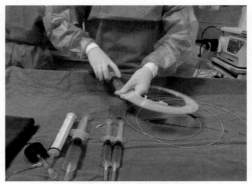 图3-8-1 术前准备

续表

步骤	图示
步骤3 注射造影剂： 协助术者插入造影导管，导管露出先端部后，用少量0.9%氯化钠溶液或稀释好的造影剂将管腔充满，导管插入乳头后在X线监视下缓慢推注（速度0.2～0.6mL/s）造影剂，胰管2～5mL，胆总管及肝管需10～20mL，如发现胆管梗阻性病变，在注入造影剂前先抽出等量胆汁（图3-8-2）。 **后续处理：** 1. 整理：清洁内镜及导管。 2. 术后禁食24h，卧床休息。术后3h、次晨抽血查血淀粉酶、血常规，观察患者生命体征及症状，无异常者可逐步进流质、低脂少渣半流质至正常饮食。遵医嘱给予止血、消炎、抑酶及保护胃黏膜的药物。 3. 记录：洗手、记录操作过程及术后患者有无不适。	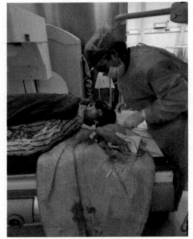 图3-8-2　协助插管

（二）注意事项

1. 术后一般常规应用抗生素3d，以防感染。

2. 密切观察患者有无发热、腹痛、呕血、黑便等变化，如有异常，及时报告医生。

七、知识拓展

十二指肠乳头括约肌切开术（EST）的疗效及评价

十二指肠乳头括约肌切开术EST（endoscopic sphincterotomy）作为一种ERCP技术的延伸，随着内镜性能的提高和操作技术的进步，已经广泛应用于临床，其成功率高达90%以上。它具有痛苦少、重复性好、恢复快，不需全身麻醉的特点。不受多次手术后胆管周围粘连和患者年老体弱的限制。通过EST治疗，可以使绝大多数的胆总管结石排出，变手术为非手术治疗，可以直接为胆总管下端狭窄或壶腹周围肿瘤引起的梗阻性黄疸做切开引流，并恢复胆肠循环。EST也为内镜胆管引流放置内置管，实施经口胆道镜检查或治疗创造了条件。不仅使严重的梗阻性黄疸得到缓解或治愈，而且使难以排出的胆管巨大结石、肝内胆管结石、早期胆管癌的诊断和治疗成为可能。

参考文献

[1] 洪秋萍. 内镜下逆行胰胆管造影术的观察与护理. 护理实践与研究[J]，2010，7（22下半月刊）：75-76.

[2] 黄茵. 经内镜逆行胰胆管造影取石术的护理配合[J]. 实用临床医药杂志. 2019（6）：40-43.

[3] 司水清，梁婷婷，王凤稳. 快速康复护理联合针对性护理对经内镜逆行性胰胆管造影的效果观察[J]. 中国肿瘤临床与康复. 2018（6）：56-58.

（杨嘉　余珊）

实验九　人工肝支持系统

一、概　念

人工肝技术（artificial extracorporeal liver support）是一整套包含血浆置换、血液透析、血液滤过、血液/血浆灌流、分子吸附循环系统、连续性血液净化治疗等方法联合应用治疗重型肝炎的技术和治疗方法。临床医生根据患者病情选择单用或联合应用以上技术。

二、实验学时、类型和目的

（一）实验学时：2学时。

（二）实验类型：演示型。

（三）实验目的

1. 能够熟练掌握人工肝支持系统的护理要点。

2. 能够认识人工肝支持系统的适应证及禁忌证。

三、适应证和禁忌证

（一）适应证

1. 重型病毒性肝炎：包括急性重型、亚急性重型和慢性重型肝炎，原则上以早、中期为好，凝血酶原活动度控制在 0.20～0.40，血小板>50×10^9/L者为宜，晚期重型肝炎和凝血酶原活动度<0.20 者也可进行治疗，但并发症多见，应慎重。

2. 其他原因引起的肝功能衰竭（包括药物、毒物、手术、创伤、过敏等）。

3. 晚期肝病肝移植围手术期治疗。

4. 各种原因引起的高胆红素血症（肝内胆汁淤积、术后高胆红素血症等），内科治疗无效者。

5. 临床医师认为适合人工肝支持系统治疗的其他疾病。

（二）禁忌证

1. 疾病晚期，出现难以逆转的呼吸衰竭、重度脑水肿伴有脑疝等濒危症状者禁用。

2. 有严重全身循环功能衰竭者禁用。

3. 伴有弥散性血管内凝血状态者禁用。

4. 有较重的活动性出血者应慎用。

5. 对治疗过程中所用药品如血浆、肝素、鱼精蛋白等高过敏者，应慎用。

6. 临床医师认为不能耐受治疗的其他情况患者。

四、评　估

（一）核对：患者姓名、床号、诊断。

（二）患者情况

1. 了解患者病情及严重程度、意识、心理、对疾病的认知程度，告知患者操作目的，向其解释，取得配合。

2. 调节治疗室内温度在25℃，湿度在50%。

3. 倾听患者要求，鼓励安慰患者，签署知情同意书。

五、操作准备

入院后重型肝炎患者均接受常规检查和综合内科治疗。治疗组同时给予人工肝支持系统治疗，根据病情选用血浆置换、血液灌流、血液滤过、血液透析、血浆吸附等方法，单用或联合应用。

六、操作流程

（一）操作步骤

步骤	图示
步骤1 准备： 操作方法及消毒隔离：医护人员进入治疗室前必须戴帽子、口罩、更换工作鞋、穿好隔离衣，操作时戴消毒手套。医务人员接触患者，冲洗管路及血管穿刺的过程中，亦存在自身被感染和感染他人的潜在危险，操作前可用0.05%碘伏消毒液浸泡双手 5~ 10 min（图3-9-1）。	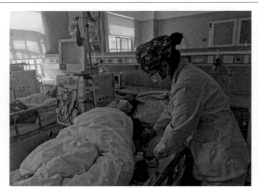 图3-9-1　术前准备
步骤2 分离器的冲洗： 血浆置换分离器及血路的消毒：体外循环的管路及分离器需无菌装接（图3-9-2）。	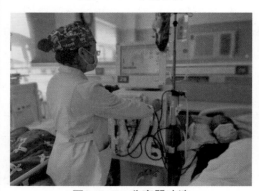 图3-9-2　分离器冲洗
步骤3 管路的冲洗：0.9%氯化钠溶液 1000mL 冲洗管路，再用 500 ml 0.9%氯化钠溶液加肝素 20mg 冲洗管路。血液灌注管路的冲洗：安装和冲洗过程根据灌注路方法分别穿刺入腹腔，放腹水入大静脉营养袋，并留取腹水做化验检查。冲洗时动脉端垂直朝下，活性炭灌注器要求5%葡萄糖盐水500mL，使炭与葡萄糖结合，以减少灌注时血糖水平的下降，其他灌注则要求用盐水冲洗。胆红素吸附管路的冲洗：基本上同血浆置换的装置相类似，因需加上胆红素吸附器，冲洗时先用0.9%氯化钠溶液2000mL，再用 500mL 0.9%氯化钠溶液加肝素 20mg 冲洗管路。充分除去分离器或灌流器中的微泡。治疗结束后治疗仪用 0.5%过氧乙酸液进行表面擦洗，回路及分离器行污物处理或用 20 % 戊二醛严格消毒后废弃，不得重复应用，以免交叉感染（图3-9-3）。	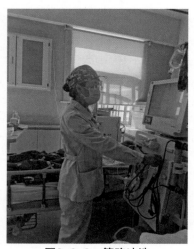 图3-9-3　管路冲洗
后续处理： 治疗时因补充大量的血浆、液体，患者常易感畏寒、寒战，因此要注意室温的恒定，保持室温在夏天 26~ 28℃左右，冬季 28~ 30℃左右，补充的血浆及液体应先置存 37~ 38℃的水温中预热，治疗仪温度调为38~ 39℃。记录操作过程及术后患者有无不适。	

（二）注意事项

1. 嘱患者卧床休息，尽量平卧，以防插管折叠、弯曲。

2. 嘱患者穿刺部位肢体勿过度用力，避免局部渗血。若出现渗血或发生血肿，可用冷敷及沙袋压迫。

3. 指导患者在术后24～72h内控制饮食，进食低脂、清淡、易消化的软质饮食，少食多餐。

七、知识拓展

人工肝治疗后患者的监测及护理

1. 监测血生化的改变：人工肝治疗过程中会降低血浆蛋白，有时电解质可改变，如糖尿病者血糖变化更大，定期监测血生化全套及凝血酶原时间，及时发现并给予相应治疗，可避免患者出现并发症。监测血液生化变化也有助于观察疗效及病情变化。

2. 监测体温，防止感染 每天测体温、脉搏、血压；口腔护理：用 0.02 %甲硝唑溶液漱口，每日4～6次，保持口腔清洁湿润；皮肤护理：每日用温水擦浴，保持皮肤黏膜清洁、干燥；最好设单人房间，病室内保持空气清新、温湿度适宜，减少陪护人员，每日用石英紫外线照射1h。使用0.5%过氧乙酸液擦拭桌面、地面，操作时严格按照无菌原则，留置插管处严密观察创口的出血，敷料的干燥，大小便后创口有否污染，有无留置管外脱。

3. 血管通路的护理

（1）血管通路是人工肝治疗患者的第二生命线，是顺利进行人工肝治疗的保证。如何护理好患者的血管通路，减少导管相关的菌血症是治疗护理中重要的环节。抗生素封管的预防感染作用：抗生素封管法能有效预防或配合治疗导管相关菌血症，在每次行人工肝治疗结束 后用敏感抗生素封管，使抗生素溶液保留在导管腔内。维护至下次行人工肝治疗。庆大霉素与肝素混合后出现混浊现象，但不影响疗效。

（2）防止导管脱出，导管与皮肤接触处用缝针固定，有时牵拉或留置时间较长者易产生缝线与皮肤脱离现象，接管操作时动作要轻，对有肝昏迷患者，留置插管处加强包扎，以免患者烦躁时拉出导管。

（3）减少导管腔内污染，留置双腔导管避免作其他用途（输液、采血等）减少螺旋肝素帽开放次数。

参考文献

[1] 肖建. 分析人工肝支持系统治疗重型肝病、肝衰竭的疗效及影响因素[J]. 中国医疗器械信息，2018（10）：122-123.

[2] 邱梅花，陈泳莲，李耿祥. 观察人工肝支持系统治疗重型肝病、肝衰竭的疗效及影响因素[J]. 中国医疗器械信息，2016（16）：29-30，37.

[3] 孙纷纷. 人工肝支持系统治疗肝衰竭疗效影响因素的Logistic回归分析[D]. 新疆医科大学，2016：1-41.

（杨嘉 余珊）

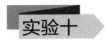 **实验十　　肝硬化合并上消化道出血的护理**

一、概　念

上消化道出血（upper gastrointestinal hemorrhage）是肝硬化失代偿期患者最常见的并发症，也是死亡的常见原因及诱因。患者除原有肝病的临床表现外，出现呕血、黑便症状及贫血、周围循环衰竭的症状及体征。

二、实验学时、类型和目的

（一）实验学时：4学时。

（二）实验类型：综合型。

（三）实验目的

1. 能够熟练掌握肝硬化及上消化道大出血患者的护理要点。

2. 能够运用肝硬化腹水腹腔穿刺术、输血术、三腔二囊管压迫止血术的护理操作，能对患者进行护理评估并提出护理措施。

3. 能够识记肝硬化及上消化道大出血的临床表现。

4. 能够明白肝硬化上消化道出血的常见诱因。

三、评　估

（一）病史摘要：患者李××，男性，56岁，因反复腹胀2年余，加重半月，呕血、黑便8h入院。患者近两年反复感腹胀、纳差、乏力，曾在当地医院就诊，诊断为"肝硬化腹水"，多次住院治疗，给予保肝、利尿等治疗，症状时有好转。近半月无明显诱因症状加重，在门诊就诊，医生给予"益肝灵""双氢克尿噻"及"维生素"口服治疗，症状无明显好转，8h前进食普通食物后出现呕血症状，共呕血3次，为暗红色，每次量约250mL，并解暗红色稀便1次，量约300g，感头晕、心悸，急诊入院。

患者病后睡眠欠佳，家庭经济条件一般，家庭成员关系和睦，本人性格偏内向，病后心理负担较重，既往有"乙肝"病史20余年。

（二）体检摘要：T：37.8°C，P：110次/min，R：17次/min，BP：85/55mmHg，神志清楚，对答切题。慢性肝病面容，皮肤巩膜轻度黄染，颈、胸部可见蜘蛛痣，双手可见肝掌，口唇黏膜苍白。心肺无异常，腹膨隆，可见腹壁静脉显露，移动性浊音阳性，肠鸣音活跃，双下肢轻度凹陷性水肿。

（三）辅助检查

1. 血常规：RBC：3.2×10^{12}/L，WBC：11.5×10^9/L，Hb：69g/L。

2. 呕吐物潜血：阳性：++++，大便隐血：阳性，++++。

3. 肝功能：ALT：151U/L，AST：98 U/L，TBIL：32.1μmol/L，HbsAg：阳性。

4. B超：肝硬化声像图，腹腔大量腹水，脾脏轻度肿大。

四、实验准备

（一）物品准备：听诊器、血压计、体温计、吸氧设备1套、入院记录单、医嘱单、输液、输血耗材各1套、治疗盘、模拟新鲜血、三腔二囊管插管耗材1套、腹腔穿刺术耗材1套；床旁监护仪1台及监护电极片、氧饱和度检测仪1台、多功能模拟人Simman3G1套、神经垂体素、葡萄糖液体、硝酸甘油注射液、生长抑素注射液、输液泵1台。

（二）病房准备：模拟病房安静、整洁；温湿度适宜。

（三）人员准备：以医疗组为单位，由学生分别扮演医生、护士、家属。医护人员衣、帽、鞋整洁，洗净双手，戴口罩。

五、实验流程

步骤	图示
入院护理： 情境一（图3-10-1） 　医护对患者自我介绍，询问病史 （围绕主诉，现病史，既往史，心理及社会资料询问。） ↓ 入院护理：情境二 　收集检查资料 1. 身体评估：一般状况：生命体征，意识、精神状态、皮肤黏膜、心肺腹检查。 2. 实验室及辅助检查：血常规、粪便隐血实验、肝肾功能，血电解质、血糖、腹部B超。 ↓ 　医生做出临床诊断/护士做护理诊断 医生临床诊断： 1. 上消化道大出血。 2. 失血性休克。 3. 失血性贫血。 4. 乙肝后肝硬化失代偿期。 护士护理诊断： 1. 体液不足。 2. 有窒息的危险。 3. 活动无耐力。 4. 皮肤完整性受损。 5. 营养失调。 6. 焦虑、抑郁。 住院护理：情境三（图3-10-2—图3-10-7） ↓	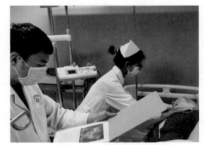 图3-10-1　询问病史 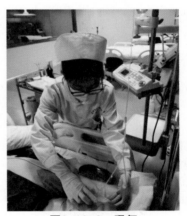 图3-10-2　吸氧 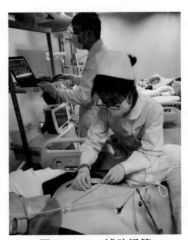 图3-10-3　辅助插管

续表

步骤	图示

医生下达医嘱并床旁观察：
内科一级护理
病危通知
暂禁食
三腔二囊管压迫止血
定血型、交叉配血 输同型新鲜血 300mL
inj 0.9%NS 250mL iv gtt.st
24h心电监护 记24h出入量
测血压脉搏q1h 测氧饱和度q4h
inj 5%GS 500mL iv
神经垂体素针剂 10u gtt
                Qd （30gtt/min）
inj 5%GS 500mL iv
硝酸甘油针剂 10mg gtt
                Qd （20gtt/min）
inj 5%GS 500mL iv
施他宁针剂 3mg gttQ12h （24h持续滴注）
 	
↓
 	
护士遵医嘱并床旁护理：
一般护理：
护士遵嘱并床旁护理：
1.一般护理：
绝对卧床休息，头偏向一侧，中凹位，每4h翻身1次。暂禁食，出血停止1~2d后进高热量、高维生素温流质，无再出血改为半流质饮食，逐步改为易消化软食–少渣正常饮食。协助患者进行日常生活护理。
2.治疗护理：
建立静脉通道
三腔二囊管的护理
3.用药护理：控制滴速，观察有无副作用。
4.病情观察：
（1）观察生命体征、神志。
（2）观察呕血、黑便症状的变化。
（3）观察有无活动性出血或再出血征象。包括症状、体征及实验室、辅助检查资料的动态变化。
5.协助医生进行腹腔穿刺腹水检查。
	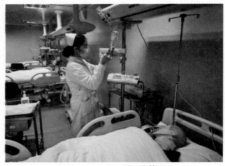
	图3-10-4 核对药品
	
	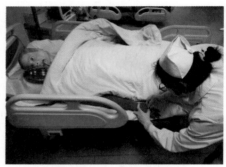
	图3-10-5 遵医嘱输液
	
	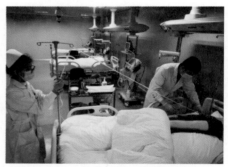
	图3-10-6 协助三腔二囊管压迫止血
	
	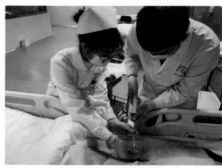
	图3-10-7 协助穿刺

后续处理：

1. 疾病防治知识的宣教。

2. 饮食指导。

3. 辅导患者及家属识别出血征象及掌握应急措施。

4. 对患者进行心理护理。

六、知识拓展

肝硬化食管胃底静脉曲张破裂出血的内镜治疗

1. 食管静脉曲张套扎术（EVL）：通过套扎使曲张的静脉缺血坏死，从而消除曲张静脉，达到止血及预防出血的目的，是肝硬化食管胃底静脉曲张破裂出血的首选内镜治疗方法。有报道认为，食管静脉曲张套扎术术后食管静脉曲张根除率为77.6%，再出血率为24.1%，术后6个月、12个月食管静脉曲张消除率为90.32%及74.07%。

2. 内镜下硬化剂注射治疗（EVS）：通过注射硬化剂，使静脉血管闭塞、周围组织凝固坏死纤维化，从而达到止血及预防出血的目的。有报道止血成功率86%～95%。常用硬化剂有1%乙氧硬化醇、5%鱼肝油酸钠，无水乙醇、聚硅醇等。

3. 内镜下组织胶栓塞治疗：组织胶是一种快速固化水样物，注入静脉后与血液快速接触发生聚合反应，从液态转为固态，硬化并闭塞血管。据报道，组织胶治疗食管静脉曲张出血急诊止血率可达90%以上，70%～90%的患者管腔达到完全闭塞。该治疗的主要并发症为异位栓塞，但发生率较低。由于组织粘合剂不产生炎症和纤维化，不能阻止产生新的曲张静脉，该方法多与其他治疗方法联合应用。

4. 内镜综合治疗：单纯EVL复发率高，单纯EVS容易引起食管深大溃疡，狭窄、穿孔等严重并发症的发生。目前主张联合EVL及EVS或EVL+组织胶栓塞术，可以产生互补协同效应，减少并发症，提高疗效。

参考文献

[1] 王欣鹃，任蔚虹. 护理综合性实验模拟案例的设计与编写[J]. 护理研究，2012（26）：3256-3257.

[2] 梁涛，郭爱敏. 临床护理情景模拟教学应用指南及典型病例荟萃[M]. 北京：人民卫生出版社，2014：23.

[3] 姜丽萍. 护理综合模拟实验教程[M]. 北京：高等教育出版社，2012：14.

（杨嘉 余珊 杨民慧）

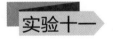 **急性胰腺炎患者的护理**

一、概 念

急性胰腺炎（acute pancreatitis，AP）是各种病因致胰酶在胰腺内被激活而对胰腺自身消化作用而引起的疾病。临床上分为轻型及重症两种类型，主要临床表现为腹痛、腹胀、恶心、呕吐、发热等症状。重症者可以出现休克、胰腺脓肿、多脏器功能衰竭等并发症，死亡率很高。

二、实验学时、类型和目的

（一）实验学时：4学时。

（二）实验类型：设计型。

（三）实验目的

1. 能进行急性胰腺炎患者的护理评估。

2. 识记急性胰腺炎的临床表现，护理诊断和护理措施。

3. 引导学生收集急性胰腺炎诊疗护理的新进展。

三、评　估

（一）病史摘要：刘××，男性，52岁，因腹痛12h入院。患者12h前进食火锅后，突然出现上腹部疼痛，以上腹正中偏左明显，呈持续性钝痛，阵发性加剧，向双侧腰背部放射，伴恶心、呕吐，呕吐胃内容物多次。自服黄连素、多酶片症状无好转，急诊入院。

患者病后睡眠欠佳，家庭经济条件一般，家庭成员关系和睦，既往有"慢性胆囊炎，胆石病"病史10余年。

（二）体检摘要：体检：T：37.2℃，P：84次/min，R：18次/min，BP：120/80mmHg。神志清楚，对答切题。急性痛苦面容，侧卧屈曲状体位，皮肤巩膜无黄染，心肺无异常，腹平坦，腹软，上腹部轻中度压痛，移动性浊音阴性，肠鸣音稍弱，双下肢不肿。

（三）辅助检查

1. 血常规：RBC：4.5×10^{12}/L，WBC：8.9×10^9/L，N：80%，Hb：120g/L。

2. 血淀粉酶：1024U/dL。

3. B超：胰腺体积增大。

4. 腹部X线：未见膈下游离气体。

四、实验准备

（一）物品准备：听诊器、血压计、体温计、吸氧设备1套、入院记录单、医嘱单、输液耗材1套、治疗盘、腹腔穿刺术耗材1套；呼吸机、床旁监护仪1台及监护电极片、氧饱和度检测仪1台、多功能模拟人Simman3G1套、葡萄糖液体、广谱抗菌素、质子泵抑制剂、生长抑素注射液、加贝酯注射液、5mL注射器、输液泵1台、胃肠减压装置及耗材1套。

（二）环境准备：模拟病房安静、整洁。温湿度适宜。

（三）人员准备：以医疗组为单位，由学生分别扮演医生、护士、家属。医护人员衣、帽、鞋整洁，洗净双手，戴口罩。

五、实验流程

步骤	图示
步骤1 入院护理： 医护人员向病人及家属自我介绍，了解患者的基本信息（图3-11-1）。 围绕主诉，现病史、既往史、心理及社会资料询问 ↓	 图3-11-1　自我介绍并了解病情

续表

步骤	图示
重点询问病史尤其本次发病特点及诊治过程。阅读门诊资料 ↓ 病史：因腹痛12h入院。 体格检查：（图3-11-2） T：37.2℃，P：84次/min，R：18次/min，BP：120/80mmHg，神志清楚，对答切题，急性痛苦面容，侧卧屈曲状体位，皮肤巩膜无黄染，心肺无异常，腹平坦，腹软，上腹部轻中度压痛，移动性浊音阴性，肠鸣音稍弱，双下肢不肿。 辅助检查： 血常规：RBC：4.5×10^{12}/L，WBC：8.9×10^9/L，N：80%，Hb：120g/L。 血淀粉酶：1024U/dL。 B超：胰腺体积增大。 腹部X线：未见膈下游离气体。 ↓ 医护合作：医生讨论诊治方案；护士遵循整体护理理念对病人进行护理（图3-11-3）。	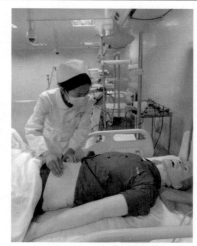 图3-11-2　体格检查 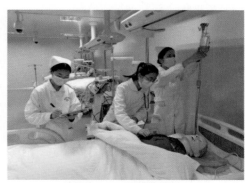 图3-11-3　医护合作 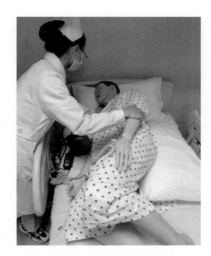 图3-11-4　指导卧床休息

医生：
初步诊断：
1.急性胰腺炎
2.慢性胆囊炎
3.胆石病

护士：
护理诊断：
1.疼痛：与胰腺及周围组织充血水肿有关。
2.体液不足：与禁食、胃肠减压、呕吐有关。
3.营养失调：与禁食、呕吐、胃肠减压有关

诊疗计划：
1.禁食、胃肠减压
2.抑制胰腺分泌
3.补液、防治休克
4.应用抗生素
5.对症支持疗法

护理措施（图3-11-4）：
1.指导患者卧床休息，屈膝缓解腹痛。
2.禁食、持续胃肠减压。
3.遵医嘱静脉补液，用药。
4.严密观察病情变化

设计一：急性胰腺炎轻型
设计二：急性胰腺炎重症

续表

步骤	图示
步骤2 入院护理：设计一（急性胰腺炎轻型） 医生根据患者病情开出医嘱（图3-11-5），护士核对、执行医嘱，实施护理 ↓ 护理措施： 1.一般护理： （1）卧床休息，屈曲位，呕吐时头偏向一侧。 （2）暂禁食，呕吐、腹痛消失后逐步给以无脂流质、半流质饮食，逐渐过渡至普食。 （3）协助患者进行日常生活护理。 2.治疗护理： （1）建立静脉通道（图3-11-6）。 （2）胃肠减压术的护理。 （3）用药护理：控制滴速，观察有无副作用。 3.病情观察： （1）观察生命体征、神志。 （2）观察腹痛、呕吐症状的变化。 （3）观察有无病情加重的征象。包括症状、体征及实验室、辅助检查资料的动态变化。 4.健康教育： （1）疾病防治知识的宣教。 （2）饮食指导。 （3）辅导患者及家属识别病情加重的征象及应急措施。 （4）心理护理。 ↓ **步骤2** 入院护理：设计二（急性胰腺炎重症） 评估病情（图3-11-7）： 患者经上述处理后，症状无缓解，逐渐出现腹痛、腹胀加剧，体温升高。 体格检查：T：39℃，P：105次/min，R：21次/min，BP：85/55mmHg，急性痛苦病容，全腹膨隆，两侧腹壁可见少量瘀斑，全腹压痛及反跳痛，移动性浊音阳性，肠鸣音明显减弱。 辅助检查： 血常规：WBC：22.9×10^9/L，N：90%。 血淀粉酶：640U/dL，血钙1.5mmol/L。 血糖：14.5mmol/L。 B型超声检查：可见胰腺肿大，内部光点反射稀少。 CT：显示胰腺弥漫性增大，外形不规则，边缘模糊，胰周间隙增宽。 ↓	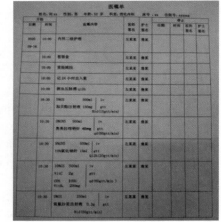 图3-11-5 医嘱单 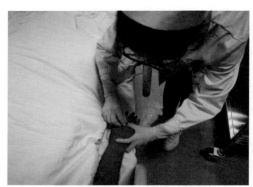 图3-11-6 建立静脉通道 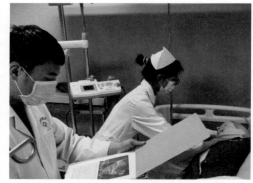 图3-11-7 评估病情

续表

步骤	图示
护理评估： 患者经过禁食、胃肠减压；抑制胰腺分泌；应用抗生素等治疗。病情加重，考虑发展为重症急性胰腺炎，转入ICU治疗（图3-11-8） ↓ **护理诊断：** 1.疼痛：腹痛。与胰腺及周围组织充血水肿、出血坏死有关。 2.体液不足：与禁食、胃肠减压渗出、出血、呕吐有关。 3.体温过高：与胰腺炎症、继发感染有关。 4.营养失调：与禁食、呕吐、胃肠减压及大量消耗有关。 5.潜在并发症：MODS，感染、出血、胰腺囊肿、脓肿、胰瘘、肠瘘。 6.知识缺乏：缺乏疾病预防及康复的相关知识 医护协作展开救治，医生据患者病情开出医嘱（图3-11-9），护士核对、执行医嘱（图3-11-10），实施护理 ↓ **护理措施：** 1.一般护理： （1）绝对卧床休息，屈曲位，安装护栏。 （2）呕吐时头偏向一侧，暂禁食，给予胃肠外营养。病情好转呕吐、腹痛消失后逐步给以无脂流质、半流质饮食，逐渐过渡至普食。 （3）协助患者进行日常生活护理。 2.治疗护理： （1）建立静脉通道。 （2）胃肠减压术的护理（图3-11-11）。 （3）用药护理：控制滴速，观察有无副作用。 （4）引流管的护理。 3.病情观察： （1）观察生命体征、神志，检测CVP。 （2）观察腹痛、呕吐症状的变化。 （3）观察有无病情加重的征象。包括症状、体征及实验室、辅助检查资料的动态变化（包括呼吸的改变、皮肤的改变、胃管引流物的性状及量，尿量的改变、血氧饱和度、血糖、血钙、B超、CT等的动态变化）。 4.健康教育（图3-11-12）： （1）疾病防治知识的宣教。 （2）饮食指导。 （3）辅导患者及家属识别病情加重的征象及应急措施。 （4）对患者及家属进行心理护理	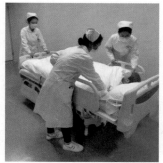 图3-11-8　转入ICU 医嘱单 图3-11-9　医嘱单 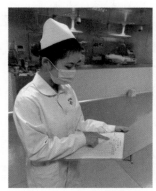 图3-11-10　核对医嘱 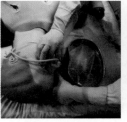 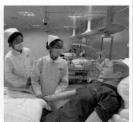 图3-11-11　　　　　图3-11-12 胃肠减压术的护理　　健康教育

六、知识拓展

重症急性胰腺炎的心理护理

重症急性胰腺炎（Severe acute pancreatitis）发病急、病情重，疼痛剧烈，一般在ICU治疗。明显的身体不适感、陌生的环境、各种治疗设备、医护人员频繁的检查及治疗、治疗费用负担、与家人的分离等因素，往往使病人感到焦虑、恐惧、孤独、烦躁、睡眠障碍甚至悲观及绝望。护理人员应该收集并分析患者的个人资料，尽可能地掌握其个性心理特征，制定个性化的心理护理计划。

1. 必须和病人建立和谐的护患关系，善于应用语言沟通技巧，以真诚、温和的态度关怀、安慰病人，以美好的心境去感染病人，稳定患者的情绪。

2. 要对患者及家属认真讲解疾病的相关知识，使其正确对待疾病，减轻患者的心理压力。

3. 要密切观察患者的心理变化，寻找变化的根源，正确处理患者的不适主诉，教会患者应用放松技术减轻焦虑，重视非语言交流，在诊疗护理过程中，注意保护患者的隐私，维护患者的自尊。

4. 积极争取患者家庭及社会的支持，调动患者自身的积极因素，帮助患者树立信心，促使患者以坚强的意志配合医护人员与疾病抗争。

参考文献

[1] 姜丽萍. 护理综合模拟实验教程[M]. 北京：高等教育出版社，2012：3.

[2] 吕建萍，李远珍，唐丽玲. 临床护理实验学教程[M]. 北京：军事医学科学出版社，2011，8.

[3] 中华医学会消化病学分会，胰腺疾病学组. 中国急性胰腺炎诊治指南. 胃肠病学杂志[J]，2013，18（7）：428-433.

[4] 王风云. 重症急性胰腺炎的临床护理[J]. 《中国保健》医药论坛版，2008，16（25）：934-935.

[5] 陈佳云，应杰萍，王亚芹，等. 急性重症胰腺炎患者心理护理的研究进展[J]. 当代护士，2015，4（中旬刊）：3-4.

[6] 李艳红. 心理护理干预对急性重症胰腺炎患者护理效果观察[J]. 中外女性健康研究，2018（3）：150-151.

[7] 宋丽娟. 循证护理在急性重症胰腺炎护理中的应用效果. 中外医学研究[J]，2016（11）：97-98.

（赵丽华、杨嘉、余珊）

第四章　泌尿系统疾病护理实验

尿常规标本采集法

一、概　念

尿常规标本采集（Collection specimen of Urine Routine Test ）主要用于尿液常规检查，尿常规检查对很多疾病的诊断、治疗、疗效观察提供重要线索和指标，而且对预后判断也有重要的参考价值。尿常规检查主要用于检查尿液一般性状（尿量、颜色、透明度、气味、酸碱度、比重等）、尿中常见化学成分（蛋白质、葡萄糖等）、尿沉渣镜下检查和定量技术（如细胞、管型，结晶体）等。

二、实验学时、类型和目的

（一）实验学时：0.5学时。

（二）实验类型：演示型。

（三）实验目的

1. 学会尿常规标本采集的方法，能够指导患者正确留取尿常规检查标本。

2. 理解体会尿常规标本的采集注意事项。

三、适应证和禁忌证

（一）适应证

1. 健康体检。

2. 泌尿系统疾病的诊断和疗效观察。

3. 协助其他系统疾病的诊断。

4. 临床用药监护。

（二）禁忌证：女性尿常规检查应避开经期。

四、评　估

（一）核对：患者姓名、床号、诊断。

（二）患者情况：患者病情、意识、合作程度。

（三）环境：光线、温度、通风等。

五、操作准备

（一）物品准备：尿常规标本容器、必要时备便盆、尿壶和屏风。

（二）环境准备

1.病室安静、整洁。

2.调整进餐及治疗活动。

（三）护士准备：护士衣、帽、鞋整洁，洗净双手，戴口罩。

（四）患者准备：解释操作目的，取得患者同意配合。

六、操作流程

（一）操作步骤

步骤	图示
步骤1 核对：根据标本采集原则进行核对，并贴标签或电子条形码于采集容器上（图4-1-1）。 **步骤2** 评估（图4-1-1）： （1）患者病情、意识状态、生命体征、目前进行的治疗、检验目的。 （2）患者排尿情况。 （3）患者心理状态。 （4）患者沟通理解及合作能力。 （5）患者要求。 **步骤3** 告知：尿标本采集的目的和配合方法。 **步骤4** 准备用物：尿常规标本容器（图4-1-2）、必要时备便盆、尿壶和屏风。 **步骤5** 尿标本采集（图4-1-3）： 1. 可下床活动的患者给予容器，交代取清晨第一次尿液10～50mL于容器中送检。 2.行动不便的患者协助在床上使用便器后留取足量尿液于容器中送检。 3.昏迷或尿潴留的患者留取标本时，必要时可通过导尿术留取尿标本。 4.留置导尿管的患者留取尿标本时，先放空尿袋中的尿，待重新有尿排出后再打开尿袋下方引流孔处橡胶塞收集尿液送检。 **后续处理：** 1.整理：整理用物。 2.安抚患者：帮助患者取舒适体位，询问患者有无不适及需求，进行健康教育。 3.记录：洗手，做好护理记录。	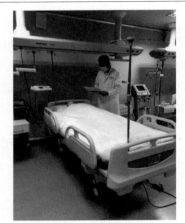 图4-1-1　核对评估 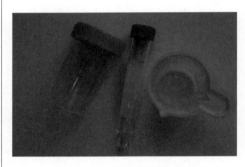 图4-1-2　尿标本采集容器 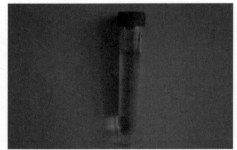 图4-1-3　尿标本采集

（二）注意事项

1. 留取尿标本前不宜过多饮水，因为可致尿液稀释。

2. 注意保护患者的隐私。

3. 保证标本容器无破损。

4. 清晨留取尿标本前不宜剧烈运动，因可使尿液中红、白细胞、蛋白质增加。

5. 留取尿标本时，不可将粪便混于尿液中，以防粪便中的微生物使尿液变质。

6. 女性月经期不宜留取尿标本。

7. 及时送检。不能及时检测的标本应置于2～8℃保存，但放置时间不能超过4h。

七、知识拓展

尿液分析发展史

尿液分析发展史：1630年，Nicolas Claude等最早使用显微镜观察尿沉渣。1948年，苏格兰医师Addis介绍了尿液的收集和计数池的使用方法，即著名的"爱迪（Addis）计数"。从此使尿液显微镜检查成为评估患者相关疾病的检测项目之一。1983年，美国国际遥控影像系统有限公司（International Remote imaging systems Co.，Ltd）研制生产了世界上第一台"Yollow IRIS"高速摄影机式的尿沉渣自动分析仪。简称Y-1尿自动分析仪。1990年，美国国际遥控影像系统有限公司与日本东亚医疗电子有限公司合作，对原有的尿沉渣分析仪进行改进，生产出影像流式细胞术的UA-1000型尿沉渣自动分析仪。1995年，日本东亚医疗电子有限公司，将流式细胞术和电阻抗技术结合起来，研制生产出新一代UF-100型全自动尿沉渣分析仪（UF-100 Fully Automated Urine Cell Analyzer）。2006年，日本东亚医疗电子有限公司又推出UF-1000i全自动尿液有形成分分析装置。对尿液检查全过程实现了镜检过程全自动化。

参考文献

[1] 葛均波，徐永健，王辰. 内科学[M]. 北京：人民卫生出版社，2019：459.

[2] 尤黎明，吴瑛. 内科护理学[M]. 北京：人民卫生出版社，2017：377.

[3] 石兰萍. 临床内科护理基础与实践[M]. 北京：军事医学科学出版社，2012：350-352.

[4] 中华医学会. 临床技术操作规范护理分册[M]. 北京：人民军医出版社，2005：63.

[5] 王安，唐晓薇. 用尿沉渣分析仪对混浊尿液标本进行尿沉渣检查的效果分析. 当代医药论丛[J]，2020，18（09）：171-173.

[6] 孙笑语. 尿常规检验运用尿沉渣全自动分析仪和显微镜检测法的效果对比. 中国医药指南[J]，2019，17（25）：33-34.

[7] 刘天霞，王婷婷. AVE-763尿沉渣自动分析流水线与显微镜检查结果比较及复检规则的建立. 国际检验医学杂志[J]，2016，37（03）：406-408.

（贾静）

实验二　尿培养标本的采集法

一、概　念

尿培养标本采集（Collection specimen of Urine culture test）主要对尿液里的细菌进行培养，明确尿液中及尿道中细菌种类、量。

二、实验学时、类型和目的

（一）实验学时：0.5学时。

（二）实验类型：演示型。

（三）实验目的

1. 学会尿培养标本采集的方法。

2. 理解尿培养标本采集的注意事项。

三、适应证和禁忌证

（一）适应证：泌尿系统感染的患者。

（二）禁忌证：女性月经期不宜留取尿标本。

四、评　估

（一）核对：患者姓名、床号、诊断。

（二）患者情况：患者病情、意识、合作程度。

（三）环境：光线、温度、通风等。

五、操作准备

（一）物品准备：无菌导尿包、无菌试管、试管夹、手套、便盆、屏风。

（二）环境准备

1. 病室安静、整洁。

2. 调整进餐及治疗活动。

（三）护士准备：护士衣、帽、鞋整洁，洗净双手，戴口罩。

（四）患者准备：解释操作目的，取得患者同意配合。

六、操作流程

（一）操作步骤

步骤	图示
步骤1 核对（图4-2-1）： 根据标本采集原则进行核对，并贴标签或电子条形码于采集容器上。 **步骤2** 评估（图4-2-1）： 1.患者病情、意识状态、生命体征、目前进行的治疗、检验目的。 2.患者排尿情况。 3.患者心理状态。 4.患者沟通理解及合作能力。 **步骤3** 告知：尿培养标本采集的目的和配合方法。	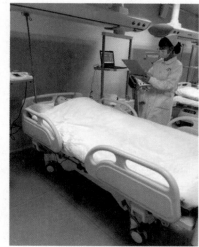 图4-2-1　核对评估
步骤4 准备用物及患者准备（图4-2-2）： 1.无菌导尿包、尿杯、无菌试管、试管夹、手套、便盆、屏风。 2.患者：取合适舒适体位。	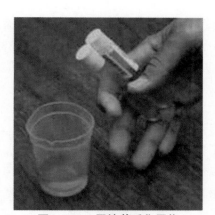 图4-2-2　尿培养采集用物
步骤5 标本采集（图4-2-3）： 1.女性患者留取中段尿培养法：取坐位或卧位垫便盆，护士戴手套，按导尿法清洁消毒外阴，尿道口用0.5%碘伏。嘱患者自行排尿，弃去前段尿液，护士用试管夹夹住无菌试管留取中段尿约10mL。留尿前后均将无菌试管及管塞在酒精灯火焰上消毒。留尿后盖紧管塞，马上送检。若患者需要同时留置尿管，按导尿方法留置尿管，见尿后弃去前端尿液接中段尿约10mL，于无菌试管中送检。协助患者穿戴妥当，整理用物脱手套。 2.男性患者留取中段尿培养法：基本同女性患者，将尿道口周围、包皮彻底消毒后留取。 **后续处理：** 1.整理：整理用物及床单位。 2.安抚患者：帮助患者取舒适体位，询问患者有无不适及需求，进行健康教育。 3.记录：洗手，做好护理记录。	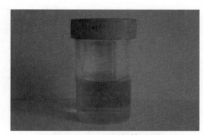 图4-2-3　尿培养采集

（二）注意事项

1. 严格无菌操作，以免污染尿液。

2. 注意保护患者的隐私。

3. 若使用一次性无菌导尿包，则不需要备试管夹、手套等用物。

4. 尿内勿混入消毒液，以免产生抑菌作用而影响检验结果。

5. 昏迷或尿潴留患者必要时可通过导尿术留取尿标本。

6. 及时送检。

七、知识拓展

尿定量培养的研究进展

尿定量培养（urine quantitative culture）目前仍然是卫健委推荐的实验室判断尿路感染经典方法，尿培养阳性是临床科室判断尿路感染的标准之一，也是使用抗生素的重要依据，但由于患者留取标本前可能已使用各类抗生素，或者未按要求留取合格中段尿标本，常导致尿定量培养时因未达到生长数量标本被误认为阴性结果或因尿液存放时间过久而导致的假阳性报告，或因送检前因各种污染导致生长三种以上菌而误认为标本不合格。因此需对现有的定量尿培养实验室判断标准进行补充和完善，以期提高尿细菌学检测临床符合率，降低尿培养的漏诊率和误诊率，有研究对定量尿培养结果进行分析，其中尿培养阳性（培养生长真菌和细菌）中，若结合尿沉渣涂片镜检WBC阳性，临床诊断符合率均显著增加，除此之外，结合尿沉渣涂片镜检无WBC诊断无尿路感染还可将尿培养阴性以及疑似污染与临床诊断符合率分别提高到77%和88%，所以单纯尿定量培养能增加实验室诊断尿路感染的假阳性和假阴性，结合尿沉渣涂片镜检WBC可提高实验室尿培养结果与临床诊断的阳性符合率和阴性符合率。

参考文献

[1] 葛均波、徐永健、王辰. 内科学[M]. 北京：人民卫生出版社，2019：459.

[2] 尤黎明，吴瑛. 内科护理学[M]. 北京：人民卫生出版社，2017：377.

[3] 石兰萍. 临床内科护理基础与实践[M]. 北京：军事医学科学出版社，2012：350-352.

[4] 中华医学会. 临床技术操作规范护理分册[M]. 北京：人民军医出版社，2005：63.

[5] 熊章华，陈益国，邹志宁，陈会，等. 尿培养结合尿沉渣涂片镜检在诊断尿路感染的作用研究. 实验与检验医学[J]，2017，35（6）：865-873.

（贾静）

实验三　24h尿标本采集法

一、概　念

24h尿标本（24-hour urine specimen）是患者于上午7时排空膀胱后，开始留取尿液，至次晨7时最后一次排尿留取24h内所有尿液标本。适用于对患者尿液进行多种实验室理化检查。

二、实验学时、类型和目的

（一）实验学时：1学时。

（二）实验类型：演示型。

（三）实验目的

1.学会24h尿标本采集的方法，能够指导患者留取24h尿标本。

2.叙述24h尿标本的采集注意事项。

三、评　估

（一）核对：床号、姓名、性别、年龄、住院号、诊断。

（二）患者情况

1.评估患者病情、意识、心理、对留取24h尿液的认知程度，解释留取24h尿液的目的、方法、注意事项，取得患者配合。

2.倾听患者要求，鼓励安慰患者。

（三）环境：光线、温度、通风等。

四、操作准备

（一）物品准备：500～1000mL带刻度的尿杯，3000～5000mL清洁带盖的收集容器，一次性尿杯和尿管，防腐剂。

（二）环境准备：清洁、舒适，屏风遮挡，温度、湿度适宜。

（三）护士准备：护士衣、帽、鞋整洁，戴口罩。

（四）患者准备

1.全身情况：患者病情、治疗、用药情况等。

2.局部情况：膀胱是否充盈，排尿是否顺畅。

3.心理状态：对留取标本有无焦虑、羞涩心理，对护理的要求与合作程度及自理能力。

五、操作流程

（一）操作步骤

步骤	图示
步骤1 核对及评估（图4-3-1）。 核对患者信息，评估患者病情、意识、心理、对留取24h尿液的认知程度，解释留取24h尿液的目的、方法、注意事项，取得患者配合。	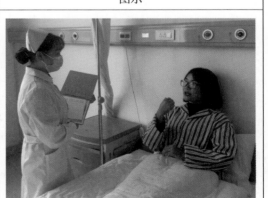 图4-3-1　核对及评估

续表

步骤	图示
步骤2 准备 1. 患者准备：体位舒适。 2. 环境准备：清洁、舒适，屏风遮挡，温度、湿度适宜。 3. 自身准备：护士衣帽整洁，洗手，戴口罩。 4. 用物准备：500～1000mL带刻度的量尿杯，3000～5000mL清洁带盖的收集容器（图4-3-2）。	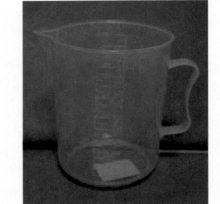 图4-3-2　量尿杯
步骤3 留取标本 嘱患者排空膀胱后将尿液排入准备的容器内，直至第二日早晨7时。每次排尿液倒入塑料桶时，均需要将桶里的尿液摇匀，第一次留尿后根据需要请护士加入防腐剂并盖好桶盖，收集完24h尿液后，测量并记录尿量，取适量（一般为10mL）装入贴好标签的一次性尿管送检（图4-3-3）。	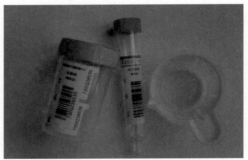 图4-3-3　一次性尿杯和尿管
步骤4 整理 1. 清理用物，整理床单位，协助患者取舒适体位（图4-3-4）。 2. 再次核对患者信息、标本条码后及时送检。 3. 洗手记录。	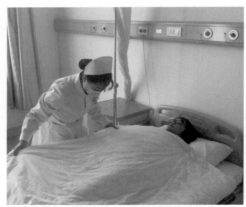 图4-3-4　整理床单位

（二）注意事项

1. 收集尿液的容器要清洁，收集尿液时避免粪便及阴道分泌物污染，女性避开月经期，留置导尿者于集尿袋下方引流孔收集。

2. 不能合作：昏迷、尿失禁、尿潴留者用导尿法留取标本。

3. 注意屏风遮挡，保护患者的隐私。

4. 当天留尿之前按照正常饮食、正常活动，避免剧烈运动及高脂肪高蛋白饮食。

5. 收集后的尿液要放置于阴凉处。注意准确收集24h全部尿液，充分混匀后取样送检。

六、知识拓展

尿液检查常用防腐剂有哪些？

常用的防腐剂有：

1. 甲苯：用于尿糖、尿蛋白检测的防腐剂，可在尿液表面形成一薄膜层，以阻止标本与空气接触。用量为每升尿中加甲苯5mL。

2. 甲醛：能较好地保存细胞和管型，用量为每升尿中加入400g/L甲醛5mL，因甲醛为还原剂，可干扰尿糖测定，所以不能用于尿糖检测的防腐剂。

3. 麝香草酚：用于尿电解质、结核杆菌检查，用量为1g/L尿。过量使用可致加热乙酸法尿蛋白定性出现假阳性结果，以及干扰尿胆色素检测。

4. 盐酸：用于尿17羟或17酮类固醇、肾上腺素或去甲肾上腺素、儿茶酚胺等化学成分定量检查。用量5~10mL/L尿液。

5. 冰乙酸：用于醛固酮和5-羟色胺检测的防腐剂，在24h尿液中加入10~25mL。

参考文献

[1] 尤黎明，吴瑛. 内科护理学[M]. 北京：人民卫生出版社，2017：380-381.

[2] 李小寒，尚少梅. 基础护理学[M]. 北京：人民卫生出版社，2017：325-338.

[3] 万学红，卢雪峰. 诊断学[M]. 北京：人民卫生出版社，2015：300-301.

（李楠）

实验四 腹膜透析术的护理

一、概　念

腹膜透析（Peritoneal Dialysis）是利用腹膜的半透膜特性，向腹腔内灌入一定量的生理性腹膜透析液，通过弥散、对流和渗透的原理，清除体内的代谢废物和过多水分，纠正电解质和酸碱失衡，以维持机体内环境稳定。

二、实验学时、类型和目的

（一）实验学时：2学时。

（二）实验类型：演示型。

（三）实验目的

1. 学会腹膜透析术的护理方法。

2. 理解腹膜透析术的注意事项。

3. 体会腹膜透析术的意义。

三、适应证和禁忌证

（一）适应证

1. 急性肾衰竭。

2. 慢性肾衰竭。

3. 急性药物或毒物中毒等。

（二）禁忌证

1. 近期腹部手术有腹腔引流。

2. 高度肠梗阻或结肠造瘘、粪瘘者。

3. 膈疝。

4. 局限性腹膜炎及广泛腹膜粘连。

5. 腹腔内有弥漫性恶性肿瘤或病变性质不清者。

6. 严重肺部病变伴呼吸困难。

7. 妊娠。

四、评　估

（一）核对：患者姓名、床号、诊断。

（二）患者情况：患者病情、意识、生命体征、合作程度、心理状况等。

（三）环境：光线、温度、通风等。

五、操作准备

（一）物品准备：腹膜透析液（37℃），口罩、蓝夹子、碘伏帽、专用秤、量杯。

（二）环境准备：做好保护性隔离，透析前房间以紫外线照射30min，每日三次用0.1%含氯制剂擦拭患者的床桌等用物，注意房间通风换气。

（三）护士准备：护士衣、帽、鞋整洁，洗净双手，戴口罩。备齐用物，向患者说明腹膜透析目的、过程、注意事项，取得患者配合。

（四）患者准备：排空尿便，摆好检查操作体位。

六、操作流程

（一）操作步骤

步骤	图示
步骤1 准备（图4-4-1）： 做好解释工作，取得合作，查对透析液处方，核对患者，协助患者摆放体位，充分暴露透析管路，垫好小毛巾。	 图4-4-1　解释核对

续表

步骤	图示
步骤2 连接：打开包装袋，取出双联系统，检查接口拉环，管路，出口塞和透析液袋是否完好无损，腹膜透析液是否清澈，有无杂质。正确连接双联系统与短管。 **步骤3** 引流（图4-4-2）： 打开短管旋钮开关，将存留在腹腔中的腹膜透析液引流到废液袋，注意观察引流液颜色、是否有浑浊、引流是否通畅、引流量。 **步骤4** 冲洗（图4-4-2）： 引流完后关闭管路，折断透析液袋口处绿色出口塞，将空气排入引流袋后，夹闭出液管。 **步骤5** 灌注（图4-4-2）： 打开短管旋钮开关开始灌注。灌注结束后，用另一蓝夹子夹闭入液管路。 **步骤6** 分离：准备好新的碘伏帽，并检查碘伏帽内的海绵是否浸润，然后分离短管与双联系统，用新的碘伏帽封护好短管口。 **步骤7** 记录： 腹腔放出透析液称量并记录。 **后续处理：** 1.整理：整理用物及床单位。 2.安抚患者：帮助患者取舒适体位，询问患者有无不适及需求，进行健康教育。 3.记录：洗手，做好护理记录（图4-4-3）。	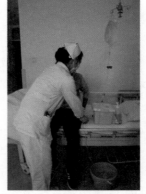 图4-4-2 引流—冲洗—灌注 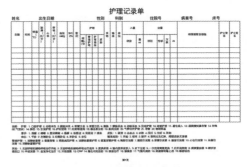 图4-4-3 护理记录单

（二）注意事项

1. 腹膜透析的护理

（1）严格无菌操作。

（2）密切观察放出透析液性质，注意患者有无腹痛表现，定期送检，细菌培养及药物敏感实验。

（3）腹痛的患者可适当调整透析管的位置，透析液的温度流速和酸碱度。

（4）做好监测工作。每日监测体重，24h出入量，记录透析液每一次进出腹腔的时间、液量、停留时间，定期送引流液做各种电解质及糖的检查，透析过程中观察有无脱水或水潴留等。

（5）饮食护理：进食高蛋白、高维生素、低碳水化合物、低脂肪、低磷饮食。每日蛋白摄入量为1.2～1.3g/kg·d，总热量一般为125～146.44kJ/kg·d，控制盐、水，记录出入量，食盐 2～3g/d，钾2.0～2.5 g/d，磷700mg/d，钙600 mg/d。

（6）透析管的护理：每日透析前需将导管及皮肤出口处，用络合碘溶液消毒并盖上敷料，并保持其清洁干燥，如有潮湿立即更换。平时应仔细观察透析管出口处有无渗血漏液红肿等，若有上述情况应做相应处理。

2.腹膜透析常见并发症及护理

（1）皮肤隧道口及隧道感染：插管前给予预防性抗生素；术后保持伤口敷料清洁干燥；妥善固定导管；隧道口愈合前，避免举重物用力过度；定期清洗隧道口皮肤，可以用0.5%碘伏清洗导管口周围皮肤，然后用盐水擦洗管口，并以无菌透气敷料覆盖，每天或隔天进行一次；一旦出现隧道口或隧道感染，给予局部用0.5%碘伏，消毒后用双氧水冲洗，再用0.9%氯化钠溶液冲洗，最后用稀释的庆大霉素（庆大霉素8万单位加0.9%氯化钠溶液1～2mL）浸湿纱布湿敷，每天一到两次；根据分泌物细菌培养结果，选用敏感抗生素，在培养结果未出来前，首先选用抗革兰氏阳性细菌的药物给予腹腔和全身应用；经局部处理及全身用药后，临床症状无改善，应考虑拔除导管重新置管。

（2）细菌性腹膜炎：细菌性腹膜炎可见透析液浑浊、腹痛压痛及反跳痛、恶心呕吐和腹泻、发热以低、中度热为常见，少数患者为高热伴寒战。可保持操作环境洁净光线充足；更换透析液时，必须遵循正确的操作步骤，严格执行无菌操作；认真做好导管出口处的护理；一旦出现腹膜炎，立即留取透出液做常规和细菌学检查，用1.5%透析液1～2L，每升加肝素8mg输入腹腔后不停留即放出，连续冲洗腹腔3次，至透析液澄清，给予腹腔内使用抗生素，在培养结果未出前先行经验性抗生素治疗；根据培养和药敏试验结果，调整用药。加强支持疗法，补充蛋白质，抗生素治疗无效时应考虑拔管。

（3）腹痛：腹痛可表现为全身胀痛、弥漫性腹痛、持续性腹痛或腹部压痛反跳痛、有3%～4%患者出现会阴部及肛周部位疼痛，尤其在灌入透析液或引流透析液即将结束时更加明显，一般于置管后1～2周自行消失。可在透析初期从小剂量开始；透析液的温度应控制在37℃左右；缩小引流袋与腹腔的距离，在引流接近结束下腹出现疼痛时，立即停止引流，开始灌入新的腹透液；在透析液中加入5%利多卡因5mL，可起到止痛效果；透析液中加入碳酸氢钠，提高透析液的pH值。

七、知识拓展

腹膜透析液的研究进展

腹膜透析液是腹膜透析治疗不可或缺的重要组成部分。研发能够达到充分透析治疗目的、生物相容性好、具有腹膜保护功能并可改善患者生活质量和临床结局的腹膜透析液是新型腹膜透析液研究的目的。新型腹膜透析液有：

1.中性pH、低GDPs腹膜透析液：GDPs为传统腹膜透析液在生产、储存和加热过程中产生的葡萄糖的代谢产物，包括乙二醛、葡萄糖酮、甲基乙二醛，3-脱氧葡萄糖醛酮，3-脱氧半乳糖、4-双脱氧葡萄糖酮醛-3-烯等，平均相对分子质量大约100，但大部分GDPs尚不明确。鉴于GDPs的各种可能的毒性作用，在生产和加工过程中应该尽量减少其产生。中性pH、低GDPs腹膜透析液，是利用双室双袋腹膜透析液将缓冲剂和葡萄糖分别消毒，并分隔包装，使高浓度葡萄糖处于低pH值环境（2.8～3.2），从而最大限度降低GDPs的产生。双室双袋腹膜透析液的包装方式使腹膜透析液混合后的pH值在7.0～7.4之间，使其较传统腹膜透析液更符合人体生理状态。

2.艾考糊精腹膜透析液：艾考糊精是从淀粉中提取的平均相对分子质量约为16200的葡萄糖聚合物，约为葡萄糖相对分子质量的100倍。艾考糊精通过形成胶体渗透压发挥作用，超滤能力相当于

3.86%/4.25%的葡萄糖腹膜透析液，由于其产生的是胶体渗透压，其超滤效应不依赖水通道，不存在钠筛作用，此外，其降解缓慢，可维持净超滤达16h，具有良好的超滤功能，尤其适用于腹膜转运类型为高转运和高平均转运的患者。

参考文献

[1] 葛均波，徐永健，王辰.内科学[M].北京：人民卫生出版社，2019：524.
[2] 尤黎明，吴瑛.内科护理学[M].北京：人民卫生出版社，2017：425.
[3] 任辉，余珊.临床护理技术图解丛书-内科护理技术[M].北京：人民卫生出版社，2012：186-188.
[4] 石兰萍.临床内科护理基础与实践[M].北京：军事医学科学出版社，2012：377-384.
[5] 中华医学会.临床技术操作规范护理分册[M].北京：人民军医出版社，2005：63.
[6] 郭红霞，唐雯.新型腹膜透析液的研究进展.中国血液净化[J]，2020，19（6）：403-405.

（贾静）

实验五　肾穿刺活检术的护理

一、概　念

"经皮肾穿刺活体组织检查"（percutaneous renal biopsy，RB）是目前临床肾脏穿刺检查中最常用的方法，是诊断肾脏疾病尤其是肾小球疾病的重要方法，为临床医生提供病理学诊断依据。对肾小球疾病确定诊断、制定正确的治疗方案及评估预后有着重要意义，已成为肾内科一项重要检查。

二、实验学时、类型和目的

（一）实验学时：2学时。
（二）实验类型：演示型。
（三）实验目的
1.能够说出肾穿刺活检术操作中的护理要点。
2.知晓肾穿刺活检术的操作过程。
3.能正确叙述肾穿刺活检术中的注意事项及肾穿刺活检术后的护理要点。

三、适应证和禁忌证

（一）适应证
1.原发性肾小球疾病。
2.继发性肾脏病。
3.疑为遗传性家族性的肾小球疾病。
4.急性肾损伤病因不明或肾功能恢复迟缓时应及早行肾活检，做肾活检可帮助明确诊断和指导治疗。
5.缓慢进展的肾小管，肾间质疾病。
6.肾脏移植后疾病，肾活检可帮助诊断排斥反应或者药物如环孢素A毒性反应，指导调整治疗。
7.连续穿刺可以帮助了解肾脏疾病的发展过程，观察药物治疗的反应和估计患者的预后。

（二）禁忌证

1.绝对禁忌证

（1）有明显出血倾向者。

（2）重度高血压无法控制者。

（3）精神病或不配合操作者。

（4）孤立肾。

（5）肾体积缩小。

2.相对禁忌证

（1）泌尿系统感染：如活动性肾盂肾炎、肾结核、肾脓肿或肾周围脓肿等。

（2）肾肿瘤或肾动脉瘤。

（3）多囊肾或肾脏大囊肿。

（4）肾脏位置不佳。

（5）慢性肾衰竭。

（6）过度肥胖。

（7）重度腹水。

（8）心功能衰竭、严重贫血、低血容量、妊娠或年迈不易穿刺者。

四、评　估

（一）核对：床号、姓名、性别、年龄、住院号、诊断。

（二）患者情况

1.了解患者病情、意识、心理、对肾脏穿刺检查的认知程度，解释肾脏穿刺检查目的、过程、注意事项，消除患者恐惧心理，取得配合，询问有无药物过敏史。

2.倾听患者要求，鼓励安慰患者，签署知情同意书。

（三）环境：光线、温度、通风等。

五、操作准备

（一）物品准备：治疗车：肾活检穿刺包、穿刺针、自动穿刺枪、0.2%利多卡因、5mL一次性注射器、盐袋、腹带、手术刀片、标本盒。

（二）环境准备：手术室安静、整洁；调整温度避免患者受凉。

（三）护士准备：护士衣、帽、鞋整洁，洗净双手，戴口罩、手套。

（四）患者准备：解释操作目的，取得患者同意配合，嘱患者排尿。

六、操作流程

（一）操作步骤

步骤	图示
步骤1 术前护理（图4-5-1）： 1. 心理护理：针对患者和家属容易对手术产生恐惧、担忧等不良情绪，以及对疾病的认识和相关知识的缺乏，主动与患者面对面交谈，告知患者肾穿刺活检术的目的，向患者介绍穿刺成功的病例，并告知患者穿刺的时间、方法、术中可能出现的不适感，积极回答他们提出的问题，从而减轻患者的心理负担，树立治疗疾病的信心。 2. 术前行穿刺体位训练 指导患者俯卧位小腹下垫一软枕。 3. 指导患者进行吸气后屏气动作的训练，每天训练5次以上，15s/次。 4. 术前训练床上使用坐便器。 5. 完善术前其他准备工作 肾穿刺前常规行B超检查，了解双肾的大小、位置，以确定穿刺点；抽血化验血小板、血红蛋白、凝血项、肝功能、肾功能、乙肝表面抗原；有效控制血压（术前血压≤140/90 mmHg）。	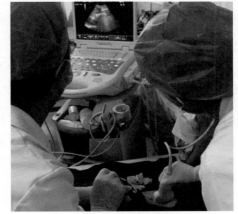 **图4-5-1 术前护理**
步骤2 核对及评估： 核对患者信息，评估患者病情、意识、心理、对肾脏穿刺检查的认知程度，解释肾脏穿刺检查的目的、方法、注意事项，取得患者配合。	
步骤3 准备： 1. 患者准备：患者取俯卧位，腹部垫沙枕。 2. 环境准备：手术室安静、整洁；调整温度避免患者受凉。 3. 自身准备：护士衣帽整洁，洗手，戴口罩。 4. 用物准备：治疗车：肾活检穿刺包、穿刺针、自动穿刺枪、0.2%利多卡因、5mL一次性注射器、盐袋、腹带、手术刀片、标本盒。 5. 超声定位（图4-5-2）、穿刺针进针分别由医生操作。 6. 选择适宜的穿刺点，消毒铺巾。	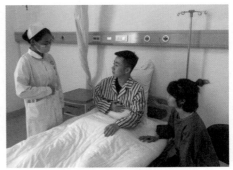 **图4-5-2 超声定位**
步骤4 穿刺及术中护理： 医生常规左侧肾区皮肤消毒铺巾，引导探头套无菌手套，以肾脏下1/3部分为穿刺区域，确定穿刺点，穿刺方向指向肾下极。 局麻后，尖刀切开穿刺点皮肤，在超声引导下进针，当针尖抵肾被膜致凹陷时，嘱患者吸气后憋气，发射活检枪后迅速拔针。常规取2~3针，固定标本。分别送光镜、电镜和免疫荧光检查。 由于肾穿刺活检术是无菌操作，无家属陪护，患者难免心理紧张，应帮助患者取俯卧位及时给予心理支持，必要时，伸手握住患者的手，利用肢体语言及言语增加患者的安全感，并在穿刺中根据医嘱需要指导患者配合穿刺深呼吸后屏气，配合医师递送术中用物，同时严密观察患者生命体征。	

续表

步骤	图示
步骤5 **后续处理**（图4-5-3）： 1. 整理：术后穿刺点加压3~5min，必要时腹带加压包扎。嘱患者平卧24h，多饮水，密切观察尿常规及血压变化，必要时超声复查。 2. 安抚患者：帮助患者取平卧位，询问患者有无不适及需求，进行健康教育。术后心电、血压监护24h，查尿常规，观察有无持续性肉眼血尿；有无穿刺部位疼痛，血压下降等，如出现上述情况行床旁B超明确诊断并及时处理。 3. 肾穿术后当日予止血治疗。 4. 肾穿术后48h复查双肾B超了解有无肾周血肿。 5. 术后1h内完成肾穿刺记录：详尽记录肾穿时间、术者、麻醉方式、穿刺部位、穿刺过程及穿刺前、穿刺中、穿刺后患者生命体征变化、有无并发症等；由术者记录或助手记录，术者审核后签字。	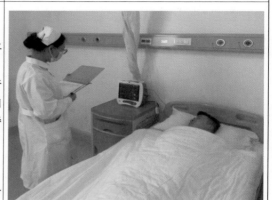 图4-5-3　后续处理

（二）注意事项

1. 肾穿术后当日予止血治疗。

2. 肾穿术后48h复查双肾B超了解有无肾周血肿。

3. 术后1h内完成肾穿刺记录：详尽记录肾穿时间、术者、麻醉方式、穿刺部位、穿刺过程及穿刺前、穿刺中、穿刺后患者生命体征变化、有无并发症等.

七、知识拓展

肾活检病理标本送检要求

1. 穿刺出的标本需立即按要求进行分割。

2. 电镜标本放入电镜固定液中。

3. 荧光标本放置于荧光标本保存液中。

4. 常规光镜标本放入福尔马林固定液中。

5. 将分割好的标本放入冰箱冷藏室内，等待配送人员上门收取标本。

参考文献

[1] 尤黎明，吴瑛. 内科护理学[M]. 北京：人民卫生出版社，2017：375-427.

[2] 葛均波，徐永健，王辰. 内科学[M]. 北京：人民卫生出版社，2019：1.

[3] 李小寒，尚少梅. 基础护理学[M]. 北京：人民卫生出版社，2017：325-338.

（李楠）

实验六　　尿路感染患者的护理

一、概　念

尿路感染简称尿感（urinary tractinfection，UTI），是由于各种病原微生物感染所引起的尿路急、慢性炎症。根据感染部位可分为上尿路感染和下尿路感染。上尿路感染主要是肾盂肾炎，下尿路感染主要是膀胱炎和尿道炎。本病多见于育龄期女性、老年人、免疫力低下及尿路畸形者。

二、实验学时、类型、目的

（一）实验学时：2学时。

（二）实验类型：综合型。

（三）实验目的

1. 识记尿路感染患者的护理要点。

2. 理解尿路感染患者的临床表现、护理评估。

3. 能对尿路感染患者进行健康指导。

4. 培养学生团队合作意识及解决实际问题的能力。

三、评　估

（一）第一幕

1. 病史摘要：患者，女性，26岁，已婚，出租车司机，因发热、尿频、尿急、尿痛5d来诊。患者5d前无明显诱因发生尿频、尿急、尿痛，伴耻骨弓上不适，无肉眼血尿，下肢无水肿，无腰痛，因怕排尿而不敢多喝水，同时服止痛药，但症状仍不好转来诊。2年来有多次相似病史，多自行服药缓解，本次发病以来精神状态稍差，饮食、睡眠较差。大便正常。既往体健，无结核病史和结核病接触史，无药物过敏史。个人史和月经史无特殊。

2. 体检摘要。体检：T：38.5℃，P：80次／min，R：18次／min，BP：120／80mmHg。一般情况可，无皮疹，浅表淋巴结无肿大，巩膜无黄染，咽（-）。心肺（-），腹平软，左侧上输尿管点压痛，肝脾肋下未触及，左肾区有叩痛，下肢不肿。

3. 辅助检查

实验室检查：Hb：130g／L，WBC：13.2×10^9／L，N：80%，L：20%，PLT：230×10^9／L；尿蛋白（-），WBC：30~40个/HP，RBC：0~3个／HP；粪便常规（-）。

（二）第二幕

入院后第三天：患者担心本病是否会反复发作，能否完全治愈。护士进行护理评估，提出护理诊断，实施护理措施。

四、实验准备

（一）物品准备：听诊器、血压计、体温计、吸氧设备1套、入院记录单、医嘱单、输液器1套，治疗车、手消毒液等。0.9%NS液体、其他用药（氨苄西林等）。

（二）环境准备

1. 模拟病房安静、整洁。

2. 温湿度适宜。

（三）人员准备：以医疗组为单位，由学生分别扮演医生、护士、家属。医护人员衣、帽、鞋整洁，洗净双手，戴口罩。

步骤	图示
步骤1 入院护理：第一幕 医护对患者自我介绍，询问病史（图4-6-1）。 围绕主诉，现病史，既往史，心理及社会资料询问。 ↓ 重点询问病史尤其本次发病特点及诊治过程。 病史：发热、尿频、尿急、尿痛5天。 查体：T：38.5℃，左侧上输尿管点压痛，左肾区有叩痛. 实验室检查：WBC：$13.2 \times 10^9 / L$，N：80%，尿常规WBC：30～40个/HP，RBC：0～3个/HP ↓ 医护合作：医生讨论诊治方案；护士遵循整体护理理念对患者进行护理（图4-6-2）。 ↓ **医生：** 初步诊断： 急性肾盂肾炎 医嘱单： 长期医嘱： 1.肾脏病护理常规 2.二级护理 3.静脉使用抗菌药物 临时医嘱： 1.血常规、尿常规、大便常规。 2.肝肾功能、电解质、血糖、血脂、凝血功能、CRP、ESR、血培养+药敏。 3.清洁中段尿培养+药敏、尿红细胞位相和白细胞分类、尿找抗酸杆菌。 4.泌尿系统B超。 **护士：** 护理诊断： 1.排尿障碍：与尿路感染所致的尿路刺激征有关。 2.体温过高：与急性肾盂肾炎有关。 3.焦虑：与病程长、病情反复发作有关 ↓ 护理措施： 1.介绍病区环境和布局，妥善安置患者。急性发作期尽量卧床休息。 2.执行医嘱：建立静脉通路（图4-6-3），观察患者病情。监测生命体征尤其是体温的变化，对高热患者注意做好降温和生活护理，同时注意观察腰痛的性质、部位、程度及变化。 3.讲解用药的目的、不良反应和副作用 4.协助完成各项辅助检查。 5.生活护理：在无禁忌证的情形下，嘱患者尽量多饮水。同时应摄入清淡、易消化、营养丰富的食物。定期做好会阴部的清洁。	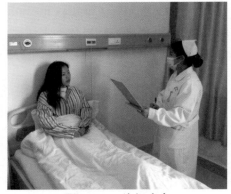 图4-6-1　询问病史 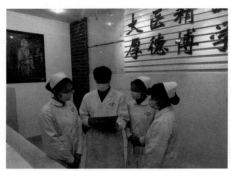 图4-6-2　医护合作 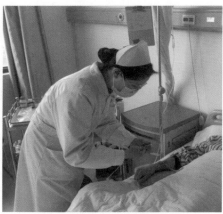 图4-6-3　建立静脉通路

续表

步骤	图示
步骤2 入院护理：第二幕（入院后第3天） 患者情绪波动（图4-6-4）。 患者入院经过治疗后症状明显改善，询问是否可以尽快停药出院，但是担心今后会不会再次反复发作，神情忧虑。 ↓ 护理评估：该患者为已婚女性，工作为出租车司机，工作原因长期饮水较少，常憋尿，运动少，生活饮食不规律，是尿路感染等疾病的高危人群。 ↓ 护理措施： 1.心理护理 鼓励患者表达内心的感受。向患者解释此病的起因和预后，以减轻其紧张、恐惧等不良心理反应。 2.健康指导（图4-6-5）。 （1）疾病预防指导　①保持规律生活，避免劳累，坚持体育运动，增加机体免疫力。②多饮水、勤排尿是预防尿路感染最简便而有效的措施。每天应摄入足够水分，以保证足够的尿量和排尿次数。③注意个人卫生，尤其女性，要注意会阴部及肛周皮肤的清洁，特别是月经期、妊娠期、产褥期。学会正确清洁外阴部的方法。④与性生活有关的反复发作者，应注意性生活后立即排尿。⑤膀胱—输尿管反流者，需要"二次排尿"，即每次排尿后数分钟再排尿一次。 （2）疾病知识指导　告知患者尿路感染的病因、疾病特点和治愈标准，使其理解多饮水、勤排尿以及注意会阴部、肛周皮肤清洁的重要性，确保其出院后仍能严格遵从。教会患者识别尿路感染的临床表现，一旦发生尽快诊治。 （3）用药指导　嘱患者按时、按量、按疗程服药，勿随意停药，并按医嘱定期随访。	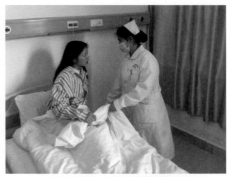 图4-6-4　患者情绪波动 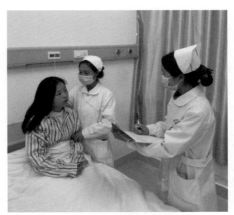 图4-6-5　健康指导

五、知识拓展

预防留置尿管感染——聚合物导管涂层的使用

留置导管引发的感染在医源性感染中最为常见，而留置导管相关感染通常是由细菌生物膜引起的。因此，防止细菌的定植及生物膜的形成是解决留置导管相关感染的重要挑战之一。目前，医用材料抗菌表面的构建主要是通过涂层，接枝和本体改性三种途径实现的。其中，抗菌涂层简单快速，并且不会改变导管本身的机械性。已证明聚六亚甲基双胍盐酸盐（PHMB）具有优异的抗菌性及良好的生物相容性，聚氨酯涂层用于抗菌导管，有助于预防感染 美国布朗大学的研究人员开发了一种新型的血管内导管抗菌涂层，它可以帮助预防导管相关的血流感染，这是最常见的医院感染类型。布朗大学工程助理教授也就是这项新论文的作者 Anita Shukla 说："这类感染是医院、医疗保健提供者和大多数患者的主要负担。"我们想开发一种既能杀死浮游（自由漂浮）细菌又能防止细菌在表面定植的涂层。在这篇论文中，研究人员表明，聚氨酯涂层可以很容易地应用于各种相关医学器械材料的表面，并逐渐释放出一种叫作金诺芬的药物，在实验室测试中可以杀死近一个月的耐甲氧西林金黄色葡萄球菌（MRSA）细菌。试验还表明，该涂层可防止MRSA生物膜的形成，对抗菌处理尤其有效。

参考文献

[1] 尤黎明，吴瑛. 内科护理学[M]. 北京：人民卫生出版社，2017：401-405.

[2] 葛均波，徐永健，王辰. 内科学[M]. 北京：人民卫生出版社，2019：491-496.

[3] 李小寒，尚少梅. 基础护理学[M]. 北京：人民卫生出版社，2017：325-338.

[4] 尤黎明，吴瑛. 内科护理学实践与学习指导[M]. 北京：人民卫生出版社，2017：148-149.

（李楠）

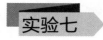 **慢性肾衰竭患者的护理**

一、概　念

慢性肾功能衰竭（Chronic Renal Failure）是各种原发、继发或先天遗传性肾病不断进展，并导致肾结构损害和肾功能不可逆下降，最终出现以代谢产物潴留、水电解质和酸碱平衡紊乱为主要表现的一组临床综合征。

二、实验学时、类型和目的

（一）实验学时：4学时。

（二）实验类型：设计型。

（三）实验目的

1. 学会泌尿系统危重患者的治疗及护理要点。

2. 理解慢性肾功能衰竭患者的护理评估及临床表现。

3. 体会慢性肾衰竭患者的常见病因及诱因。

三、评　估：

（一）病史摘要：患者，男性，45岁，间断水肿3年，夜尿增多2年，乏力、厌食1个月就诊。患者3年前无明显诱因出现晨起眼睑水肿，无乏力，纳差，腰痛，血尿等，于当地医务所测血压150/90mmHg，未规律诊治。此后水肿间断出现，时有时无，时轻时重，未予重视。近2年来出现夜尿增多，3~4次/夜，未诊治。患者近1个月无诱因感乏力、厌食，有时伴恶心、腹胀，无腹痛、腹泻或发热。自服多潘立酮（吗丁啉）无效，乏力厌食症状进行性加重，遂就诊。患者自发病以来睡眠可，大便正常，尿量无明显改变，近1年体重有下降（具体不详）。既往史：无糖尿病史，无药物滥用史，无药物过敏史。

（二）体检摘要：T：36.3℃，P：70次/min，R：20次/min，BP：150/90mmHg。身高178cm，体重83kg，慢性病容，贫血貌，双眼睑轻度水肿，皮肤有氨味，浅表淋巴结无肿大，巩膜无黄染。心、肺、腹部查体未见异常。双下肢无水肿。

（三）辅助检查：血常规：Hb 88g/L；尿常规：蛋白（++），RBC（++）；粪便常规（-）。血生化：Cr 900μmol/L，HCO_3^- 15mmol/L，血磷升高。B超：双肾缩小，左肾8.7cm×4.0cm，右肾9.0cm×4.1cm，双肾皮质回声增强，皮髓质分界不清。

四、实验准备

（一）物品准备：Simman3G模拟人、无菌干燥试管、治疗碗、消毒干棉球、无菌手套、0.5%碘伏、长柄试管夹、便盆、火柴、屏风、导尿包、尿壶、集尿瓶、标本瓶、防腐剂（0.5%~1%甲苯、浓盐酸）、注射器、2%利多卡因、活检穿刺枪、无菌手套、敷料、皮肤消毒剂、沙袋、固定液、标本瓶。

（二）环境准备

1.模拟病房安静、整洁。

2.温湿度适宜。

（三）人员准备：以医疗组为单位，由学生分别扮演医生、护士、家属。医护人员衣、帽、鞋整洁，洗净双手，戴口罩。

五、实验流程

步骤	图示
步骤1 入院护理： 医护人员向患者及家属自我介绍，了解患者的基本信息（图4-7-1）。 围绕主诉，现病史、既往史、心理及社会资料询问。 ↓ 重点询问病史尤其本次发病特点及诊治过程。阅读门诊资料（图4-7-1）。 ↓	 图4-7-1　收集资料

续表

步骤	图示

病史：患者，男性，45岁，间断水肿3年，夜尿增多2年，乏力、厌食1个月就诊

体格检查：

T：36.3℃，P：70次/min，R：20次/min，BP：150/90mmHg。身高178cm，体重83kg，慢性病容，贫血貌，双眼睑轻度水肿，皮肤有氨味，浅表淋巴结无肿大，巩膜无黄染。心、肺、腹部查体未见异常。双下肢无水肿。

辅助检查：血常规：Hb 88g／L；尿常规：蛋白（++），RBC（++）；粪便常规（－）。血生化：Cr900μmol／L，HCO_3^- 15mmol／L，血磷升高。B超：双肾缩小，左肾8.7cm×4.0cm，右肾9.0cm×4.1cm，双肾皮质回声增强，皮髓质分界不清。

↓

医护合作：医生讨论诊治方案；护士遵循整体护理理念对患者进行护理（图4-7-2）。

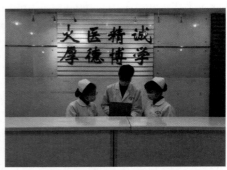

图4-7-2　医生护士做出相应的诊断与治疗、护理方案

医生：

临床诊断：

1.慢性肾衰竭（尿毒症期）

2.肾性高血压

3.肾性贫血（中度）

4.代谢性酸中毒（图4-7-2）

护士：

护理诊断：

1.营养失调：与肾功能障碍，营养物质代谢紊乱、摄入减少等有关。

2.体液过多：水肿。与水钠潴留和尿内丢失大量蛋白有关

3.潜在并发症：水电解质、酸碱平衡失调。与尿少及限制饮食、水和肾单位损害有关。

4.焦虑：与对疾病的了解，健康知识缺乏有关（图4-7-2）。

↓

诊疗计划：

1.内科一级护理

2.营养治疗低蛋白饮食。

3.降压治疗。

4.纠正肾性贫血。

5.防治并发症（图4-7-3）。

护理措施：

1.指导患者卧床休息，适度活动。

2.合理饮食。

3.密切观察病情（图4-7-3）。

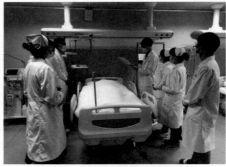

图4-7-3　处理措施及病情观察

设计一：药物对症治疗、静脉输注白蛋白必要时给予血液净化治疗有效。

设计二：单纯药物治疗效果不佳。

续表

步骤	图示
步骤2 入院护理：设计一 遵医嘱给予口服硝苯地平控释片，卡维地洛片控制血压；口服肾衰宁胶囊保肾清除毒素；皮下注射重组人促红细胞注射液纠肾性贫血；泵注呋塞米注射液利尿消肿、静脉输注白蛋白，必要时给予血液净化清除多余水分缓解症状（图4-7-4）。 ↓ 观察监测记录给药过程中及给药后患者的相关指标（图4-7-5）。 ↓ 患者经过治疗后病情缓解，相关指标改善。 ↓ 护理评估：患者病情逐渐缓解，药物对症治疗、静脉输注白蛋白，治疗有效。 **步骤3** 入院护理：设计二（单纯药物对症治疗效果不佳） 评估病情：（图4-7-6） 入院1周后，患者感全身乏力，腹胀明显，全身重度水肿，无恶心呕吐，神志清，精神差，食欲尚可，睡眠差。 体格检查：P：72次/min，R：20次/min，BP：150/90mmHg，颜面部水肿，腹部、四肢、阴囊重度水肿。 肝功及肾功示：总蛋白46.6g/L、白蛋白25.4g/L、尿素氮17.9mmol/L、肌酐153.4μmol/L。 ↓ 护理评估：患者为老年患者，单纯使用相关药物后效果不佳，仍存在血压高，水肿等症状。 ↓ 护理诊断： 体液过多：水肿，与水钠潴留和尿内丢失大量蛋白有关。 ↓ 护理措施： 1.合理饮食。 2.指导患者卧床休息。 3.密切观察病情，监测生命体征（图4-7-7）。 ↓ 饮食调整，单纯药物降压及治疗消除水肿不明显，需静脉输注白蛋白必要时给予血液透析治疗。	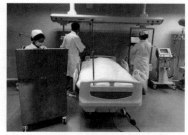 图4-7-4　遵医嘱给予治疗 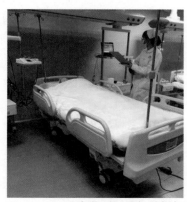 图4-7-5　观察监测记录相关指标 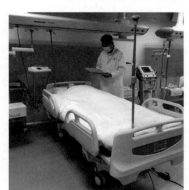 图4-7-6　评估病情 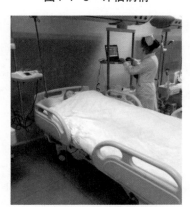 图4-7-7　监测相关指标

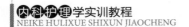

六、知识拓展

慢性肾衰竭临床分期标准

慢性肾衰是发生在各种慢性肾脏疾病晚期的一个临床综合征。是由各种原因所造成的肾单位严重破坏，以及肾实质性不可逆转的功能损害，从而产生临床上以蛋白质代谢产物潴留，水、电解质及酸碱平衡失调和体内各种毒物排泄障碍，出现全身一系列中毒症状。

临床上按肾衰的程度可分为4期，即肾功能代偿期、氮质血症期、肾衰竭期及尿毒症期。由于慢性肾衰是慢性肾脏疾病的终末期表现，肾单位结构已经变性、纤维化及萎缩，因此，对其处理不像急性肾衰那样可以度过危险期，等待病情逆转和恢复健康。慢性肾衰的治疗不是企图用药物逆转病变，而是根据内环境稳定的情况，按照病理生理学原理进行必要的调整，力求内环境稳定，使肾脏已有病变的发展变慢，保存健存肾单位，尽可能维持一定代偿能力，延长存活时间。

临床分期标准：①肾功能代偿期：正常人的肾小球滤过率为120mL/min。此期肾小球滤过率减少至30～60mL/min，肾单位减少约20%～25%。此时肾贮备能力虽已丧失，但对于排泄代谢产物，调节水、电解质及酸碱平衡能力尚好，故临床上无特殊表现，血肌酐及血尿素氮通常正常或有时轻度升高。②氮质血症期：此期肾小球滤过率减少至25mL/min，肾单位减少50%～70%，肾浓缩功能障碍，出现夜尿或多尿，不同程度的贫血，常有氮质血症，血肌酐、尿素氮增高。临床可有乏力、食欲减退、恶心及全身轻度不适等。此期如忽视肾功能保护或机体额外负荷，如严重呕吐、腹泻、致血容量不足、严重感染及使用肾毒性药物等，均可致肾功能迅速减退而衰竭。③肾衰竭期（尿毒症前期）：肾小球滤过率减少至10～15mL/min时，肾单位减少约70%～90%，肾功能严重受损，不能维持机体内的代谢及水电解质及酸碱平衡。不可能保持机体内环境稳定，以致血肌酐、尿素氮显著升高，尿浓缩稀释功能障碍，酸中毒，水钠潴留，低钙，高磷，高钾等平衡失调表现。可有明显贫血及胃肠道症状，如恶心、呕吐、食欲下降。也可有神经精神症状，如乏力、注意力不集中、精神不振等。④尿毒症期：肾小球滤过率下降至10～15mL/min以下，肾单位减少90%以上，此期就是慢性肾衰晚期，上述肾衰的临床症状更加明显，表现为全身多脏器功能衰竭，如胃肠道、神经系统、心血管、造血系统、呼吸系统、皮肤及代谢系统严重失衡。临床可表现为恶心呕吐、烦躁不安、血压增高、心慌、胸闷、不能平卧、呼吸困难、严重贫血、抽搐，严重者昏迷，常有高血钾、低钠血症、低钙、高磷血症。此期需要依靠透析维持生命。常可因高血钾、脑水肿、肺水肿、心功能衰竭而突然死亡。

参考文献

[1] 石兰萍. 临床内科护理基础与实践[M]. 北京：军事医学科学出版社，2012：350-384.

[2] 葛均波，徐永健，王辰. 内科学[M]. 北京：人民卫生出版社，2019：524.

[3] 尤黎明，吴瑛. 内科护理学[M]. 北京：人民卫生出版社，2017：411.

[4] 吕建萍，李远珍，唐丽玲. 临床护理实验学教程[M]. 北京：军事医学科学出版社，2011：8.

（贾静）

实验八　慢性肾小球肾炎的护理

一、概　念

慢性肾小球肾炎（chronic glomerulonephritis，CGN），简称慢性肾炎。是一组以蛋白尿、血尿、高血压、水肿为临床表现的肾小球疾病。起病隐匿，病情迁延，病变进展缓慢，最终将发展成慢性肾衰竭的肾小球疾病。

二、实验学时、类型、目的和方法

（一）实验学时：4学时。

（二）实验类型：临床见习。

（三）实验目的

1. 识记慢性肾小球肾炎的护理要点。

2. 知晓慢性肾小球肾炎的发病机理、临床表现、常见并发症。

3. 早期接触临床，培养学生发现问题，分析、解决问题的能力。

（四）实验方法

1. 根据实际教学条件，可采取实验室模拟教学+医院见习模式。

2. 教师引导学生编写慢性肾小球肾炎护理病例，学生分组模拟训练，应用护理程序对慢性肾小球肾炎患者实施护理。

3. 学生到医院对教师提前准备好的慢性肾小球肾炎典型病例进行护理评估。然后进行讨论，提出护理诊断，确定护理措施，学生代表汇报讨论结果，教师进行点评总结。

四、实验准备

（一）物品准备：听诊器，血压计、体温计、入院记录单、医嘱单。

（二）环境准备

1. 模拟病房安静、整洁。

2. 温湿度适宜。

3. 医院泌尿科病房或护理模拟病房。

（三）人员准备

1. 模拟教学阶段：以医疗组为单位，由学生分别扮演医生、护士、患者、家属。医护人员衣、帽、鞋整洁，洗净双手，戴口罩。

2. 由医院病区选好慢性肾小球肾炎的典型病例，事先与患者做好沟通，取得患者的理解及配合。

五、评　估

（一）病史摘要：患者，女性，29岁，职员，因2年来间断颜面及下肢水肿，加重2周入院。患者2年前无诱因出现面部水肿，以晨起明显，伴双下肢轻度水肿、尿少、乏力、食欲不振。曾到医院就诊发现血压高（BP：150／95mmHg），实验室检查尿蛋白（＋）-（＋＋），尿RBC和WBC情况不清，间断服过中药，病情时好时差。2周前着凉后咽痛，水肿加重，尿少，尿色较红，无发热和咳嗽，无尿频、尿急和尿痛，进食和睡眠稍差，无恶心和呕吐。患病以来精神饮食稍差，大便正常，体重似略有增加（未测量）。既往体健，无高血压病和肝肾疾病史，无药物过敏史。个人和月经史无特殊，家族中无高血压病患者。

（二）体检摘要：T：36.8℃，P：80次/min，R：18次/min，BP：160/100mmHg，一般状况可，无皮疹，浅表淋巴结无肿大，双眼睑水肿，巩膜无黄染，结膜无苍白，咽稍充血，扁桃体（－）。心肺（－），腹平软，肝脾肋下未触及，移动性浊音（－），双肾区无叩击痛，下肢轻度凹陷性水肿。

（三）辅助检查：实验室检查：Hb：112g/L，WBC：8.8×10^9/L，N：72%，L：28%，PLT：240×10^9/L；RBC：4.1×10^{12}/L，尿蛋白（++），WBC：0～1/HP，RBC：10～20/HP，颗粒管型：0～1/HP，24h尿蛋白定量：3.0g；血BUN：8.3mmol/L，Cr：156μmol/L，ALB：36g/L。

六、实验流程

步骤	图示
步骤1 情境一：病史采集（图4-8-1） 向患者及家属自我介绍，了解患者的基本信息 ↓ 在带教老师的带领下，询问患者病史，尤其本次发病特点及诊治过程，进行体格检查，重点检查组织水肿情况；阅读门诊资料（图4-8-2）。 ↓ 病史：间断颜面及下肢水肿2年，加重2周入院。 体格检查：BP：160/100mmHg，双眼睑水肿，下肢轻度凹陷性水肿。 实验室检查：Hb：112g/L，RBC：4.1×10^{12}/L，尿蛋白（++），WBC：0～1/HP，RBC：10～20/HP，颗粒管型：0～1/HP，24h尿蛋白定量：3.0g；血BUN：8.3mmol/L，Cr：156μmol/L，ALB：35g/L ↓ 回顾医疗诊断，明确诊疗计划；收集病例资料，准备讨论护理方案。 ↓ 初步诊断：慢性肾小球肾炎。 鉴别诊断：继发性肾小球疾病。 诊疗计划： 1.尽快完善血常规、血生化、肾功能、心电图、腹部超声等检查以辅助诊治。 2.肾内科护理常规，1级护理，测血压2次/d，记24h尿量。 3.卧床休息（至肉眼血尿消失、水肿消退。血压正常）。 4.使用药物减轻水肿、控制血压、减少尿蛋白。 5.低盐低脂优质蛋白饮食。	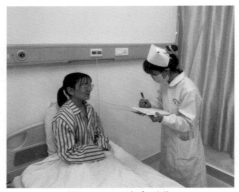 图4-8-1　病史采集 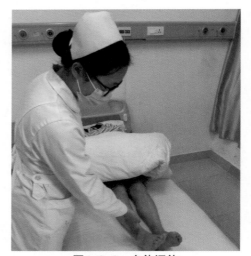 图4-8-2　身体评估

续表

步骤	图示
步骤2 情境二：病例讨论 学生汇报收集的病例资料（图4-8-3）。 ↓ 在带教老师引导下，展开护理讨论（图4-8-4），列出护理诊断及护理措施，制定护理计划 ↓ **护理诊断** 1.体液过多：与肾小球滤过率降低，水钠潴留增多，低蛋白血症有关。 2.活动无耐力：与贫血有关。 3.营养失调：低于机体需要量：与摄入量减少、蛋白丢失、代谢紊乱等有关。 4.焦虑：与病情迁延、预后不良有关。 5.潜在并发症：慢性肾衰竭 ↓ **护理措施：** 1.介绍病区环境和布局，妥善安置患者，保证充分休息和睡眠，并应有适度的活动。对有明显水肿、大量蛋白尿、血尿、高血压或合并感染、心力衰竭、肾衰竭、急性发作期患者，应限制活动，卧床休息，以利于增加肾血流量和尿量，减少尿蛋白，改善肾功能。病情减轻后可适当增加活动量，但应避免劳累。 2.执行医嘱：介绍用药的目的、不良反应和副作用。 3.皮肤护理：水肿患者长期卧床应防止压疮，每2h翻身1次，避免局部长期受压。协助翻身时防止拖、拉、推等动作，避免造成皮肤破损。用50%乙醇按摩受压部位，或用温水毛巾湿敷体表水肿部位。尽量减少各种注射和穿刺。 4.协助完成各项辅助检查。 5.生活护理：给予营养丰富低盐低脂优质蛋白饮食易消化饮食，避免辛辣刺激性食物，鼓励患者多饮水。缓解疼痛的护理。 6.密切观察病情变化，注意测量血压、24h出入液量，监测尿量、体重和腹围，观察水肿的消长情况。注意患者有无胸闷、气急及腹胀等胸、腹腔积液的征象。监测患者尿量及肾功能变化，及时发现肾衰竭。 7.心理、社会支持护理：本病病程较长，易反复发作，护士应关心体贴患者，鼓励其树立与疾病做斗争的信心，密切配合治疗，战胜疾病（图4-8-5）。 ↓	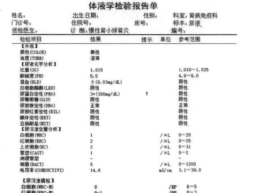 图4-8-3 实验室检查资料 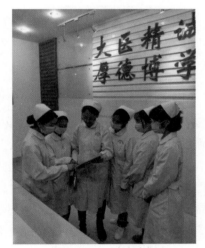 图4-8-4 讨论病例 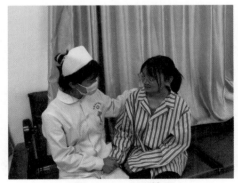 图4-8-5 心理护理

179

续表

步骤	图示
健康教育： 1.勿使用对肾功能有害的药物。 2.饮食上注意摄入优质蛋白。勿食过咸的食物。保证热量充足和富含多种维生素。 3.教会患者与疾病有关的家庭护理知识，如如何控制饮水量、自我检测血压等。 4.避免受凉、潮湿，注意休息。避免剧烈运动和过重的体力劳动，防治呼吸道感染。 5.注意个人卫生，预防泌尿道感染，如出现尿路刺激征时及时就诊。 6.需肾活检者，做好解释和术前准备工作。 7.定期门诊随访，讲明定期复查的必要性。让患者了解病情变化的特点，如出现水肿或水肿加重、血压增高、血尿等情况时及时就诊。 ↓ 带教老师：酌情进行知识拓展；归纳总结，学生互评，老师点评；完成临床见习（图4-8-6）。	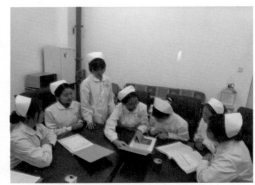 图4-8-6　老师学生点评讨论

七、知识拓展

慢性肾小球肾炎的饮食

慢性肾小球肾炎是一种慢性持续存在的疾病，在饮食上整体的原则要求低盐、低脂、优质低蛋白低磷饮食。所谓低脂就是要尽量减少饱和脂肪酸的摄入，主要指的是动物性的油脂要尽量减少。同时患者需要低盐饮食，每天的盐分摄入量控制在2～3g为宜，所以，患者不要吃各种含盐分量大的食物，比如咸菜、腌肉、咸鱼，在平时烹饪的过程中可以适当少放一些盐分，可以在出锅的时候再在食物上撒一些盐分，可以达到减少盐分摄入的目的。患者需低蛋白饮食，每天的蛋白质摄入量为0.8～1.0 g/（kg·d），要尽量减少植物蛋白质摄入，优先以动物性蛋白质摄入为主。

参考文献

[1] 尤黎明，吴瑛. 内科护理学[M]. 北京：人民卫生出版社，2017：394-396.

[2] 葛均波，徐永健，王辰. 内科学[M]. 北京：人民卫生出版社，2019. 478-480.

[3] 李小寒，尚少梅.基础护理学[M]. 北京：人民卫生出版社，2017：325-338.

[4] 尤黎明，吴瑛. 内科护理学实践与学习指导[M]. 北京：人民卫生出版社，2017：151.

（李楠）

第五章　血液系统疾病护理实验

实验一　骨髓穿刺术的护理

一、概　念

骨髓穿刺术（bone marrow puncture）是采集骨髓液的一种临床诊断技术，其内容包括骨髓细胞形态学，细胞遗传学，造血干、祖细胞培养以及病原微生物学等方面。

二、实验学时、类型和目的

（一）实验学时：2学时。

（二）实验类型：演示型。

（三）实验目的

1. 复述骨髓穿刺术的护理要点。

2. 简述骨髓穿刺术的常用部位、注意事项。

3. 列举骨髓穿刺术的适应证、禁忌证。

三、适应证和禁忌证

（一）适应证

1. 各类血液病（如白血病、再障、原发性血小板减少性紫癜等）的诊断。

2. 某些传染病或寄生虫病需行骨髓细菌培养或涂片寻找病原体（如疟疾、黑热病等）。

3. 原因不明的长期发热，肝、脾、淋巴结肿大者。

4. 恶性肿瘤可疑骨髓转移者。

5. 了解骨髓造血机能、有无造血抑制，指导抗癌药及免疫抑制药的使用。

6. 为骨髓移植提供足量的骨髓。

（二）禁忌证

1. 凝血因子缺乏而有严重出血者（如血友病）。

2. 穿刺部位皮肤有感染

四、评　估

（一）核对：床号、姓名、性别、年龄、住院号、病室、诊断。

（二）患者情况

1. 了解患者病情、意识、心理、对骨髓穿刺术的认知程度，解释骨穿目的、过程、注意事项，消除患者恐惧心理，取得配合，询问有无药物（特别是局部麻药）过敏史；查血小板、出凝血时间。

2. 倾听患者要求，鼓励安慰患者，签署知情同意书。

（三）环境：光线、温度、通风等。

五、操作准备

（一）物品准备：骨髓穿刺包（弯盘1个、18号、16号或12号骨髓穿刺针1个、消毒碗1个、镊子1把、止血弯钳1把、消毒杯2个、纱布2块、干棉球数个、无菌洞巾），无菌手套（2副），5mL注射器2个及20mL注射器1个，2%利多卡因1支，载玻片6～8张，推片1个，持物钳，砂轮，0.5%碘伏消毒棉球。

（二）环境准备：治疗室安静，整洁；调整温度避免患者受凉。

（三）护士准备：护士衣、帽、鞋整洁，洗净双手，戴口罩、手套。

（四）患者准备：术前嘱患者排空尿液，排除禁忌证；查看检查报告如血常规、出血时间和凝血时间。安抚患者，取得其同意配合。

六、实验流程

（一）操作步骤

步骤	图示
步骤1 穿刺部位及体位选择： 1. 髂后上棘穿刺点：骶椎两侧、臀部上方突出的部位，患者取侧卧位（图5-1-1）。此处穿刺容易成功，而且安全，是最常用的穿刺点。	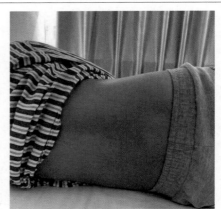 图5-1-1　侧卧位暴露出髂后上棘
2. 髂前上棘穿刺点：髂前上棘后1～2cm处，患者取仰卧位（图5-1-2）。该处骨面平坦，易于固定，操作方便，危险性极小，但骨髓成分和成功率次于髂后上棘。	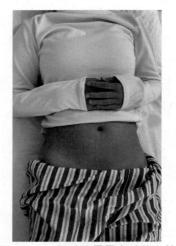 图5-1-2　仰卧位暴露出髂前上棘

续表

步骤	图示
3. 胸骨穿刺点：位于第2肋间隙胸骨体的中线部位，患者取仰卧位，颈后及肩部垫高（图5-1-3）。该处危险较大，但由于胸骨的骨髓液丰富，当其他部位穿刺失败时，仍需要进行胸骨穿刺。 4. 腰椎棘突穿刺点：腰椎棘突突出的部位，患者取坐位（图5-1-4）或侧卧位（图5-1-5）。此处骨髓成分丰富，但穿刺难度大。 **步骤2** 消毒皮肤（图5-1-6）： 以穿刺点为中心，消毒直径大于15cm，0.5%碘伏消毒两遍（以腰椎棘突穿刺为例）。	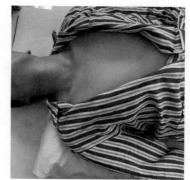 图5-1-3　仰卧位暴露出胸骨 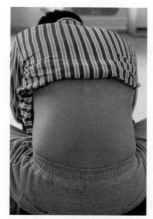 图5-1-4　坐位暴露出棘突 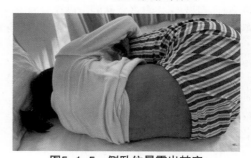 图5-1-5　侧卧位暴露出棘突 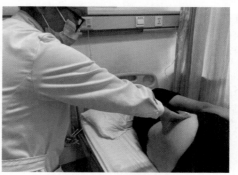 图5-1-6　消毒皮肤

续表

步骤	图示
步骤3 铺巾： 医师打开骨髓穿刺包，戴上无菌手套，无菌孔巾对准穿刺点（图5-1-7）。	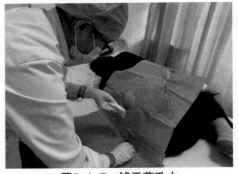 图5-1-7　铺无菌孔巾
步骤4 麻醉： 1. 核对后，护士将已消毒瓶塞的麻药瓶（2%利多卡因）瓶面对医师，其用5mL注射器抽取麻药（图5-1-8）取麻药5mL。	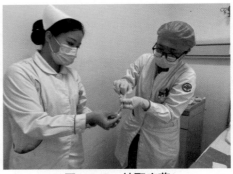 图5-1-8　抽取麻药
2. 进行局部皮肤、皮下和骨膜麻醉图（图5-1-9）。注意先水平进针、打一直径约0.5cm的皮丘，再垂直骨面一直麻醉到坚硬的骨膜，并应上、下、左、右多点麻醉，以充分麻醉减少穿刺时患者的疼痛；纱布覆盖穿刺点右手拇指稍用力按压以充分浸润。	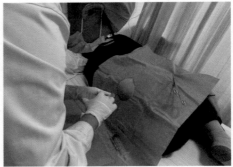 图5-1-9　麻醉
步骤5 穿刺： 医师用左手拇指和示指固定穿刺部位，右手持骨髓穿刺针与骨面垂直刺入（图5-1-10）。当穿刺针针尖接触坚硬的骨质后，沿穿刺针的针体长轴左右旋转穿刺针，并向前推进，缓缓刺入骨质（注意向下压的力量应大于旋转的力量，以防针尖在骨面上滑动）。当突然感到穿刺阻力消失，且穿刺针已固定在骨内时，表明穿刺针已进入骨髓腔。	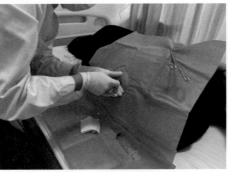 图5-1-10　穿刺

续表

步骤	图示
步骤6 抽取骨髓液： 拔出穿刺针针芯，接上干燥的20mL注射器（图5-1-11），用适当的力量抽取骨髓液。当穿刺针在骨髓腔时，抽吸时患者感到有尖锐酸痛，随即便有红色骨髓液进入注射器。抽取的骨髓液一般为0.1～0.2mL，若用力过猛或抽吸过多，会使骨髓液稀释。	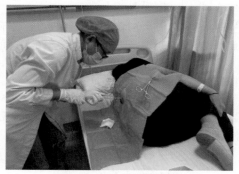 图5-1-11　抽取骨髓液
步骤7 涂片（图5-1-12）： 将20mL注射器水平移至载玻片上方，迅速将骨髓液滴在载玻片上，制备骨髓液涂片数张（具体数量视需要而定）。	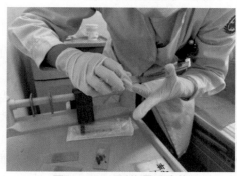 图5-1-12　制作骨髓涂片
步骤8 拔针按压： 1. 骨髓液抽取完毕，重新插入针芯。左手取无菌纱布置于穿刺处，右手将穿刺针（稍旋转）拔出，并将无菌纱布敷于针孔上（图5-1-13），按压1～2min。	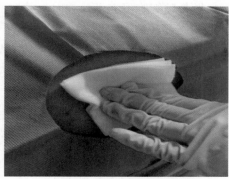 图5-1-13　按压止血
2. 局部酒精棉球消毒，换消毒纱布覆盖，胶布固定（图5-1-14）。	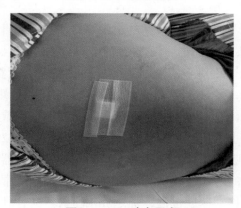 图5-1-14　胶布固定

续表

步骤	图示
后续处理： 1. 整理：清理用物，整理床单位，协助患者取舒适体位。 2. 解释说明：向患者说明术后穿刺疼痛是暂时的，不会对身体有影响。嘱患者穿刺点3d内不能碰水、多卧床休息，避免剧烈活动，防止伤口感染。 3. 测量患者生命体征，注意观察穿刺部位（图5-1-15）有无出血，如果有渗血，立即换无菌纱块，压迫伤口直至无渗血为止。 4. 洗手、记录。	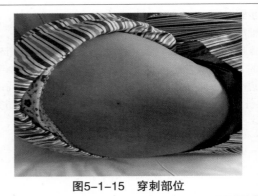 图5-1-15　穿刺部位

（二）注意事项

1. 骨髓穿刺前应检查出血时间和凝血时间，有出血倾向者行骨髓穿刺术时应特别注意，血友病患者禁止骨髓穿刺检查。

2. 骨髓穿刺针和注射器必须干燥，以免发生溶血。

3. 穿刺针针头进入骨质后要避免过大摆动，以免折断穿刺针。胸骨穿刺时不可用力过猛、穿刺过深，以防穿透内侧骨板而发生意外。

4. 穿刺过程中如果感到骨质坚硬、难以进入骨髓腔时，不可强行进针，以免断针。应考虑为大理石骨病的可能，及时行骨骼X线检查，以明确诊断。

5. 做骨髓细胞形态学检查时，抽取的骨髓液不可过多，以免影响骨髓增生程度的判断、细胞计数和分类结果。

6. 骨髓液细菌培养时，需要在骨髓液涂片后，再抽取1~2mL骨髓液用于培养。

7. 由于骨髓液中含有大量的幼稚细胞，极易发生凝固。因此，穿刺抽取骨髓液后应立即涂片。

8. 送检骨髓液涂片时，应同时附送2~3张血涂片。

9. 如果使用普鲁卡因麻醉必需先做皮试。

七、知识拓展

骨髓穿刺失败后的补救

1. 穿刺针被结缔组织等堵住、穿刺针进针太深或太浅。处理方法：可插入穿刺针针芯后转动穿刺针，根据情况调整进针深度再行抽吸。

2. 对于高度怀疑多发性骨髓瘤、骨髓增生极度活跃的恶性血液病、血常规示白细胞非常多的患者，经过上述调整后仍然"干抽"。处理方法：可换用5mL注射器吸入少量空气后接至穿刺针针座上，以非常快的速度瞬间猛抽骨髓，当看到注射器乳头有红色液体时迅速拔下注射器打出骨髓液，由助手迅速推片。5mL注射器虽较10mL及20mL注射器吸力小，但是其活塞与管壁的摩擦阻力小，术者抽吸速度可以非常快，瞬间猛抽时注射器乳头处的吸力非常强劲。而多发性骨髓瘤、骨髓增生极度活跃的恶性血液病等疾病，骨髓中细胞非常多或细胞之间连接非常紧密，骨髓液较黏稠，抽吸时骨髓液的移动速度也慢，加之5mL注射器的针乳头较10mL及20mL注射器要小很多，只要细心，一般不会出现骨髓稀释现象。

3. 经过上述处理仍然"干抽"的处理方法：可用无菌纱布擦干净针芯后插入穿刺针内，调整进针方向及进针深度，拔出针芯，如果针芯上带有红色骨髓，可由戴无菌手套拿无菌玻片的助手用针芯抹片2～3张送检。操作者则接上10mL注射器 在负压抽吸下连穿刺针一同拔出，将吸出的微量骨髓液打至玻片上，涂片送检。

参考文献

[1] 尤黎明，吴瑛. 内科护理学[M]. 北京：人民卫生出版社，2017：521.

[2] 尤黎明，吴瑛. 内科护理学实践与学习指导[M]. 北京：人民卫生出版社，2018：154.

[3] 李瑞林，张仁汉，申鸿. 骨髓穿刺失败后的补救. 中国社区医师[J]，2011，13（14）：202.

（薛玮）

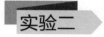 **实验二　成分输血术的护理**

一、概　念

成分输血（transfusion of blood components）将人血中各种有效的血液成分进行分离、提纯、浓缩，分别制备成各种高浓度与高纯度的血液成分产品。根据受血者病情需要，有针对性地输注某一种或几种血液成分产品，达到最佳输血治疗疗效的一种输血措施。

二、实验学时、类型和目的

（一）实验学时：2学时。

（二）实验类型：演示型。

（三）实验目的

1. 复述成分输血术的护理要点。

2. 简述成分输血术的不良反应及注意事项。

三、适应证和禁忌证

（一）适应证

1. 红细胞

（1）任何原因的慢性贫血。

（2）急性失血如无全血时，可输入代浆血。

（3）洗涤红细胞：最常用于因输血而发生严重过敏的患者。

（4）如输血后有反复发热的非溶血性输血反应时，可输少白细胞的红细胞。

2. 白细胞

（1）用于治疗：当患者白细胞少于$0.5 \times 10^9 / L$、有严重细菌感染而经抗生素治疗24～48h无效时。

（2）用于预防：当治疗白血病或骨髓移植后引起粒细胞缺乏症时，输白细胞可能减低合并严重感染的危险，但引起副作用的弊病可能更大。

（3）新生儿败血症，可明显减低其死亡率。输粒细胞时必须用与患者ABO和Rh同型的血液，若HLA血型相配则更为有益。

3. 浓缩血小板

（1）血小板数减少：当血小板数 $<20 \times 10^9$ ／L且合并出血时，应输血小板。

（2）血小板功能异常：如血小板无力症、血小板病、巨大血小板综合征、药物或肝肾功能引起的血小板功能异常等。

4. 血浆

（1）患有导致一种或多种凝血因子缺乏的疾病，如DIC等。

（2）肝功能衰竭而伴有出血倾向时。

（3）应用抗凝药物过量（如华法林等）。

5. 血浆白蛋白：主要用于补充血管内或血管外白蛋白缺乏。

6. 免疫球蛋白

（1）预防某些传染病和细菌感染（如麻疹、传染性肝炎等），可使用正常人免疫球蛋白。

（2）代替异种血清制品，如破伤风免疫球蛋白，以避免不良反应。

（3）免疫缺陷疾病患者、新生儿败血症等，可用正常免疫球蛋白或静脉注射免疫球蛋白。

7. 凝血因子制剂（如冷沉淀凝血因子、因子Ⅷ浓缩剂、凝血酶原复合物浓缩制剂等）：可有针对性地补充某些凝血因子的缺乏，适用于各种原因引起的凝血因子缺乏的出血性疾病。

（二）禁忌证

1. 急性肺水肿。

2. 充血性心力衰竭。

3. 肺栓塞。

4. 恶性高血压。

5. 真性红细胞增多症。

6. 肾功能极度衰竭。

7. 对输血有变态反应者。

四、评 估

（一）核对：床号、姓名、性别、年龄、住院号、病室/门急诊号、诊断。

（二）患者情况

1. 了解患者病情、意识、心理、对成分输血的认知程度，解释成分输血目的、过程、注意事项，消除患者恐惧心理，取得配合，询问有无药物过敏史；查血型、血液有效期、配血试验结果。

2. 倾听患者要求，鼓励安慰患者，签署知情同意书。

（三）环境：光线、温度、通风等。

五、操作准备

（一）物品准备：治疗车：治疗盘（复合碘、医用棉签、污物杯、砂轮、胶布、压脉带），标准输血器，敷贴，速干手消毒液，污物桶，锐器盒等；血制品、交叉配血单、病历本、0.9%氯化钠溶液。

（二）环境准备：治疗室安静、整洁；调整温度避免患者受凉。

（三）护士准备：护士衣、帽、鞋整洁，洗净双手，戴口罩、手套。

（四）患者准备：排空大小便，取舒适卧位，解释成分输血的目的、方法和注意事项，取得患者的同意配合。

六、实验流程

（一）操作步骤

步骤	图示
步骤1 核对（图5-2-1）： 两位护士共同核对患者床号、姓名、性别、年龄、住院号、科室或门急诊、血型、成分血有效期、配血试验结果、血制品的外观。	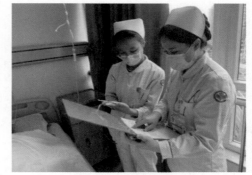 图5-2-1　双人核对
步骤2 建立静脉通路： 输入少量0.9%氯化钠溶液，确认并轻轻摇匀血制品，戴手套，常规消毒开口处，将输血器针头接入血制品袋。注意再次核对输血用物（图5-2-2）。	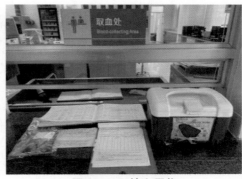 图5-2-2　输血用物
步骤3 调节滴速与观察： 1. 初始滴速不应超过20滴/min，观察15min左右，确认无不良反应后再根据病情及年龄调节滴速（成人一般40～60滴/min）（图5-2-3）。	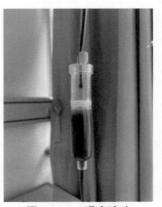 图5-2-3　观察滴速

续表

步骤	图示
2. 协助患者取舒适卧位（图5-2-4），呼叫器放于易取处。 3. 护士应全程守护在患者身边，进行严密的监护，不能擅自离开患者，以免发生危险。 4. 输血前后和两袋血制品之间需要滴注少量0.9%氯化钠溶液（图5-2-5），以防发生不良反应。 **步骤4** 拔针： 血制品输完后继续滴入0.9%氯化钠溶液，直到输血器内的血制品全部输入体内再拔针，按压。 **后续处理：** 1. 整理：清理用物，整理床单位，协助患者取舒适体位。 2. 必要时将血制品包装袋送至输血科保留24h。 3. 洗手、记录。	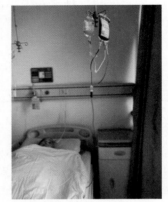 图5-2-4　患者取舒适卧位 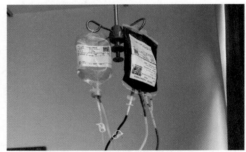 图5-2-5　输入0.9%氯化钠溶液

（二）注意事项

1. 严格执行无菌操作及查对制度。操作前一定要两名护士核对，防止差错事故。

2. 输血前后和两袋血制品之间需要滴注少量0.9%氯化钠溶液，以防发生不良反应。

3. 血制品中不能加入其他药品，以防血制品凝集或溶解。

4. 严格掌握输血速度，应先慢后快，根据病情和年龄调整输注速度。

5. 输血过程中加强巡视，应密切观察有无局部疼痛，有无输血反应。如有严重反应，应立即通知医生，停止输血，并保留余血以备检查分析原因。

6. 输血后将血袋保存于2～8℃冰箱24h，以备出现意外情况时核查用。

七、知识拓展

安全有效新的血液成分产品

1. 辐照血：用适当剂量的γ射线灭活具有细胞免疫活性的T淋巴细胞，但不会损伤红细胞、血小板的功能，可以预防输血相关的移植物抗宿主病的发生。用于：免疫功能严重受损的受血者（如造血干细胞移植、经化疗放疗的肿瘤患者及其他病因引起的免疫功能低下的患者）。

2. 去白细胞红细胞：同种异体免疫引起的输血不良反应90%以上是由血液中白细胞成分引起。血液采集分离后的12h内将悬浮红细胞中99.9%以上的白细胞过滤清除掉，可有效地避免输血不良反应的发生。用于：非溶血性发热反应、输血介导的免疫功能抑制、白细胞病毒传播、急性肺损伤、血小板输注无效、输血相关的移植物抗宿主病。

3. 灭活病毒的新鲜冰冻血浆、冷沉淀等血液成分：由于病毒标志性检测在方法学上的局限性，输血传播性疾病丙肝、艾滋病都存在着窗口期的问题（丙型肝炎的检测窗口期平均为80d；艾滋病的检测窗口期平均为14d），因此通过输血前常规血液的检测还不能杜绝输血后丙型肝炎和艾滋病的发生。目前能根本控制直至杜绝血源性病毒传播疾病的措施，是对临床使用的各种血液成分制剂和血液制品进行病毒灭活处理。

参考文献

[1] 尤黎明，吴瑛. 内科护理学[M]. 北京：人民卫生出版社，2017：512-513.
[2] 尤黎明，吴瑛. 内科护理学实践与学习指导[M]. 北京：人民卫生出版社，2018：154.
[3] 李小寒，尚少梅. 基础护理学[M]. 北京：人民卫生出版社，2017：430.
[4] 刘晓春. 成分输血的临床应用与认识. 中国医药指南[J]，2011，33（9）：108-110.

（薛玮）

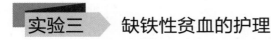

实验三 缺铁性贫血的护理

一、概　念

缺铁性贫血（iron deficient anemia，IDA）是由体内用来合成血红蛋白的储存铁消耗殆尽，不能满足正常红细胞生成的需要而发生的小细胞低色素性贫血。可分为三个阶段：贮铁耗尽（ID）、红细胞内缺铁（IDE）、缺铁性贫血（IDA）。

二、实验学时、类型和目的

（一）实验学时：2学时。

（二）实验类型：综合型。

（三）实验目的

1. 复述缺铁性贫血的护理要点。

2. 简述缺铁性贫血的临床表现、护理评估。

3. 列举出缺铁性贫血的病因。

三、评　估

（一）第一幕

1. 病史摘要：患者陈××，女性，46岁，3d前活动后出现心悸、气促，伴双下肢水肿，来院就诊，血常规发现血红蛋白量：51g/L，红细胞：3.06×10^{12}/L。

患者33年前月经初潮即发现贫血表现、伴月经量多，但未系统检查，未做处理。6年前发现子宫肌瘤，月经量多，自诉曾于妇科就诊，未特殊处理。3月前家属发现其脸色蜡黄，未引起重视。

2. 体检摘要：T36.5℃，P91次/min，R20次/min，BP114/69mmHg，神志清楚，对答切题。重度贫

血貌，皮肤巩膜无黄染，浅表淋巴结未触及肿大，胸骨无压痛，心肺腹（－）双下肢足踝处稍水肿。

3. 辅助检查：血常规：HGB51g/L，RBC3.06×10^{12}/L

（二）第二幕：患者入院后完善相关检查，明确诊断，制定诊疗计划级护理措施，对病人及家属进行健康教育。

1. 辅助检查：血常规、骨髓细胞检查。

2. 明确医疗诊断和护理诊断。

3. 执行医嘱和护理措施。

4. 健康指导。

四、实验准备

（一）物品准备：听诊器，血压计、体温计、入院记录单、医嘱单、消毒物品、输血耗材1套，治疗盘、治疗车、0.9%氯化钠溶液、输液手臂。

（二）环境准备：模拟病房安静、整洁；温湿度适宜。

（三）人员准备：以医疗组为单位，由学生分别扮演医生、护士、患者。医护人员衣、帽、鞋整洁，洗净双手，戴口罩。

五、实验流程

步骤	图示
步骤1 入院护理：第一幕 医护对病人自我介绍，围绕主诉，现病史，既往史，心理及社会资料询问患者并记录（图5-3-1） ↓ 身体评估：一般状况：生命体征，意识、精神状态、皮肤黏膜、心肺腹检查。（图5-3-2） ↓ **步骤2** 入院护理：第二幕 实验室及辅助检查：血常规（图5-3-3）、骨髓细胞检验。（图5-3-4） ↓ ↓ **医生：** 诊断：缺铁性贫血 **护士：** 护理诊断： 1.活动无耐力:与体力下降有关。 2.知识缺乏:与不重视贫血有关 3.焦虑:与担心疾病预后有关 ↓ ↓	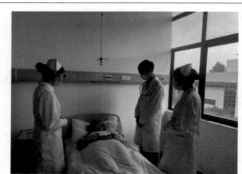 图5-3-1 医护收集患者资料 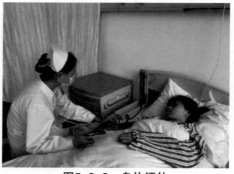 图5-3-2 身体评估

续表

步骤	图示
医嘱： 二级护理 软食 鼻导管吸氧 （3L/min） 铁剂口服/滴注 **护理措施：** 1.遵医嘱采集血常规标本，根据贫血程度安排患者的活动量。 2.遵医嘱给氧（图5-3-5）。 3.注意保暖及个人卫生，做好口腔、皮肤护理，预防感染及出血。 4.指导患者食用高蛋白、高热量、高维生素、含铁丰富的食物（动物肝脏、瘦肉、蛋黄等）。 5.用药护理：口服铁剂指导患者从小剂量开始，在餐后或者餐中服用，液体铁剂用吸管避免接触染黑牙齿（图5-3-6），配合摄入维生素C和橙汁增加铁剂吸收。注射铁剂应该注意分次深部肌肉注射，更换注射部位，以免引起组织坏死。 ↓ **健康指导：** 1.疾病知识教育：介绍缺铁性贫血的相关知识，提高患者及家属对疾病的认识；积极防治原发病如钩虫病、溃疡病、月经过多等慢性失血性疾病。 2.饮食指导：进食高蛋白、高维生素、高铁质食品。含铁多的食物如肝、瘦肉、豆类、紫菜、木耳、海带等，动物食品中的铁更易被吸收。 3.用药指导：为补足体内贮存铁,在血红蛋白恢复正常后仍需服铁剂3～6个月。	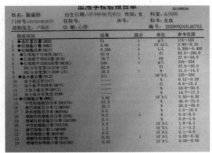 图5-3-3　血常规 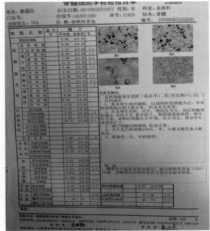 图5-3-4　骨髓细胞检验 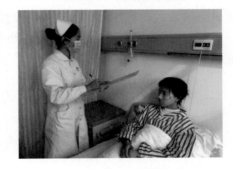 图5-3-5　吸氧 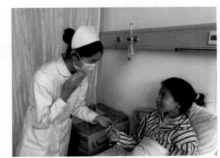 图5-3-6　用吸管服用液体铁剂

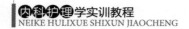

六、知识拓展

蔗糖铁注射液治疗缺铁性贫血

在缺铁性贫血临床治疗中，常规方案并不能有效改善临床症状，治疗效果不佳。随着临床对缺铁性贫血深入研究，发现蔗糖铁注射液治疗，对提高治疗效果、改善临床症状具有积极作用。蔗糖铁注射液用于口服铁剂效果不好而需要静脉铁剂治疗的患者。只能与0.9%氯化钠溶液混合使用，给药方式采用滴注或缓慢注射的方式静脉给药或直接注射到透析器的静脉端。蔗糖铁注射液用于缺铁性贫血治疗，不仅可改善临床观察指标，还可提高治疗总有效率，目前已经在临床推广。

参考文献

[1] 尤黎明，吴瑛. 内科护理学[M]. 北京：人民卫生出版社，2017：447-450.

[2] 尤黎明，吴瑛. 内科护理学实践与学习指导[M]. 北京：人民卫生出版社，2018：182.

[3] 陈儿. 蔗糖铁注射液治疗缺铁性贫血的效果分析[J]. 北方药学，2019，16（9）：64.

（薛玮）

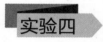 ## 实验四　特发性血小板减少性紫癜的护理

一、概　念

特发性血小板减少性紫癜（idiopathic thrombocytopenic purpura，ITP）是一组免疫介导的血小板过度破坏所致的出血性疾病，也称免疫性血小板减少性紫癜。以广泛皮肤黏膜及内脏出血、血小板减少、骨髓巨核细胞发育成熟障碍、血小板生存时间缩短及血小板膜糖蛋白特异性自身抗体出现等为特征。

二、实验学时、类型和目的

（一）实验学时：4学时。

（二）实验类型：综合型。

（三）实验目的

1. 复述特发性血小板减少性紫癜的护理要点。

2. 简述特发性血小板减少性紫癜的临床表现、护理评估。

3. 列举特发性血小板减少性紫癜的病因。

三、评　估

（一）第一幕

1. 病史摘要：患者魏××，男性，38岁，因发现血小板减少7年余、鼻衄、下肢散在出血点1d收入院。患者7年前体检发现血小板减少（20×10^9/L）于当地医院用激素治疗后血小板升至正常后出院。1天前，患者主诉劳累后出现鼻衄3次，10分钟后出血自行停止，发现四肢散在出血点、瘀点、瘀斑。

2. 体检摘要：T：36.5℃，P：94次/min，R：18次/min，BP：118/85mmHg，神志清楚，对答切题。皮肤巩膜无黄染，双下肢散在出血点、瘀点，瘀斑。全身浅表淋巴结未触及肿大，胸骨无压痛，腹部未触及包块，肝、脾未触及，肝肾区无叩痛，双下无水肿。

3. 辅助检查：血常规：HGB：141g/L，RBC：4.64×10^{12}/L，PLT：20×10^{9}/L。

（二）第二幕：患者入院后完善相关检查，明确诊断，制定诊疗计划及护理措施，进行治疗护理并对患者及家属开展健康教育。

1. 辅助检查：血常规、骨髓细胞检查。

2. 明确医疗诊断和护理诊断。

3. 执行医嘱和护理措施。

4. 健康指导。

四、实验准备

（一）物品准备：入院记录单、医嘱单、消毒物品、吸氧物品、输液耗材、治疗盘、治疗车、0.9%氯化钠溶液、输液手臂。

（二）环境准备：模拟病房安静、整洁；温湿度适宜。

（三）人员准备：以医疗组为单位，由学生分别扮演医生、护士、患者。医护人员衣、帽、鞋整洁，洗净双手，戴口罩。

五、实验流程

步骤	图示
步骤1 入院护理：第一幕 医护对病人自我介绍，询问病史，围绕主诉，现病史，既往史，心理及社会资料询问患者并记录（图5-4-1）。 ↓ 身体评估：一般状况：生命体征，意识、精神状态、皮肤黏膜、心肺腹检查（图5-4-2）。 ↓ **步骤2** 入院护理：第二幕 实验室及辅助检查：血常规（图5-4-3）、骨髓细胞检验（图5-4-4）。 ↓　　　　↓	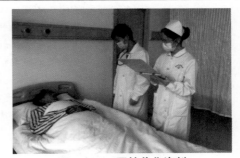 图5-4-1　医护收集资料 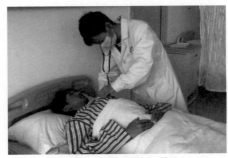 图5-4-2　身体评估

续表

步骤	图示
医生诊断：特发性血小板减少性紫癜 ↓ 医嘱： 一级护理 流食 绝对卧床 地塞米松滴注	护理诊断： 1.有受伤的危险：与血小板减少有关。 2.有感染的危险：与糖皮质激素治疗有关。 3.恐惧：与担心疾病预后有关。 4.潜在并发症：出血：与血小板过低、随时有出血危险有关。 ↓ 护理措施： 1.监测血小板计数，观察患者的皮肤黏膜有无损伤、出血部位及瘀斑瘀点的发生、发展、消退等情况。 2.预防和避免加重出血：穿棉质柔软宽松的衣物，剪短指甲，不搔抓皮肤，使用软毛牙刷，不用牙签，不掏挖鼻孔。 3.用药护理：注意药物的不良反应的观察和预防。 4.饮食护理：高蛋白、高热量、高维生素饮食。 5.心理护理：鼓励患者表达自己的感受，理解患者的不良情绪，耐心解答患者的疑问。（图5-4-5）	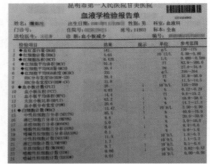 图5-4-3　血常规 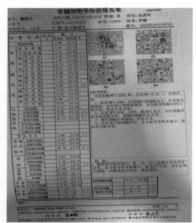 图5-4-4　骨髓细胞检验 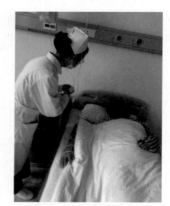 图5-4-5　解答患者疑问 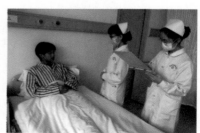 图5-4-6　健康指导

↓

健康指导（图5-4-6）：
1.须按医嘱服药，应定期复查血常规,当血小板$<20 \times 10^9/L$时，需卧床休息，避免一切可能造成身体受伤的可能。
2.避免诱发或加重出血的因素：禁用牙签剔牙或掏挖鼻孔。
3.饮食指导：软食，勿过热，忌生硬、刺激食物。
4.观察紫癜的变化，如密度、颜色、大小等，避免抓搔划破皮肤引发感染。
5.识别出血征象：如腹痛、便血；血尿、腰痛，剧烈头痛出现应立即复诊。
6.预防感冒，不要服用会引起血小板减少或抑制其功能的药物，如阿司匹林、吲哚美辛、保泰松等。

六、知识拓展

难治性免疫性血小板减少性紫癜的希望

难治性免疫性血小板减少性紫癜具有反复发作、治疗棘手、治疗效果不显著等特征，具有一定的致死率，但临床上常规的治疗手段效果均不十分理想。在常规治疗措施（常规泼尼松片联合全反式维甲酸治疗）基础上增加人血免疫球蛋白静脉滴注，连续使用7d后发现临床疗效显著，能够尽量缩减止血时间，提升血小板上升时间以及恢复血小板正常工作时间。

参考文献

[1] 尤黎明，吴瑛. 内科护理学[M]. 北京：人民卫生出版社，2017：471–473.

[2] 尤黎明，吴瑛. 内科护理学实践与学习指导[M]. 北京：人民卫生出版社，2018：182.

[3] 李小翠. 人血免疫球蛋白冲击治疗难治性免疫性血小板减少性紫癜的临床疗效分析. 中国疗养医学[J]，2016，25（12）：3.

（薛玮）

实验五　白血病患者的护理

一、概　念

白血病（leukemia）是一类造血干细胞的恶性克隆性疾病，其克隆的白血病细胞增殖失控、分化障碍、凋亡受阻，停滞在细胞发育的不同阶段，在骨髓和其他造血组织中白血病细胞大量增生累积，并浸润其他器官和组织，而正常造血受抑制。

二、实验学时、类型、目的和方法

（一）实验学时：4学时。

（二）实验类型：临床见习。

（三）实验目的

1. 复述白血病的护理要点。

2. 简述白血病的临床表现、护理评估。

3. 列举白血病的病因。

4. 早接触临床，培养学生发现问题，分析、解决问题的能力。

（四）实验方法

1. 根据实际教学条件，实验室模拟教学/医院见习。

2. 教师引导学生编写白血病护理病例，学生分组模拟训练，应用护理程序对白血病患者实施护理。

3. 学生到医院对教师提前准备好的白血病典型病例进行护理评估，然后进行讨论，提出护理诊断，确定护理措施，学生代表汇报讨论结果，教师进行点评总结。

三、评　估

（一）病史摘要：患者吴××，女性，15岁，6天前无明显诱因出现发热，最高体温为38.2℃，伴腹胀、双下肢水肿，偶感恶心，呕吐入院治疗。

（二）体检摘要：T：37.0℃，P：114次/min，R：21次/min，BP：106/66mmHg，神志清楚，对答切题。贫血貌，皮肤巩膜无黄染，颈部可见散在出血点，无淤点、瘀斑。全身浅表淋巴结未触及肿大。胸骨压痛，双肺呼吸音清，未闻及干湿啰音，心律齐，各瓣膜听诊区未闻及杂音。腹平坦，无压痛反跳痛，腹部未触及包块，肝、脾未触及，肝肾区无叩痛。双下肢轻度凹陷水肿。生理反射存在，病理反射未引出。

（三）辅助检查

1. 血常规：RBC：5.38×10^{12}/L，WBC：2.08×10^9/L，中性粒细胞计数：0.2×10^9/L。

2. 骨髓细胞学检查：全片以原始级幼稚淋巴细胞为主占93.0%，疑为急性淋巴细胞白血病。

四、实验准备

（一）物品准备：入院记录单、医嘱单、消毒物品、吸氧物品、输液耗材、治疗盘、治疗车、0.9%氯化钠溶液、药品（甲氨蝶呤等）、无菌层流床。

（二）环境准备

1. 模拟病房安静、整洁。

2. 温湿度适宜。

3. 二级甲等以上综合性医院血液内科病房。

（三）人员准备

1. 模拟教学阶段：以医疗组为单位，由学生分别扮演医生、护士、患者及家属。医护人员衣、帽、鞋整洁。

2. 由医院带教老师选好白血病的典型病例，事先与患者做好沟通，取得患者的理解及配合。

五、实验流程

步骤	图示
步骤1 情境一：病史采集 学生们在带教老师的带领下，向患者进行自我介绍，了解患者的入院经过（图5-5-1）。 患者吴××，女性，15岁，6天前无明显诱因出现发热，最高体温为38.2℃，伴腹胀、双下肢水肿，偶感恶心，呕吐入院治疗。 	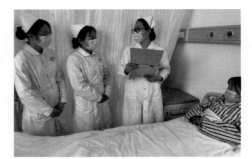 图5-5-1　收集患者资料

续表

步骤	图示
学生为患者进行体格检查（图5-5-2） 并记录：T：37.0℃，P：114次/min，R：21次/min，BP：106/66mmHg，神志清楚，对答切题。贫血貌，皮肤巩膜无黄染，颈部可见散在出血点，无淤点、瘀斑。全身浅表淋巴结未触及肿大。胸骨压痛，双肺呼吸音清，未闻及干湿啰音，心律齐，各瓣膜听诊区未闻及杂音。腹平坦，无压痛反跳痛，腹部未触及包块，肝、脾未触及，肝肾区无叩痛。双下肢轻度凹陷水肿。生理反射存在，病理反射未引出。	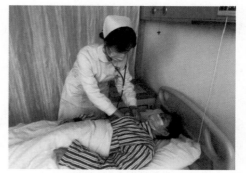 图5-5-2　体格检查
↓	
收集该患者的实验室检查 血常规（图5-5-3）：RBC：5.38×10^{12}/L，WBC：2.08×10^{9}/L，中性粒细胞计数：0.2×10^{9}/L。 骨髓细胞检验（图5-5-4）：疑为急性淋巴细胞白血病	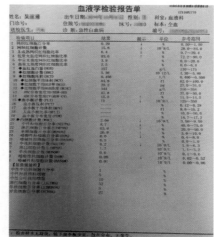 图5-5-3　血常规
↓	
明确该患者的医疗诊断：急性白血病	
↓	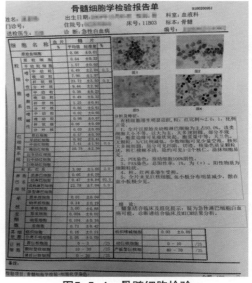 图5-5-4　骨髓细胞检验

续表

步骤	图示
步骤2 情境二：病例讨论 在带教老师引导下，汇总收集到的资料，展开讨论，列出护理诊断，制定护理计划。（图5-5-5） 护理诊断： 1.有感染的危险：与正常粒细胞减少、化疗有关。 2.有受伤的危险：与血小板减少、白血病细胞浸润有关。 3.潜在并发症：出血 4.活动无耐力：与长期化疗、白血病引起代谢增高有关。 5.预感性悲哀：与急性白血病治疗效果差、死亡率高有关。 ↓ 护理措施 1.静脉炎及组织坏死的预防与护理：合理选用静脉，避免化疗药物外渗。 2.骨髓抑制的预防与护理：定期监测血象，预防感染出血。 3.消化道反应的预防与护理：提供良好的休息就餐环境，保持清洁，必要时遵医嘱给予止吐药物。 4.口腔护理：保持口腔清洁，减少口腔溃疡感染，促进溃疡愈合。 5.心理护理：鼓励患者表达自己的感受，理解患者的不良情绪，耐心解答患者的疑问。 ↓ **步骤3** 情境三：实施护理计划 带教老师归纳白血病病人的临床特点，介绍预防患者感染的措施之一：无菌层流床（图5-5-6）的使用方法。 ↓	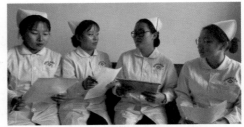 **图5-5-5　列出护理诊断与计划** 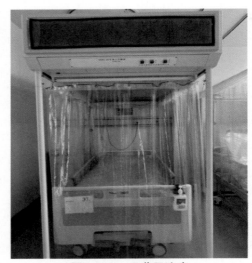 **图5-5-6　无菌层流床**

续表

步骤	图示
带教老师以提问的方式，鼓励引导学生回顾白血病病人观察要点：（图5-5-7） 1.皮肤黏膜情况，有无牙龈肿胀，肝、脾、淋巴结肿大、中枢神经系统损害等白血病细胞浸润症状。 2.体温是否正常，注意各系统可能出现的感染症状。 3.出血倾向，如皮肤黏膜瘀斑，消化道、泌尿道出血、颅内出血等症状时，警惕DIC发生。	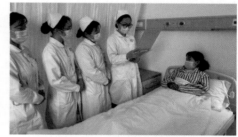 图5-5-7　回顾观察要点
↓	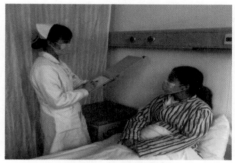
学生代表完成对于患者的健康指导（图5-5-8） 1.疾病预防，避免接触对造血系统有害的理化因素，定期监测血象与髓象。 2.生活指导：饮食、休息、皮肤护理。避免损伤皮肤，沐浴时水温不宜过高，以防止温度过高，促进血管扩张，加重皮肤出血。 3.用药指导：应用化疗药物会有呕吐症状，应少量多餐饮食。 4.预防感染和出血：指导患者自我观察疼痛（头痛，腹痛，关节痛），出血（口，鼻），体温，大小便颜色，识别异常。	图5-5-8　健康指导
↓	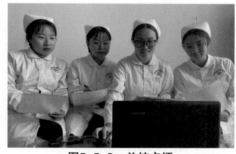
带教老师：对各学生的表现进行点评；酌情进行知识拓展（图5-5-9）。	图5-5-9　总结点评

六、知识拓展

白血病患者经外周静脉穿刺中心静脉置管（peripherally inserted central venous catheters，PICC）常见并发症。

1. 穿刺点出血：白血病患者存在血小板减少、血小板功能异常、凝血因子减少及白血病细胞浸润等对血管损伤的不利因素。是最为常见的发症。

2. 导管相关感染：导管相关性感染是长期进行静脉置管的重要并发症。导管相关的感染主要有3种类型：局部感染、隧道感染和导管相关的血流感染。

3. 导管堵塞常见原因：未按时封管或封管方法不当；患者的血液呈高凝状态；抽血后未及时冲管；输注特殊药物；使用禁忌配伍药物时致药物沉淀阻塞导管；经常静脉输注高浓度营养液体及血液

制品；导管接头松动、脱落；体外导管扭曲、打折；各种原因引起的血液反流。

4. 非感染性静脉炎：PICC 所致静脉炎多发生在置管后25～72h。目前认为机械性静脉炎与下列因素有关：导管的材质、穿刺血管的选择、护士的穿刺技巧、穿刺针型号、导管固定、患者置管肢体运动度、对患者的教育等。而置管后期出现的静脉炎多可能由于污染微粒刺激导管，或者置管位置产生血液湍流引起血栓形成有关。

参考文献

[1] 尤黎明，吴瑛. 内科护理学[M]. 北京：人民卫生出版社，2017：486-499.

[2] 尤黎明，吴瑛. 内科护理学实践与学习指导[M]. 北京：人民卫生出版社，2018：186.

[3] 李卫英. 白血病患者PICC置管常见并发症的护理研究进展[J]. 上海护理，2018，（15）5：73-74.

（薛玮）

第六章 内分泌系统疾病护理实验

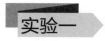 微量血糖仪的使用

一、概　念

微量血糖仪（Traceglucosemeter）是通过对患者末梢毛细血管静脉血中全血葡萄糖的数值进行测量的仪器，是协助患者进行血糖日常监测的一种技术。具有方便、快捷、损伤小的特点，在临床护理及糖尿病患者社区家庭护理中得到广泛使用。

二、实验学时、类型和目的

（一）实验学时：1学时。

（二）实验类型：演示型。

（三）实验目的

1. 能够正确使用微量血糖仪对患者进行血糖测量。

2. 能够阐述微量血糖仪的适用对象。

3. 能够叙述微量血糖仪使用的注意事项。

三、适应证和禁忌证

（一）适应证：糖尿病患者及疑似糖尿病需日常监测血糖的患者。

（二）禁忌证

1. 服用有可能干扰血糖仪生物酶作用的药物，如对乙酰氨基酚等。

2. 心衰、休克等有可能出现缺氧从而干扰GOD型血糖仪测量数值。

四、评　估

（一）核对：患者姓名、床号、过敏史。

（二）患者情况：患者病情、意识、合作程度、上次测量部位及是否进食。

（三）病室环境：光线、温度、通风等。

（四）血糖仪质控：血糖仪电量、血糖仪测试及校准、血糖试纸及采血针头有效期及质量。

五、操作准备

（一）物品准备：基础治疗盘一套，微量血糖仪、血糖试纸、采血针、75%乙醇或无菌0.9%氯化钠溶液、一次性使用无菌棉签、污物盘、利器盒、血糖数值记录单。

（二）环境准备：病室安静、整洁。

（三）护士准备：护士衣、帽、鞋整洁，洗手，戴口罩。

（四）患者准备：解释操作目的，确认患者是否进餐，如监测餐后两小时血糖，应告知患者从吃第一口饭开始计时，2h后测血糖。取得患者配合，嘱患者舒适体位。

六、操作流程

（一）操作步骤

步骤	图示
步骤1 准备： 1. 携用物到床旁，核对患者姓名、住院号、床号、诊断、腕带，确定无误，与患者沟通，取得患者配合，协助患者取舒适体位，确认患者是否空腹或餐后2h，核对医嘱测量血糖类型（图6-1-1）。	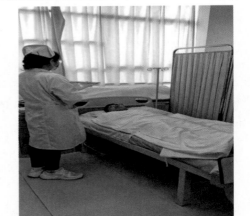 图6-1-1　核对解释
2. 安装采血针头，调节深浅适宜，使采血笔处于备用状态。 3. 打开血糖仪，查看血糖仪试纸代码与血糖试纸型号是否一致，如不一致，予以调整，插入试纸待机（图6-1-2）。	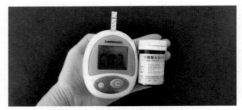 图6-1-2　核对血糖试纸代码
步骤2 选择适宜的穿刺点： 手指两侧（避开指腹神经末梢丰富部位，减轻疼痛），嘱患者手臂下垂5～10s。 消毒： 根据评估结果选择75%乙醇或0.9%氯化钠溶液，消毒患者指尖两遍，待干（图6-1-3）。	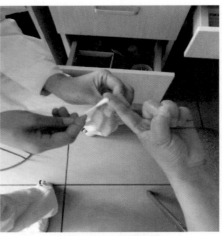 图6-1-3　消毒指尖

续表

步骤	图示
步骤3 穿刺： 将采血针紧压采血部位，按下释放按钮，采血（图6-1-4）。	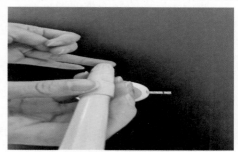 图6-1-4　指尖采血
步骤4 将第一滴血液拭去，轻轻挤压局部（避免挤压过度导致组织液混入）（图6-1-5）。	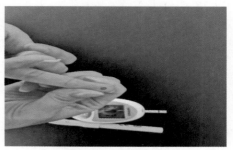 图6-1-5　轻压挤血
将血样滴于试纸的采血区，倒计时开始，同时用干棉棒按压采血部位，至不出血为止（图6-1-6）。	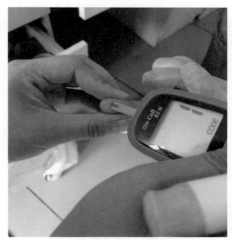 图6-1-6　试纸采血
步骤5 1. 整理：读取血糖值，将试纸条、棉签及采血针分别放入污物盘及利器盒。整理用物及床单位。 2. 安抚患者：帮助患者取舒适卧位，询问患者有无不适及需求，进行健康教育。 3. 记录：洗手，做好护理记录及血糖数值记录（图6-1-7）。	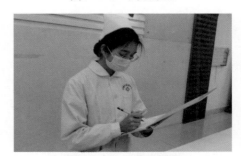 图6-1-7　记录血糖值

（二）注意事项：血糖仪的清洁与保存。

1. 储存环境：操作温度（2～30℃），湿度（10%～90%）范围内。

2. 使用完后用沾有清水的棉签清洁血糖仪的外表面。如有需要，请使用10%的含氯消毒液擦拭血糖仪进行消毒，然后再用清水清洁并除去所有残留液，彻底晾干。

七、知识拓展

无创性血糖测量

近年来，非侵入性血糖表面测量取代传统的有创血糖测量，逐渐成为一种趋势，但也有不同声音。例如有学者采用电阻抗与血糖浓度呈强负相关的原理，通过测量阻抗值确定血糖值。还有学者利用超宽带（UWB）微波成像和基于人工智能的准解决方案，非侵入性检测血浆中的葡萄糖浓度。不但是无创，而且经济，安全，患者容易接受，可以在不久的将来广泛使用。但是国内也有学者提出不同意见，认为在国内实施无创性血糖监测其精度还达不到临床广泛推广，其运用值得商榷。

参考文献

[1] 尤黎明、吴瑛. 内科护理学[M]. 第6版. 北京：人民卫生出版社，2018：574.

[2] 刘义兰. 内科护理操作规程及评分标准[M]. 武汉：湖北科学技术出版社，2015：391-393.

[3] 李映兰、王爱平. 护理综合实训[M]. 北京：人民卫生出版社，2018：42-44.

[4] Tong Yin, Xiaoyan Chen, Meng Du, et al. Non-invasive Blood Glucose Measurement based on Impedance Spectrum. 2020，6（4）.

[5] Minarul Islam, Md Shawkat Ali, Nusrat Jahan Shoumy, et al. Non-invasive blood glucose concentration level estimation accuracy using ultra-wide band and artificial intelligence. 2020，2（14）：S11-S63.

[6] 孔丹丹，韩同帅，葛晴，等. 近红外无创血糖检测系统信号提取能力的验证[J]. 光谱学与光谱分析，2020，40（11）：3438-3442.

（熊媛）

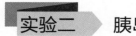

实验二 胰岛素笔的使用

一、概　念

胰岛素笔（insulinpen）是为了方便患者注射胰岛素，并且免去抽吸药液繁琐过程而发明的胰岛素注射装置，可免去公众场合注射胰岛素的尴尬，操作简便，计量准确。

二、实验学时、类型和目的

（一）实验学时：1学时。

（二）实验类型：演示型。

（三）实验目的

1. 能够正确使用胰岛素笔并阐述胰岛素笔的作用。

2. 能够阐述胰岛素笔的适用对象。

3. 能够叙述胰岛素笔使用中的注意事项。

三、适应证和禁忌证

（一）适应证：需长期注射胰岛素的患者。

（二）禁忌证

1. 低血糖患者。

2. 对胰岛素或蛋白过敏的患者。

四、评　估

（一）核对：患者姓名、床号、过敏史、最近一次血糖测量值。

（二）患者情况：患者病情、意识、合作程度、上次注射部位及是否进食。

（三）病室环境：光线、温度、通风等。

（四）胰岛素笔：胰岛素笔外观完好，调节钮完好，胰岛素笔芯完好，在有效期内，笔芯内药液无浑浊无变色无沉淀，胰岛素笔针头在有效期内。

五、操作准备

（一）物品准备：基础治疗盘一套，胰岛素笔、胰岛素笔芯、胰岛素笔针头、75%乙醇或无菌0.9%氯化钠溶液、一次性使用无菌棉签、污物盘、利器盒、记录单。

（二）环境准备：病室安静、整洁。

（三）护士准备：护士衣、帽、鞋整洁，洗手，戴口罩。

（四）患者准备：解释操作目的，取得患者同意配合，嘱患者舒适体位。

六、操作流程

（一）操作步骤

步骤	图示
步骤1 准备： 1. 携用物到床旁，核对患者姓名，住院号、床号、诊断、腕带及上次注射部位，确定无误，与患者沟通，取得患者配合。 2. 协助患者取舒适体位，确认患者是否进餐，核对医嘱胰岛素种类、剂量、注射时间。 3. 安装胰岛素笔芯（图6-2-1）。	 图6-2-1　安装笔芯

续表

步骤	图示
步骤2 选择适宜的穿刺点： 1. 选取注射部位，确认穿刺局部无炎症硬结及破损。避开上一次注射部位（三角肌下缘、腹部脐周、大腿外侧等人体皮下组织丰富的部位均可选择）。 2. 选择75%乙醇或0.9%氯化钠溶液，消毒穿刺部位2遍，待干（图6-2-2）。	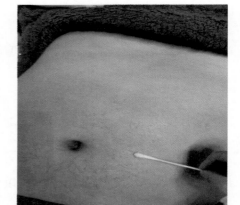 图6-2-2　皮肤消毒 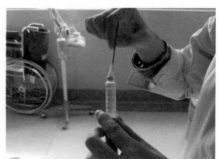 图6-2-3　消毒笔芯前端
步骤3 穿刺 1. 消毒胰岛素笔前端，打开胰岛素笔针头，将针头旋紧安装至胰岛素笔上（图6-2-3—图6-2-4）。	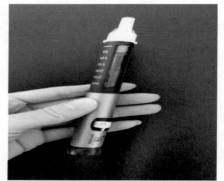 图6-2-4　安装针头
2. 上拉胰岛素笔旋钮，针头向上，轻弹胰岛素笔排气，待针尖排出一滴药液后，根据医嘱旋转胰岛素笔旋钮，调整胰岛素笔注射剂量至指定位置（图6-2-5）。	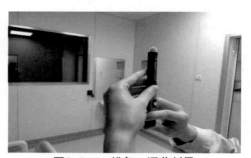 图6-2-5　排气、调节剂量

续表

步骤	图示
3. 一手捏起注射部位皮肤，另一手握住胰岛素笔，垂直进针至针头全部刺入皮下，缓慢按压旋钮（图6-2-6）。 **步骤4** 拔针注射完毕，停留片刻后迅速拔针。 **步骤5** 后续处理 1. 整理：将针头分离放入利器盒，取下胰岛素笔芯，贴上标签，注明床号姓名住院号等后放回包装盒内避光保存，整理用物及床单位。 2. 安抚患者：帮助患者取舒适卧位，询问患者有无不适及需求，进行健康教育。 3. 记录：洗手，做好护理记录（图6-2-7）。	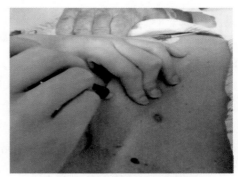 图6-2-6 捏起皮肤、垂直进针 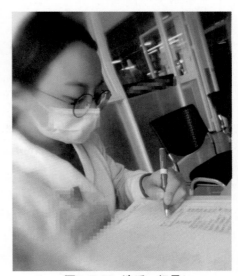 图6-2-7 洗手、记录

（二）注意事项：胰岛素笔芯的保存。

1. 储存环境：尚未使用的笔芯保存在包装盒内冷藏于4～8℃的冰箱中，不可冰冻。开始使用后，可在室温下（不超过28℃）存放28d，注意避免过热和阳光照射。

2. 正在使用的笔芯建议不要再存放于冰箱中，在室温过高（超过30℃）必须存放于冰箱的情况下，需在每次使用前使笔芯恢复至室温。

3. 如果是混悬液产品，再次使用时，混匀步骤同初次使用胰岛素的混匀步骤。

4. 注意每次注射后必须卸下针头，否则当温度变化时就有药液从针头漏出。

七、知识拓展

口服胰岛素

口服胰岛素胶囊于2019年已经进入三期临床，有望在不久的将来取代胰岛素笔。由中国南方医科大李顺英等牵头合成了，一系列pH敏感半渗透聚合物网络（半-IPN）水凝胶聚（乙烯基醇）/聚（羟基甲基丙烯酸酯-共聚丙烯酸）（PVA/P（HPMA-共体）。该种材料在pHs 1.2和6.8的缓冲溶液中进行

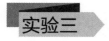

了体外胰岛素释放实验。结果表明，夹紧胰岛素的释放在pH1.2时受到抑制，但在pH6.8时明显增加。细胞生存能力表明水凝胶是生物相容的。在口服胰岛素水凝胶给链球菌素诱导的糖尿病大鼠服用75 IU/kg后，血糖水平持续下降。因此，半IPN PVA/P（HPMA-co-MAA）水凝胶是口服蛋白质药物的潜在工具。

国外研究证明"受性磷脂混合纳米粒子配方"包括D-α-托氯乙烯二甘醇1000和脱氧钠，结合548.7纳米粒径、0.332聚分散度指数、22.0 mV zeta电位和61.9%封装效率，在体内表现出所需的胃肠道稳定性和胰岛素释放。此外，该配方在L929细胞的细胞毒性研究中证明了其安全性。通过降低和维持血糖水平，避免波动，发现受性磷脂混合纳米粒子配方是最有效的配方。

由德国糖尿病研究中心（DZD e.V.）资助的一个临床研究中心进行了I/II期随机对照试验。参与者为44名6个月到2.99岁、患有1型糖尿病和易感HLA DR4-DQ8型基因型的自体-阴性儿童。对儿童进行随机1∶1至每日口服胰岛素（7.5mg升至67.5mg）或安慰剂12个月。主要结果是口服胰岛素耐受性良好，代谢变量无变化。

因此，口服胰岛素的时代即将到来，让我们拭目以待。

参考文献

[1] 尤黎明，吴瑛. 内科护理学[M]. 第6版. 北京：人民卫生出版社，2018：577-585.

[2] 刘义兰. 内科护理操作规程及评分标准[M]. 武汉：湖北科学技术出版社，2015：388-391.

[3] 李映兰，王爱平. 护理综合实训[M]. 北京：人民卫生出版社，2018：45-52.

[4] Shunying Li, Tingting Qin, Tingting Chen, et al. Poly（vinyl alcohol）/poly（hydroxypropyl methacrylate-co-methacrylic acid）as pH-sensitive semi-IPN hydrogels for oral insulin delivery[J]. preparation and characterization. 2021：1-11.

[5] Robin Assfalg, Jan Knoop, Kristi L. Hoffman, et al. Oral insulin immunotherapy in children at risk for type 1 diabetes in a randomised controlled trial. 2021：1-14.

[6] and；evaluations on nanoparticle and phospholipid hybrid nanoparticles with absorption enhancers for oral insulin delivery. 2021，26（2）：157-166.

（熊媛）

实验三　胰岛素泵的使用及护理

一、概念

胰岛素泵（Insulin pump，即人工胰腺）由动力泵、储药器和输注管道组成，再将储药器装入泵中后，将与之相连的输注管道前端的引导针用注针器注入皮下，再由电池驱动胰岛素泵缓慢推动小储药器的活塞，经输注管道将胰岛素输注到体内。胰岛素泵可根据机体对胰岛素的需求量进行程序设置，模拟机体胰腺的生理性分泌，以达到控制糖尿病的目的。

二、实验学时、类型和目的

（一）实验学时：2学时。

（二）实验类型：演示型。

（三）实验目的

1. 学会胰岛素泵的使用方法。

2. 能正确叙述胰岛素泵使用的注意事项及护理要点。

三、适应证和禁忌证

（一）适应证

1. 适用于1型糖尿病患者（尤其是病情"难控""易变"者），糖尿病酮症酸中毒、高渗性昏迷、微血管并发症等患者。

2. 难以控制的重型糖尿病2型或合并严重感染时，可考虑使用。

3. 妊娠期糖尿病或女性糖尿病意愿妊娠者，糖尿病患者接受较大外科手术时。

4. 由于生活不规律，胰岛素注射治疗控制血糖困难的患者。

（二）禁忌证

1. 不愿意接受胰岛素治疗者。

2. 难以理解胰岛素泵治疗相关知识者，或经济状况较差者。

四、评　估

（一）核对：患者姓名、床号、性别、诊断等基本情况。

（二）患者情况

1. 评估患者糖尿病史，病情、意识状态、合作程度；穿刺部位皮肤（常用注射部位是腹部）的洁净情况及完整性，如有无疤痕、炎症、硬结等；患者的认知、操作能力及心理反应。

2. 倾听患者要求，鼓励安慰患者，签署知情同意书。

（三）环境：整洁、安全，光线、温湿度适宜。

五、操作准备

（一）物品准备：治疗盘、胰岛素泵及配套设备（储药器、输注管道等）、短效或超短效胰岛素、75%乙醇、一次性使用无菌棉签、一次性使用敷贴、弯盘。

（二）环境准备：病室安静、整洁，干燥、清洁，光线明亮、温湿度适宜。调整进餐及治疗活动。

（三）护士准备：护士衣、帽、鞋整洁，洗手、戴口罩。

（四）患者准备：患者同意及理解胰岛素泵的使用目的，能配合操作。

六、实验流程

（一）操作步骤

步骤	图示
步骤1：核对：解释并核对患者床号、姓名、住院号；评估患者，解释及沟通，取得合作，协助患者取舒适体位（图6-3-1）。	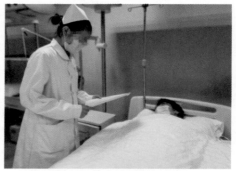 **图6-3-1 患者核对及解释**
步骤2：植泵及固定：遵医嘱进行胰岛素泵治疗，准备、抽取胰岛素，连接胰岛素泵及储药器、输注管道，开机设置胰岛素泵各项参数（如基础注射量和三餐量、日期和时间等），使用泵对输注管道进行充盈并排气。 再次核对医嘱，选择注射部位（一般为腹部，也可选择臀部、大腿外侧以及手臂三角肌等部位）：脐周5cm以外（注意避开脐部和腰带）的部位，75%乙醇消毒皮肤后待干（图6-3-2）。注射：1.若为不锈钢导管针头，先取下针帽，左手拇指和食指提起注射部位皮肤，右手持注射针、垂直进针，用无菌敷贴固定穿刺针；2.若为软管式导管针头，先贴上有孔胶布，将针头放入助推器、进针、退出助推器，旋转引导针90°并拔出，用无菌敷贴固定。 安全启动胰岛素泵、固定好输注管道及胰岛素泵，再次检查胰岛素泵的工作状态是否正常。记录穿刺日期和时间、责任人并贴好标识。将泵妥善固定在患者腰带上，询问患者有无不适（图6-3-3）。	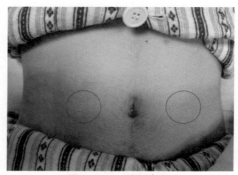 **图6-3-2 植泵部位**
步骤3：撤泵及清洁：治疗结束后遵医嘱拆下胰岛素泵，并用无菌棉签按压片刻。胰岛素泵的清洁：先用湿布清洁胰岛素泵外表面，再用75%乙醇溶液擦拭消毒，湿布再次清洁并擦干；保持储药器室和电池盒干燥，避免受潮。 **后续处理：** 1. 整理：按规定处理用物，整理床单位。 2. 询问患者有无不适及需求，协助患者取舒适卧位。 3. 洗手、记录。	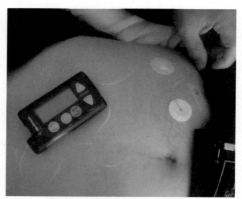 **图6-3-3 植泵（软管式导管针头）及固定**

（二）注意事项

1. 引导患者积极监测血糖，并注意是否出现心慌、冷汗等低血糖症状；检查输注导管是否通畅、漏液，注射部位皮肤是否有疼痛、出血、肿块、瘙痒等情况。

2. 告知患者不可随意调节胰岛素泵，出现报警应及时告知医护人员；避免压迫注射部位，保持穿刺部位的清洁与干燥。

七、知识拓展

Somogyi效应和黎明现象

糖尿病患者的Somogyi效应（苏木杰现象）和黎明现象均表现为清晨空腹血糖升高，但发病机制不一样，治疗措施亦不同。Somogyi效应指低血糖后出现的反跳性高血糖，是一种保护性反应，其特点是夜间胰岛素水平高而发生低血糖，导致体内胰岛素拮抗激素（如胰高血糖素、肾上腺素）释放增加，从而刺激脂肪分解、肝糖异生和肌糖原分解而出现血糖升高，甚至引起酮症。而黎明现象是患者夜间血糖控制良好，也无低血糖，仅在黎明时段（3：00～9：00）出现高血糖，可能与清晨皮质醇、生长激素等分泌增多所致，是糖尿病患者较常见的一种现象，在血糖控制不良时易出现，黎明现象可影响多数糖尿病患者，对青少年患者影响更大（因为青少年处于生长激素分泌的高峰期，而内源性生长激素或皮质醇主要在黎明释放，生长激素和皮质醇与胰岛素作用相拮抗）。

对两种现象的鉴别：最好的方式是进行24h动态血糖监测，如没有监测条件，则应在夜间连续多次测量血糖，根据血糖变化进行评估，如血糖渐进性升高，提示出现黎明现象；如在夜间先出现低血糖后又升高，则为Somogyi效应。两种现象的处理措施截然不同：Somogyi效应的治疗是减少胰岛素用量；而黎明现象则是调整胰岛素注射时间或增加胰岛素用量。因此，护理人员应认真收集资料进行评估，包括血糖水平、胰岛素应用时间和剂量、注射部位，并指导患者进行血糖的监测，出现异常情况及时通知医生并处理。

参考文献

[1] 马静达.胰岛素泵精细化管理应用体会[J].中国药物与临床.2020，20（4）：1217-1218.

[2] 尤黎明，吴瑛.内科护理学[M].第6版，北京：人民卫生出版社，2018年4月：568-588.

[3] 任辉，余珊.内科护理技术[M].北京：人民卫生出版社，2012：233-236.

[4] 刘华平，李峥.内外科护理学·下册（中英文版）[M].北京：人民卫生出版社，2006：1417-1432.

（姜英虹）

实验四　糖尿病酮症酸中毒急救的护理

一、概　念

糖尿病酮症酸中毒（diabetic ketoacidosis，DKA）是糖尿病最常见的严重急性并发症之一，以高血糖、酮症、酸中毒为主要表现，是因胰岛素不足或胰岛素拮抗过多导致的严重代谢紊乱综合征。临床表现以发病急、病情重、变化快为其特点。如不及时治疗，患者有死亡的危险。

二、实验学时、类型、目的

（一）实验学时：4学时。

（二）实验类型：综合型。

（三）实验目的

1. 能够正确掌握糖尿病酮症酸中毒患者的护理要点。

2. 能够分析患者糖尿病酮症酸中毒的症状表现，并进行静脉采血、输液、动脉采血、给氧术、心电监护术、微量血糖测定等操作。

3. 能够识别糖尿病酮症酸中毒的临床表现。

4. 能够分析糖尿病酮症酸中毒的常见诱因。

三、评　估

（一）第一幕

1. 病史摘要：赵××，男性，40岁，公务员，因"多食、多饮、消瘦半年，发热、咳嗽5d，乏力、呼吸急促2h"入院。患者半年前无明显诱因逐渐食量增加，由原来每天400g逐渐增至500g以上，最多达750g，而体重逐渐下降，半年内下降达5kg以上，同时出现烦渴多饮，伴尿量增多，曾到医院就诊，查血糖发现增高，诊断为糖尿病，平素服用二甲双胍降糖治疗，空腹血糖波动在8.1~10.5mmol/L之间。两天前受凉后出现发热、咳嗽症状，体温为38.9℃，自服感冒药，症状无明显好转，感多饮多尿症状明显，2h前感乏力，呼吸急促，家人急送入院。既往无药物过敏史，母亲有糖尿病病史，个人史无特殊。

（二）第二幕：患者急诊入院，医护团队对患者进行体格检查、标本采集及初步处理。

1. 体检摘要：查体：T：39℃，P：85次/min，R：32次/min，BP：95/60mmHg。神志清，精神萎靡，皮肤黏膜干燥，弹性差，口中有烂苹果味，心率：90次/min，呼吸深快，肺部呼吸音粗、右下肺可闻细湿啰音，腹平软，肝脾肋下未触及。双下肢无水肿，病理征阴性。

2. 辅助检查：实验室检查：Hb：125g/L，WBC：11.5×10^9/L，N：80%，L：25%，PLT：235×10^9/L；尿常规：尿蛋白（－），尿糖（＋＋＋），尿酮强阳性，镜检（－）；随机血糖（47.20mmol/L）。$PaO_2$85mmHg，血浆渗透压305mmol/L，CO_2CP：20mmol/L。胸片示右下肺小片状渗出灶。

（三）第三幕：医生根据检查结果开具医嘱，护士执行医嘱并观察病情。

四、实验准备

（一）物品准备：听诊器，血压计、体温计、吸氧设备一套、入院记录单、医嘱单、输液器两套、治疗盘、床旁监护仪一台及监护电极片，氧饱和度检测仪一台，多功能模拟人Simman3G一套、微量血糖仪及试纸一套，尿糖试纸一套，胰岛素、0.9%氯化钠溶液、5%葡萄糖注射液、10%KCL注射液、头孢哌酮注射液等药物若干，输液泵一台、1mL、2.5mL、5mL、10mL、20mL注射器若干，静脉采血管、动脉采血管、静脉采血针、动脉采血针。

（二）环境准备：模拟病房安静、整洁，温湿度适宜。

（三）人员准备：以医疗组为单位，由学生分别扮演医生、护士、家属。医护人员衣、帽、鞋整洁，洗手，戴口罩。

五、实验流程

步骤	图示
步骤1 入院护理：第一幕（图6-4-1） 患者由家属急诊送入院，医生做简要自我介绍并开始接诊。医护对患者及家属自我介绍，询问病史 （围绕主诉，现病史，既往史，心理及社会资料询问。） ↓ 重点询问病史尤其本次发病特点及诊治过程	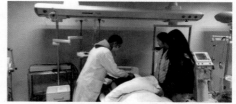 图6-4-1 询问病史

步骤2
入院护理：第二幕（图6-4-2，6-4-3）

收集检查资料

↓ ↓

医生体格检查：
意识、精神状态、皮肤黏膜、心肺腹检查（图6-4-2）。

医生开具辅助检查医嘱：
血糖、血常规、尿糖、尿酮体、肝肾功能，血电解质、氧饱和度，血气分析

↓

护士连接心电监护，给氧，并测量生命体征、留取血尿标本（图6-4-3）。

↓

医生：临床诊断：
Ⅱ型糖尿病
糖尿病酮症酸中毒

护士：护理诊断：
1. 体液不足。
2. 体温过高。
3. 气体交换受损。
4. 活动无耐力。
5. 营养失调。
6. 焦虑、抑郁。

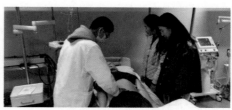
图6-4-2 体格检查

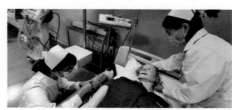
图6-4-3 生命体征测量、给氧

步骤3
住院护理：第三幕（图6-4-4至图6-4-7）

处理措施及病情观察

↓

医生下达医嘱并床旁观察：
内科一级护理、病危通知、流质饮食
持续低流量吸氧2L/min
24h心电监护、留置尿管
记24h出入量
测体温、血压、脉搏、呼吸 q1h
测氧饱和度 q4h
测血糖、尿酮q1h
测血电解质、CO_2CP Q2h
0.9%NS 50mL/RI 10u iv st
0.9%NS 1000mL/RI 20u ivgtt st（2h内滴完）
0.9%NS 500mL/头孢哌酮 4g ivgtt Q12h
0.9%NS1500mL/10%KCL 30mL ivgtt st（40gtt/min）

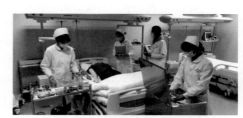
图6-4-4 核对医嘱、观察病情

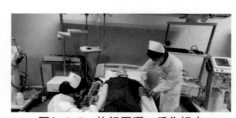
图6-4-5 执行医嘱、采集标本

续表

步骤	图示
护士遵医嘱并床旁护理： 1.一般护理：绝对卧床休息，流质饮食，症状好转后改为半流质，逐步过渡到糖尿病饮食，协助患者进行日常生活护理。 2.治疗护理： （1）快速建立两条静脉通道。 （2）给患者持续吸入低流量氧气。 （3）用药护理：准确抽吸胰岛素，控制滴速，观察有无过敏、低血糖等副作用。 3.病情观察： （1）观察生命体征、神志。 （2）观察呼吸急促、乏力、尿频、发热等症状的变化。 （3）观察血糖、尿酮、血电解质、CO_2CP 的动态变化。 **步骤4** 出院护理：第四幕（图6-4-8） 医生开具出院医嘱 护士进行健康教育： 1.疾病防治知识的宣教。 2.饮食及运动指导。 3.辅导患者及家属掌握微量血糖仪使用方法，并学会识别糖尿病常见并发症、酮症酸中毒等急症临床表现，掌握应急措施。 4.用药指导：教会患者口服降糖药及胰岛素的用药方法及注意事项。 5.心理护理。	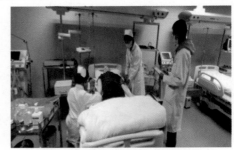 图6-4-6 执行医嘱、观察病情 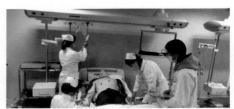 图6-4-7 床旁护理 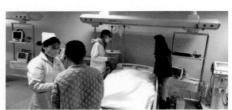 图6-4-8 出院健康教育

六、知识拓展

美国糖尿病学会

美国糖尿病学会（The American Diabetes Association，ADA）成立于1940年，是美国支持糖尿病研究及糖尿病信息服务的自发性保健组织。60年来该学会为广大糖尿病患者及糖尿病专业保健人员提供了大量有关糖尿病治疗护理方面的信息，出版了既有权威性又有实践意义的大量丛书，内容广泛覆盖了糖尿病的治疗、护理、生活与饮食指导、药物使用指导、食谱、营养指导、自我护理、糖尿病并发症、妇女与糖尿病等各个方面问题，俗称糖尿病诊疗指南。该指南在国际上具有很大的学术影响力，着重阐明糖尿病诊治领域具有循证特点的新发现及新进展。我国每隔几年便会根据ADA诊疗指南，提出具备我国糖尿病流行病学特点的《中国糖尿病防治指南》，在ADA推荐证据的基础上，提出具有我国人口学特色及传统医学特色的糖尿病诊治建议，在临床使用过程中具有较强的参考意义。

参考文献

[1] 尤黎明，吴瑛. 内科护理学[M]. 第6版. 北京：人民卫生出版社，2018：571-580.

[2] 刘义兰. 内科护理操作规程及评分标准[M]. 武汉：湖北科学技术出版社，2015：391-393.

[3] 吴腾修，张月娥. 不同给药方式治疗ICU糖尿病酮症酸中毒的效果观察及护理[J]. 糖尿病新世界，2020（17）：6-7，10.

[4] 应令雯，周健.《2020年美国糖尿病学会糖尿病医学诊疗标准》解读[J]. 中国医学前沿杂志（电子版），2020（1）：59-70.

（熊媛）

实验五 甲状腺危象的抢救护理

一、概 念

甲状腺危象（Thyroid crisis，即甲亢危象）是甲状腺功能亢进症急性加重的综合征，其可能与短时间内大量T_3、T_4释放入血有关，常见于甲亢较重未治疗或控制不良的患者，在机体遇到应激（如感染、创伤、外科手术或突然停药）、严重躯体疾病（如脑卒中、急腹症、心力衰竭等）或甲状腺术中过度挤压甲状腺等时可诱发甲状腺危象，导致全身代谢严重紊乱，出现高热、大汗、呕吐腹泻、烦躁不安、意识障碍等为特征的临床综合征，常急性起病，如诊断和抢救措施不及时可危及生命。

二、实验学时、类型和目的

（一）实验学时：4学时。

（二）实验类型：设计型。

（三）实验目的

1. 能说出甲状腺危象的病情监测及护理措施。

2. 能分析甲状腺危象的诱因。

三、评 估

1. 病史摘要：钱某，女性，49岁，腹泻伴烦躁、呼吸加快，意识不清3h。患者于入院前2天有不洁食物食用史，伴寒战高热、呕吐腹泻，体温最高达40.0℃，24h内水样便20余次。患者4年前曾诊断为"甲状腺功能亢进症"，一直服药物治疗，期间由于工作繁忙等原因，未遵医嘱规律服药，多次复发。既往体健，无家族遗传史。

2. 体检摘要：Bp：140/75 mm/Hg、T：40.1℃、P：142次/min、R：26次/min，体形消瘦，意识模糊，烦躁不安，大汗淋漓。全身皮肤、黏膜无黄染。双眼球突出，甲状腺Ⅱ度肿大、无结节、未闻及血管杂音，两肺呼吸音粗，未闻及干湿啰音，律齐，无杂音。

3. 辅助检查：血常规：Hb：121g/L、WBC：27.5×10^9/L；血糖：11.2mmol/L。心电图示：窦性心动过速，心率148次/min，下壁+前侧壁T波低平。甲状腺功能：FT_3、FT_4升高。甲状腺B超示：双侧甲状腺弥漫性病变，内部回声强弱不等、分布不均匀，血流信号较丰富。

四、实验准备

（一）物品准备：多功能Simman3G模拟人，氧气装置、心电监护装置、静脉输液盘、丙基硫氧嘧啶、复方碘口服溶液，听诊器、体温计、治疗盘、氧饱和度监测仪、一次性使用无菌棉签、手部消毒液、物理降温用物，入院记录单、医嘱单。

（二）环境准备：模拟病室安静、整洁，温湿度适宜。

（三）人员准备：组成医疗组，由学生分别扮演医生、护士、患者、家属。医护人员衣、帽整洁，洗手、戴口罩。

五、实验流程

步骤	图示
步骤1 入院护理： 医护对患者自我介绍，询问病史：向患者及家属了解病史，包括主诉、现病史、治疗史、过敏史、既往史、心理及社会资料等。 ↓ 收集检查资料：包括生命体征、体格检查、意识、精神状态，血常规、甲状腺功能及B超、心电图等资料（图6-5-1）。 ↓ **医生：** 临床诊断：甲状腺危象 Rp： 绝对卧床 迅速开放静脉通道 内科特级护理、流质饮食 立即给氧、24h心电监护 告知家属病情、病危通知 记录24h出入量 **护士：** 护理诊断： 1.体温过高：与感染有关。 2.体液不足：与高热、呕吐腹泻造成体液丢失有关。 3.自理缺陷：与意识障碍、卧床有关。 4.知识缺乏：缺乏疾病相关知识 ↓ 测体温、脉搏、呼吸、血压q1h，测血氧饱和度q4h 1.丙基硫氧嘧啶（PTU）500～1000mg-胃管注入；服用1h后，加用复方碘口服溶液0.25 mL，q6h 2.普蔡洛尔1 mg-ivgtt-40gtt/min 3.地塞米松10 mg-iv 4.氢化可的松300 mg-ivgtt-40gtt/min（图6-5-2） **护理措施：** 1.一般护理：绝对卧床休息，流质饮食。 2.治疗护理：建立静脉通道；用药指导；纠正水、电解质平衡紊乱，给予降温、使用床栏加以防护，注意口腔护理，密切监测患者动态变化。 3.疾病相关知识宣教，心理护理（图6-5-2）。	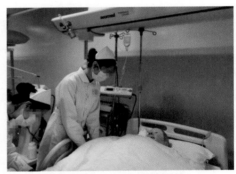 图6-5-1　患者病情评估 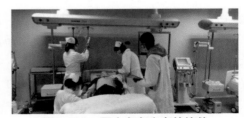 图6-5-2　甲亢危象患者的抢救

续表

步骤	图示
步骤2 入院护理：设计一 患者经积极治疗后，病情得到控制，生命体征：BP：128/70 mm /Hg、T：37.5℃、P：93次/min、R：19次/min，血常规：Hb：119g/L、WBC：$13×10^9$/L。	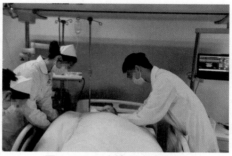 图6-5-3　病情观察及护理 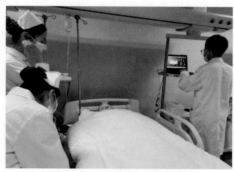 图6-5-4　病情评估及护理

评估病情：包括患者生命体征，意识精神状态，及辅助检查结果等（图6-5-3）。

↓　　　　　　　↓

医生：
Rp：
内科一级护理
软质饮食
测生命体征
测血氧饱和度q4h
丙基硫氧嘧啶（PTU）
200mg口服，q8h

护士：
护理诊断：
1.体温过高：与感染有关。
2.有皮肤完整性受损的危险：与卧床有关。
3.营养失调：与机体高代谢状态有关（图6-5-4）。
护理措施：
1.用药护理。
2.监测体温，及时采取降温措施。
3.日常护理：包括口腔护理，定时翻身、避免压疮，根据病情适当活动。

入院护理：设计二：患者经常规抢救治疗病情无明显缓解

再次评估患者生命体征、意识状态、自理能力及辅助检查等。

↓

转入ICU，持续低流量吸氧，24h心电监护。再次向患者家属下病危通知，加强支持治疗。征得患者及家属同意，在常规抢救措施基础上进行血浆置换。

↓

经积极救治，患者转危为安，住院15d后出院
出院指导：
1.指导患者及家属识别和避免甲亢危象的诱因。
2.用药指导，定期监测甲状腺功能。
3.根据病情适当活动，饮食指导。
4.健康教育：疾病相关知识宣教，给予心理护理。

六、知识拓展

血浆置换疗法

血浆置换疗法（Therapeutic Plasma exchange，TPE）是体外循环血液净化的一种常见疗法，以达到清除致病物质、减轻病例损害的目的。根据美国血浆置换协会American Society for Apheresis（ASFA）的建议，TPE已成为重症甲状腺毒症患者的有效替代疗法。

TPE疗法适用于严重甲亢者、不耐受抗甲状腺药物及甲状腺危象的患者，能显著降低患者血浆FT_4和TSH受体抗体水平，在甲亢危象治疗中具有一定的安全性、有效性和可行性。TPE疗法通过消除血清蛋白结合甲状腺激素、甲状腺自身抗体、细胞因子（即快速减少甲状腺激素循环）等物质，增加甲状腺激素的不饱和结合位点，从而快速改善临床症状，临床疗效较为满意，但需关注血浆置换中的不良反应并及时处理。

参考文献

[1] 尤黎明，吴瑛. 内科护理学[M]. 第6版，北京：人民卫生出版社，2018：545-546，549.

[2] Tan AWK，Lim BSP，Hoe JKM，et al. Therapeutic plasma exchange for control of thyroid storm. J Clin Apher. 2020：1-7.

[3] 姚瑶，郑仁东，刘超. 血浆置换治疗甲状腺功能亢进症的研究进展[J]. 国际内分泌代谢杂志，2020，40（5）：320-322.

（姜英虹）

实验六　甲状腺功能亢进症患者的护理

一、概　念

甲状腺功能亢进症（Hyperthyroidism，简称甲亢）是由于甲状腺功能异常而合成及释放过多的甲状腺激素，出现循环、神经、消化等系统兴奋性增强及机体代谢亢进，引起心悸脉速、怕热多汗、烦躁失眠、多食易饥和体重减少为主要表现的综合征。甲亢以Graves病多见，起病缓慢，患者常伴有高代谢综合征、突眼征、甲状腺肿、视力减退、胫前黏液水肿（少见）等症状，严重的可出现甲亢危象、昏迷，甚至危及生命。

二、实验学时、类型、目的和方法

（一）实验学时：4学时。

（二）实验类型：临床见习。

（三）实验目的

1. 能解释内分泌系统常见症状和体征，了解内分泌病房设置和仪器设备。

2. 能说出甲亢临床表现、护理评估，能对甲状腺功能亢进症患者开展护理见习，包括：病史采集与护理评估、分析患者资料、制定主要护理诊断及计划等。

（四）实验方法：模拟教学、临床见习。

三、评　估

（一）病史摘要：杨某，女，19岁。4个月前出现脾气暴躁而难以自控，常感心悸气短、怕热多汗、多食易饥、体重下降，时伴心慌乏力。既往体健，无家族病史。

（二）体检摘要：T：37.3℃，P：96次/min，R：19次/min，BP：110/60mmHg，消瘦，甲状腺Ⅰ°度肿大，未闻及血管杂音，双手轻微颤抖，眼球轻度突出，睑裂增宽，伴畏光、流泪。

（三）辅助检查：血液学检查：血FT_4、FT_3升高，TSH降低。

四、实验准备

（一）物品准备：多功能模拟人Simman3G及配套用物，听诊器、血压计、体温计、一次性使用无菌输液器、一次性使用无菌棉签、治疗盘、输液架等。

（二）环境准备：病房安静、整洁，温湿度适宜；三级或二级甲等以上综合性医院内分泌科病房。

（三）人员准备

1. 模拟教学：以组为单位，学生分别扮演医生、护士、患者、家属。医护人员衣、帽、鞋整洁，洗手、戴口罩。

2. 临床见习：确定甲亢典型病例，提前与患者做好沟通，征得患者知情同意及配合。

五、实验流程

步骤	图示
步骤1 情境一：病史采集 向患者自我介绍，了解患者的基本信息 ↓ 在带教老师指导下，询问病史，进行体格检查 ↓ 收集资料：患病及治疗经过、一般状况、眼征、甲状腺状况、辅助资料、心理-精神-社会状况等（图6-6-1）。 ↓ **步骤2** 情境二：病例讨论 学生汇报所收集的病例资料 ↓ 引导学生讨论，得出护理诊断及护理措施 ↓	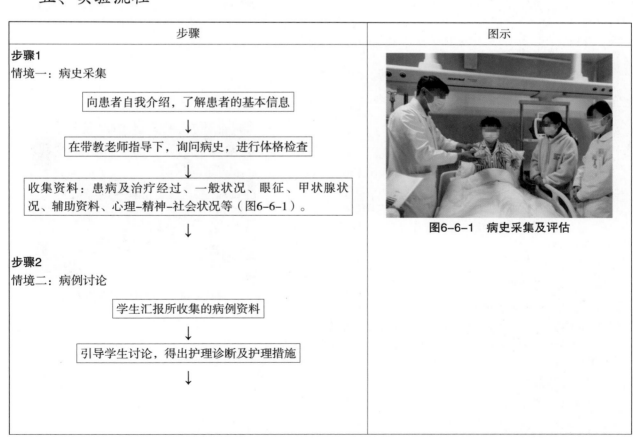 **图6-6-1　病史采集及评估**

续表

步骤	图示
（一）护理诊断： 1.营养失调：低于机体需要量，与机体代谢增强有关。 2.感知觉改变：与突眼有关。 3.活动无耐力：与机体高分解代谢、四肢消瘦无力有关。 4.应对无效：与情绪改变有关。 5.潜在并发症：心力衰竭，休克，与甲状腺危象有关（图6-6-2）。 ↓ （二）护理措施： 1.甲状腺危象的配合处理：立即配合抢救，监测生命体征，观察精神状态、出入量情况，注意有无心力衰竭、休克等并发症，避免感染、精神刺激、创伤等诱因。 2.营养与饮食指导：给予高热量、高蛋白、高维生素、低纤维素饮食；禁食含碘丰富食物，避免刺激性食物及饮料。 3.用药指导及病情监测：指导患者正确用药，不可自行减量或停药，注意药物不良反应，定期监测甲状腺功能。 4.眼部护理：限制水钠摄入，以减轻球后软组织水肿；指导患者当眼部有异物感、刺痛或流泪时勿用手揉眼，以眼药水湿润眼、睡前涂抗生素眼膏，必要时用无菌0.9%氯化钠溶液纱布覆盖双眼，外出应注意强光刺激或异物损伤（图6-6-3）。 5.制订个体化活动计划，保证充足睡眠，指导和协助患者进行日常生活自理。 6.心理护理：引导患者及家属提高对疾病的认知水平，指导帮助患者正确处理突发事件。 7.健康教育：告知疾病相关知识，注意眼睛防护，避免压迫或用手挤压甲状腺，避免精神刺激和过度劳累。 ↓ （三）评价： 1.患者体重增加达到正常体重并保持稳定。 2.能采取眼睛保护措施，眼部无感染发生，角膜无损伤。 3.能进行日常活动，逐步增加活动量，活动耐力增加。 4.能正确面对及处理生活和工作，有一定的应对能力。 5.住院期间，未出现甲状腺危象或能及时发现并处理（图6-6-4）。 ↓ （四）总结点评： 1.通过实验，学生能说出甲亢患者的主要临床表现和体征，能开展相关病史采集与评估、制定主要护理诊断及计划等。 2.学生能养成一定的临床思维，具备自主学习、团队合作及协调沟通能力。	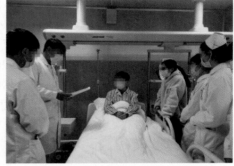 图6-6-2　学生汇报、提出护理诊断 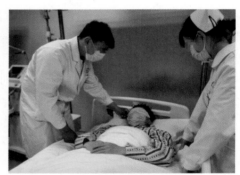 图6-6-3　眼部护理 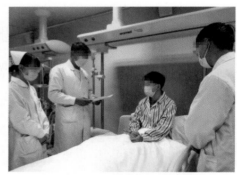 图6-6-4　护理评价及健康教育

六、知识拓展

放射性碘（131）治疗

1. 甲亢患者采用口服放射性碘（^{131}I）治疗，剂量取决于放射敏感性。甲状腺通过摄取^{131}I后释放β射线，使甲状腺滤泡上皮破坏、减少了甲状腺激素的合成释放，从而缓解甲亢症状。因射线在组织内的射程仅有2mm，故电离辐射仅限于甲状腺局部，不会累及邻近组织，一般于服药后2～3个月见效，而在产生疗效前3个月，可服用丙基硫氧密啶或普奈洛尔（心得安）控制或缓解甲亢症状。需要注意的是，妊娠妇女禁用^{131}I治疗，因放射性碘可通过胎盘而破坏胎儿的甲状腺组织。

2. ^{131}I治疗疗效好（可达95%）且费用低，现已是欧美国家成人甲亢治疗的首选，但会引起甲状腺功能减退；正常剂量患者无需放射性防护。

3. 常见以下并发症

（1）甲状腺功能减退：发生率较高，其原因与电离辐射损伤和继发自身免疫损伤有关，需用TH替代治疗。

（2）放射性甲状腺炎：见于^{131}I治疗后7～10d，个别患者可诱发甲状腺危象，甲亢严重者在^{131}I治疗后仍需用抗甲状腺药物治疗。

（3）浸润性突眼恶化：治疗后应用糖皮质激素有一定预防作用。护理人员应告知患者及家属^{131}I治疗后的不良反应，出现症状立即就诊。

参考文献

[1] 尤黎明，吴瑛. 内科护理学[M]. 第6版，北京：人民卫生出版社，2018：543-553.

[2] 孙曙青，洪少华. 内科护理学实训指导[M]. 杭州：浙江大学出版社，2016：134.

[3] 刘华平，李峥. 内外科护理学·下册（中英文版）[M]. 北京：人民卫生出版社，2006：1364-1372.

（姜英虹）

第七章　风湿及免疫系统护理实验

实验一　系统性红斑狼疮患者的护理

一、概　念

系统性红斑狼疮（systemic lupus erythematosus，SLE）是自身免疫介导的、以免疫性炎症为突出表现的弥漫性结缔组织病。血清中出现以抗核抗体代表的多种自身抗体和多系统受累是系统性红斑狼疮两大主要临床特征。

二、实验学时、类型、目的

（一）实验学时：4学时。

（二）实验类型：综合型。

（三）实验目的

1. 识记系统性红斑狼疮的临床表现、护理评估和护理要点。

2. 能对系统性红斑狼疮患者进行健康指导。

3. 运用所学知识对系统性红斑狼疮患者实施整体护理。

4. 培养学生团队合作意识及解决实际问题的能力。

三、评　估

（一）第一幕

1. 病史摘要：鲁某，女性，20岁，在校学生。因"双下肢、面部红斑20d，加重伴发热、水肿5d"入院。一月前自感乏力、头晕，四肢皮肤干燥，无脱发、脱皮，无发热、头痛、呕吐，无意识障碍，无关节肿痛，无皮疹，无水肿、少尿、血尿，无活动性出血等，20d前无明显诱因下出现双侧脸颊发红，双下肢散在红色皮疹，对称分布，无痒感。5d前出现发热，T38.3℃，颜面、手背、足背水肿，遂至某医院就诊，诊断为"过敏性紫癜"，具体诊治不详，入院后完善相关检查：血常规"WBC2.71×10⁹/L，Hb108g/L，PLT57×10⁹/L"，抗核抗体谱：滴度1∶3200，dsDNA（+），ANA（+），HI（+）"，血中检出红斑狼疮细胞。目前皮疹、水肿较前稍见消退，仍有体温波动，为进一步诊治转入我院。门诊以"系统性红斑狼疮"收风湿免疫科。起病以来，精神、饮食稍差，大小便正常，体重无减轻。既往体质欠佳，无重大疾病病史，母亲有红斑狼疮病史。

2. 体检摘要：T：38.5℃，P：78次/min，R：22次/min，BP：104/57mm/Hg，Wt：46kg，神清，精神可，双侧结膜充血，眼睑无水肿，双侧面颊见淡红色充血性皮疹，胸背部可见少许褐色皮疹，双小腿、大腿可见散在红色皮疹，对称分布，按压不褪色，不高出于皮面，无痒感，四肢皮肤稍干燥，无脱屑，浅表淋巴结无肿大，左侧鼻腔可见少许渗血，口周无发绀，咽充血，双侧扁桃体1°肿大，无渗出；颈软，呼吸平稳，无三凹征，双肺呼吸音稍粗，未可闻及干湿啰音，心律齐，心音有力，未闻及杂音；腹平软，无压痛、反跳痛，肝脾未扪及，肠鸣音正常；双侧踝关节非凹陷性水肿，四肢关节活动正常，神经系统查体无异常。

3. 辅助检查

外院检查提示：

（1）血常规：WBC2.71×10⁹/L，Hb108g/L，PLT57×10⁹/L。

（2）抗核抗体谱：滴度1：3200，dsDNA（+），ANA（+），HI（+）"，血中检出红斑狼细胞。

（3）骨髓涂片：骨髓象表现有核细胞增生活跃，粒系轻度退行性改变，巨核系列血小板生成稍差。

（二）第二幕（入院后第二天）患者得知本病会反复发作，迁延难愈，损害多脏器功能；加之容貌的改变和学业的影响，不配合治疗与护理。护士进行护理评估，提出护理诊断，实施护理措施。

（三）第三幕

1. 病史摘要：住院后经过两周的治疗，患者无发热、无头晕、无头痛、眼花，无流涕、咳嗽、无腹痛、腹泻，无鼻衄、牙龈出血，饮食可，大小便外观正常，皮疹消退，病情好转，准备出院。

2. 体检摘要：T：36.4℃，P：70次/min，R：20次/min，BP：105/71mmHg，神清，精神可，双侧结膜稍充血，眼睑无水肿，双侧面颊蝶形红斑消退，四肢皮肤稍干燥，无脱屑，浅表淋巴结无肿大；咽后壁无活动性出血，颈软，双肺呼吸音清，未闻及啰音，心率70次/min，心律齐，心音有力，未闻及杂音，腹平软，无压痛、反跳痛，肝脾未扪及肿大，肠鸣音正常，双侧小腿、大腿暗红色皮疹消退，双侧踝关节无水肿，四肢关节活动正常，神经系统查体无异常。

3. 辅助检查

（1）粪便常规+隐血+轮状病毒：颜色，黄色、红细胞–/HP、白细胞–/HP、大便隐血试验：阴性（–）、轮状病毒：阴性。

（2）抗核抗体谱：抗核抗体定性：阳性（+）、抗核小体抗体阳性（++）、抗双链DNA抗体：阳性（++）；抗中性粒细胞胞浆抗体（谱）无异常。EB病毒抗体测定无异常。

（3）CT：双肺支气管血管束稍增多，心影不大。扫描范围内见脾脏体积增大。

四、实验准备

（一）物品准备：听诊器、血压计、体温计、吸氧设备1套、入院记录单、医嘱单、输液器2套、治疗车；床旁多功能监护仪1台及监护电极片，氧饱和度检测仪1台，葡萄糖溶液，其他用药（甲泼尼龙、复方甘草酸单铵、磷酸肌酸、维生素C等），输液泵1台。

（二）环境准备

1. 模拟病房安静、整洁。

2. 温湿度适宜。

（三）人员准备：以医护组为单位，由学生分别扮演医生、护士、患者及家属。医护人员衣、帽、鞋整洁，洗净双手，戴口罩。

五、实验流程

步骤	图示

步骤1

入院护理：第一幕

> 患者及家属缺乏对系统性红斑狼疮的认识和护理常识，来院就诊，收住风湿免疫科病房（图7-1-1）。
> 医护人员向患者及家属自我介绍，了解患者的基本信息。

围绕主诉，现病史，既往史，心理及社会资料询问。

↓

> 重点询问病史尤其本次发病特点及诊治过程。

↓

> 重点检查皮损（图7-1-2）、关节情况；阅读门诊资料。

↓

> 病史：双下肢、面部红斑20d，加重伴发热、水肿5d。
> 体格检查：双侧面颊见淡红色充血性皮疹（图7-1-3），胸背部可见少许褐色皮疹，双小腿、大腿可见散在红色皮疹，对称分布，按压不褪色，不高出于皮面，无痒感，四肢皮肤稍干燥，无脱屑。
> 外院检查提示：抗核抗体阳性，血中检出红斑狼疮细胞。

↓　　　　　　↓

> 医护合作：医生讨论诊治方案；护士遵循整体护理理念对患者进行护理（图7-1-4）。

↓　　　　　　↓

医生：	护士：
初步诊断： 系统性红斑狼疮 鉴别诊断： 过敏性紫癜	护理诊断： 1.体温升高：与狼疮活动有关。 2.皮肤完整性受损：与疾病所致的血管炎性反应等因素有关。 3.潜在并发症：慢性肾衰竭。

↓　　　　　　↓

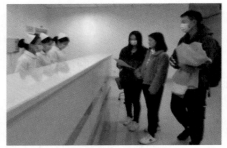

图7-1-1　入院

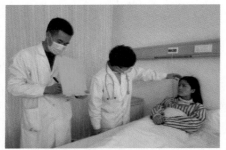

图7-1-2　检查皮损

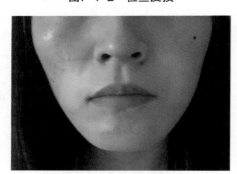

图7-1-3　面部体征

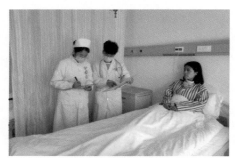

图7-1-4　医护合作

续表

步骤	图示

诊疗计划：

1.头孢硫脒抗感染，酚磺乙胺预防出血，复方甘草酸单铵、磷酸肌酸、维生素C等保肝营养心肌等对症处理，奥美拉唑抑酸防止消化道出血。

2.甲泼尼龙80mgqd抗炎，减轻器官系统损伤。

3.尽快完善抗核抗体谱、血清铁蛋白及影像学等相关检查。

4.密切监测生命体征及病情变化。

护理措施：

1.介绍病区环境和布局，妥善安置患者。

2.执行医嘱：吸氧，连接心电监护仪，建立静脉通路（图7-1-5），观察患者病情。

3.讲解药物的目的、不良反应和副作用。

4.协助完成各项辅助检查。

5.生活护理：给予高热量、高蛋白、高维生素营养丰富易消化饮食，避免辛辣刺激性食物，鼓励患者多饮水。加强口腔、皮肤护理。

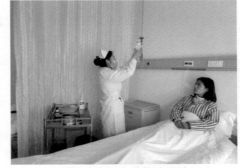

图7-1-5 建立静脉通路

第二幕
患者缺乏对系统性红斑狼疮的治疗信心，进行针对性心理护理。

步骤2

入院护理：第二幕 入院后第2天

患者得知本病会反复发作，迁延难愈，损害多脏器功能；加之，容貌的改变和学业的影响，不配合治疗与护理（图7-1-6）。

↓

护理评估：该患者年轻女性，颜面蝶形红斑外貌有变化，得知诊断为系统性红斑狼疮，需长期使用激素治疗，心理负担较重，产生恐惧和悲观失望的情绪，不配合治疗护理。

↓

护理诊断：
焦虑 与病情反复发作，迁延难愈，损害多脏器功能；容貌的改变和学业的影响有关。

↓

护理措施（图7-1-7）：

1.改善认知：以通俗易懂的语言介绍疾病的相关知识，强调本病虽然无特效根治方法，但经规范治疗，可明显减轻症状，控制病情，改善预后。

2.寻求帮助，建立信心：与家属沟通，亲人多陪伴，让患者感受家庭的温暖。邀请治疗效果好的病友给予鼓励。

3.创造舒适就医环境，有助于解除患者焦虑的心理，让其安心的接受治疗。

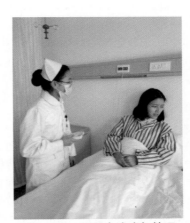

图7-1-6 不配合治疗与护理

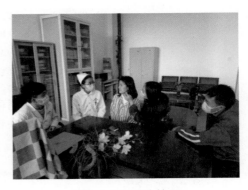

图7-1-7 实施护理

续表

步骤	图示

步骤3

入院护理：第三幕 住院后经过两周的治疗病情缓

评估病情：

1.病史：住院后经过两周的治疗，患者无发热，无头晕，无头痛、眼花，无流涕、咳嗽，无腹痛，腹泻，无鼻衄、牙龈出血，饮食可，大小便外观正常。病情好转，准备出院。

2.体格检查：T：36.4℃，P：70次/min，R：20次/min，BP：105/71mmHg，神清，精神可，双侧面颊蝶形红斑消退，双侧小腿、大腿暗红色皮疹消退，双侧踝关节无水肿，四肢关节活动正常，神经系统查体无异常。

3.辅助检查：

（1）粪便常规+隐血+轮状病毒：颜色：黄色，红细胞-/HP、白细胞-/HP、大便隐血试验：阴性（－）、轮状病毒：阴性。

（2）抗核抗体谱：抗核抗体定性：阳性（＋）、抗核小体抗体阳性（＋＋）、抗双链DNA抗体：阳性（＋＋）；抗中性粒细胞胞浆抗体（谱）无异常。EB病毒抗体测定无异常（图7-1-8）。

（3）CT：双肺支气管血管束稍增多。心影不大。扫描范围内见脾脏体积增大。

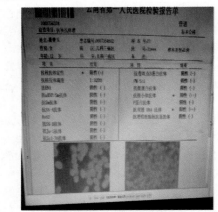

图7-1-8　抗核抗体谱单

↓　　　　　↓

出院诊断：

系统性红斑疮

出院注意事项：

1.低盐饮食，避免感染、预防接种，避免剧烈运动及劳累。

2.出院后继续服药治疗（图7-1-9）。

出院指导（图7-1-10）：

1.保持舒畅心情和乐观情绪，树立战胜疾病的信心，避免精神刺激，积极配合治疗；注意劳逸结合，避免劳累，避免接受各种活疫苗预防接种。

2.注意保护皮肤，避免阳光直接照射皮肤，禁止日光浴。

3.加强营养，避免刺激性食物，忌食可能诱发狼疮的食物如芹菜、菇类等，同时注意补钙。

4.遵医嘱治疗，不可擅自改变药物剂量或突然停药，详细介绍所用药物的名称、剂量、给药时间和方法等，并教会患者观察药物疗效和不良反应。

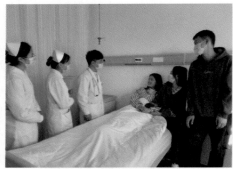

图7-1-9　出院注意事项

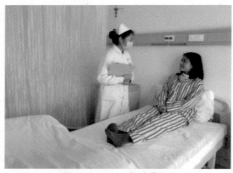

图7-1-10　出院指导

六、知识拓展

（一）系统性红斑狼疮的诊断标准：美国风湿病学会（ACR）1997年推荐的SLE分类标准，下列11项符合4项以上者，可诊断为SLE：蝶形红斑；盘状红斑；光敏感；口腔溃疡；关节炎；浆膜炎；肾脏病变；神经系统异常；血液系统异常；免疫学异常；抗核抗体免疫荧光抗核抗体滴度异常或相当于该法的其他试验滴度异常，排除药物诱导的"狼疮综合征"。

2019年欧洲抗风湿病联盟/美国风湿病学会（EULAR/ACR）SLE分类标准发布（例：发热2分，血液系统表现11分，神经系统表现10分，皮肤黏膜14分，浆膜腔11分，肌肉骨骼6分，肾脏22分，抗磷脂抗体2分，补体7分，特异抗体6分）其敏感度为96.1%，特异性为93.4%。较之1997ACR标准和2012标准，有较大进步。

（二）狼疮危象

1. 概念：狼疮危象是指急性危及生命的重症SLE，包括急进性狼疮性肾炎、严重的中枢神经系统损害、严重的溶血性贫血、血小板减少性紫癜、粒细胞缺乏症、严重心脏损害、严重狼疮性肺炎、严重狼疮性肝炎和严重的血管炎。狼疮危象的发生严重影响SLE患者的预后。

2. 诊断标准：狼疮危象的诊断在达到SLE诊断标准的基础上出现上述定义的1项或1项以上表现，其中严重中枢神经系统损害需除外中枢神经系统感染和脑血管意外；粒细胞缺乏症的标准为外周血粒细胞计数$<0.5 \times 10^9$/L；严重血小板减少指外周血血小板计数$<20 \times 10^9$/L。

3. 治疗：狼疮危象病情危重，必须及时采取有效治疗措施，减少病死率。目前，狼疮危象的治疗尚无规范统一标准。但有两方面已达成共识，首先，须始终保持SLE患者处于缓解状态，SLE持续活动是预后不良的重要指标。其次，对于重症SLE患者，无论是诱导治疗还是维持治疗，免疫抑制剂都是必不可少的治疗措施。

4. 主要的治疗方法包括

（1）激素冲击疗法：用于急性暴发性危重SLE，如急进性肾衰竭、NP-SLE的癫痫发作或明显精神症状、严重溶血性贫血等，即用甲泼尼龙500～1000mg，溶于5%葡萄糖溶液250mL中，缓慢静脉滴注每d1次，连用3d为1疗程，病情需要，1周后可重复使用，能较快控制SLE暴发。

（2）静脉注射大剂量免疫球蛋白（IVIG）：适用于某些病情严重或（和）并发全身性严重感染者，对重症SLE有效，一般每日0.4g/kg，静脉滴注，连续3～5d为一个疗程。

（3）血浆置换：危重者或经多种治疗无效的患者，可迅速缓解病情。

（4）生物制剂：生物制剂的应用为SLE治疗尤其是难治性复发提供了另一种有效途径。

参考文献

[1] 尤黎明，吴瑛. 内科护理学[M]. 北京：人民卫生出版社，2018：616-623.

[2] 陈灏珠，陆再英，钟南山. 内科学[M]. 北京：人民卫生出版社，2015：8.

[3] 陈灏珠. 实用内科学[M]. 北京：人民卫生出版社，2017：2600-2610.

[4] 吴东，李骥. 北京协和医院，内科住院医师手册[M]. 北京：人民卫生出版社，2012：656-664.

[5] 谢素红，狼疮危象的诱因及其预防，实用医学杂志[J]. 2010（16）：26-27.

（赵丽华　杨欣悦）

实验二 类风湿关节炎患者的护理

一、概 念

类风湿关节炎（rheumatoid arthritis，RA）是以慢性对称性多关节炎为主要表现的进行性、侵蚀性疾病，主要是滑膜病变，对关节侵蚀破坏，最后导致关节强直，畸形及不同程度残疾，是一种自身免疫性疾病。

二、实验学时、类型、目的和方法

（一）实验学时：4学时。

（二）实验类型：临床见习。

（三）实验目的

1. 识记类风湿关节炎的临床表现、护理评估和护理要点。

2. 学会类风湿关节炎患者的病史采集，运用所学知识综合分析，制定护理计划，实施整体护理。

3. 早期接触临床，培养学生发现问题，分析、解决问题的能力。

（四）实验方法

1. 根据实际教学条件，可采取实验室模拟教学+医院见习模式。

2. 教师引导学生编写类风湿关节炎护理病例，学生分组模拟训练，应用护理程序对类风湿关节炎患者实施护理。

3. 学生到医院对教师提前准备好的类风湿关节炎典型病例进行护理评估。然后进行讨论，提出护理诊断，确定护理措施，学生代表汇报讨论结果，教师进行点评总结。

三、实验准备

（一）物品准备：听诊器、血压计、体温计、吸氧设备1套、入院记录单、医嘱单、输液器2套、治疗车、手消毒液等。0.9%氯化钠注射液，其他用药（来氟米特、羟氯喹、甲氨蝶呤等）。

（二）环境准备

1. 模拟病房安静、整洁。

2. 温湿度适宜。

3. 二级甲等以上综合性医院风湿免疫科病房。

（三）人员准备

1. 模拟教学阶段：以医疗组为单位，由学生分别扮演医生、护士、患者及家属。医护人员衣、帽、鞋整洁。

2. 由医院病区选好类风湿关节炎的典型病例，事先与患者做好沟通，取得患者的理解及配合。

四、评 估

（一）病史摘要：林某，女，36岁，个体职业，因"反复四肢关节疼痛3月余"入院。3月前无明显诱因出现双肩关节疼痛，后逐渐出现双肘、双腕、双膝、双侧掌指关节、近端指间关节疼痛，呈游走性，反复发作，伴晨僵，持续1~2h，活动后稍缓解，无胸痛、皮疹、泡沫尿、口腔溃疡、肌肉痛，无腰痛、足跟痛，无口眼干；无雷诺现象，曾在外院诊断为"类风湿关节炎"，口服止痛药后疼痛可缓解，但仍会反复发作，为进一步诊治来院就诊。门诊以"类风湿关节炎"收住风湿免疫科，病后精神、饮食、睡眠可，大小便正常，体重未见明显变化。既往体健，否认"高血压、糖尿病、冠心病"等慢性病史。否认"肝炎、伤寒、结核"等传染病史，否认手术史，否认"外伤、输血"史，预防接种史不详；否认药物及食物过敏史。

（二）体检摘要：T：36.0℃，P：76次/min，R：20次/min，BP：112/66mmHg，神清，合作；皮肤黏膜无黄染，无出血点；浅表淋巴结未触及；头颅五官无畸形；颈软无强直；心率76次/min，心界不大，律齐，未闻及杂音；双肺呼吸音清，未闻及干湿啰音；腹软，无压痛及反跳痛，肝脾未触及。双腕关节、右侧掌指关节肿胀、轻压痛，双下肢无水肿，生理反射存在，病理反射未引出。

（三）辅助检查

1. 血液检查：红细胞降沉率（ESR）23mm／h；C反应蛋白（CRP）3.18mg/L。

2. 免疫学检查：抗角蛋白抗体谱：AKA1：10（+），RF_IgA 424.3U/ml，RF_IgG 205.1 U/ml，RF_IgM 289.7 U/ml，CCP 253.5U/ml。

3. CT检查：双肺未见明显异常。心脏大血管未见明确异常CT征象。双侧腋下及纵隔内多发小淋巴结。

五、实验流程

步骤	图示
步骤1 情境一：病史采集 向患者及家属自我介绍，了解患者的基本信息。 ↓ 带教老师的带领下，询问患者病史，尤其本次发病特点及诊治过程，进行体格检查，重点检查关节病变情况；阅读门诊资料。 ↓ 病史：反复四肢关节疼痛3月余。 体格检查：T：36.0℃，P：76次/min，R：20次/min，BP：112/66mmHg，神清，合作；皮肤黏膜无黄染，无出血点；浅表淋巴结未触及；头颅五官无畸形；颈软无强直；心率76次/min，心界不大，律齐，未闻及杂音；双肺呼吸音清，未闻及干湿啰音；腹软，无压痛及反跳痛，肝脾未触及。双腕关节、右侧掌指关节肿胀、轻压痛，双下肢无水肿，生理反射存在，病理反射未引出（图7-2-2）。	由医院病区甄选类风湿关节炎的典型病例，提前与患者做好沟通，取得患者的理解及配合（图7-2-1）。 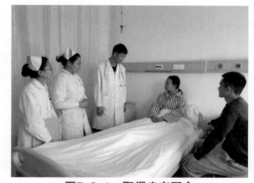 图7-2-1 取得患者配合 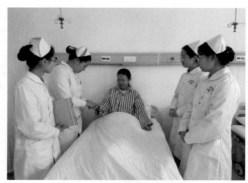 图7-2-2 检查关节病变

续表

步骤	图示

↓

回顾医疗诊断，明确诊疗计划；收集病例资料，准备讨论护理方案（图7-2-3）。

↓

初步诊断：类风湿关节炎

鉴别诊断：

1.干燥综合征。

2.痛风性关节炎。

诊疗计划：

1.尽快完善血常规、血生化、ANAs、RF、抗CCP、腹部超声、胸部CT、关节B超等检查以辅助诊治。

2.治疗原发病及护胃、补钙等对症支持治疗。

3.住院期间可能有病情进展，治疗效果不佳，脑出血、消化道大出血、多器官功能障碍，肺部感染、呼吸衰竭、心脑血管意外、恶性心律失常甚至猝死等风险。

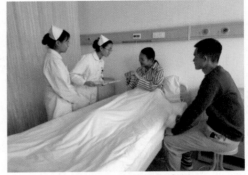

图7-2-3 收集病例资料

步骤2

情境二：病例讨论

学生汇报收集的病例资料（图7-2-4）。

↓

在带教老师引导下，展开护理讨论（图7-2-5），列出护理诊断及护理措施，制定护理计划（图7-2-6）。

↓

护理诊断：

1.疼痛（慢性关节疼痛）：与关节炎性反应有关。

2.躯体活动障碍：与关节疼痛、僵硬以及关节、肌肉功能障碍有关。

3.自理缺陷：与关节功能障碍、疼痛、疲乏有关。

4.焦虑：与对本病的预后缺乏信心有关。

↓

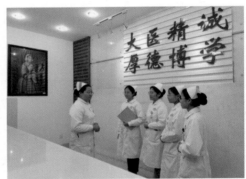

图7-2-4 病例汇报

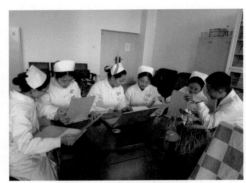

图7-2-5 讨论护理方案

续表

步骤	图示
护理措施（图7-2-6）： 1.介绍病区环境和布局，妥善安置患者。 2.执行处理医嘱：讲解药物的目的、不良反应和副作用。 3.协助完成各项辅助检查。 4.生活护理：给予营养丰富易消化饮食，避免辛辣刺激性食物，鼓励患者多饮水。缓解疼痛的护理。 5.心理、社会支持护理：加强护患沟通，寻求家庭的支持。 ↓ 健康指导： 1.调节情绪，树立信心，乐观生活。学会自我护理，规范日常行动，利于恢复。 2.改善起居环境。 3.注意肢体保暖，适度的关节功能锻炼，促进血液循环。 4.关注气候变化，预防感冒。 5.加强营养。 6.遵医嘱进行药物治疗，观察药物的疗效及副作用，定期复查。 **步骤3** 情境三：护理操作 带教老师归纳疾病的临床特点，并针对该患者"晨僵"明显的病情实施护理，进行床旁操作，学生观摩。 ↓ 带教老师以提问的方式，鼓励学生回顾知识（图7-2-7）： 晨僵的定义：指晨起病变的关节在静止不动后出现较长时间僵硬，如胶粘着的感觉，在适当活动后逐渐减轻的现象。 晨僵的原因：因在睡眠或活动减少时，使受累关节周围组织渗液或充血水肿，引起关节周围肌肉组织紧张，使得关节肿痛或僵硬不适；当肌肉收缩活动时，水肿液被淋巴管和小静脉吸收，晨僵随之缓解。 类风湿关节炎的晨僵可持续1h以上，当病情缓解时，持续时间缩短、程度减轻；故而，晨僵是反映全身炎症严重程度的指标之一。 ↓ 带教老师进行护理操作，并讲解护理操作要点。 ↓ 护理措施： 1.指导患者起床时，进行15min的温水浴或局部加热，如热水泡手等（图7-2-8）。 2.鼓励患者在淋浴或盆浴后进行日常活动锻炼，活动每个关节。 3.制定活动计划，避免长时间不活动。 4.睡觉时带上弹性手套可减轻手的僵直。 5.避免在关节僵直时安排治疗或检查等。	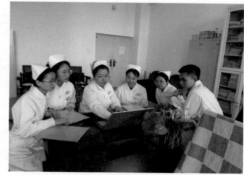 **图7-2-6　制定护理计划** 注：临床见习操作项目视实际需要进行选择 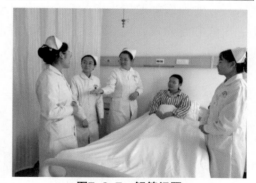 **图7-2-7　解答问题** 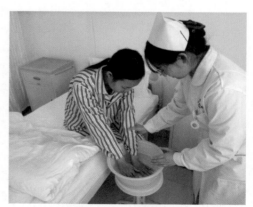 **图7-2-8　晨僵护理**

续表

步骤	图示
↓ 带教老师：酌情进行知识拓展；归纳总结，学生互评，老师点评；完成临床见习（图7-2-9）。	 图7-2-9　带教老师点评

六、知识拓展

（一）类风湿关节炎穴位贴敷法：穴位贴敷是中医治疗风湿类疾病的方法之一，根据中医冬病夏治的原理，认为春夏是培养人体阳气的最佳时间，许多疾病都因阳气不足所致，风湿类疾病尤其如此，当正气不足邪气即可乘虚而入。在夏季行中药穴位贴敷，能有效调节体内阴阳平衡，达到扶正培本的目的。

首先备物，贴敷的中药、压舌板、麝香胶布和穴位敷贴等，贴敷前关闭门窗，以防止风湿寒等邪气入侵，专业医师取得患者的配合下，准确定位大椎穴、命门穴、腰关穴，双侧的外关穴、肺俞穴、足三里穴和肾俞穴，局部清洁后，将涂好药物的穴位贴逐一贴敷在各穴位中心点，以胶布固定妥当，整理衣服。

（二）类风湿关节炎临床病例护理计划（表7-2-1）

表7-2-1　类风湿关节炎临床病例护理计划

护理诊断	相关因素	护理目标	护理措施	护理评价
1.疼痛	与慢性炎症反应，关节退行性变有关。	消除或缓解关节疼痛。	①取舒适体位，膝下放一小枕。适当热敷。当行走引起疼痛时，鼓励使用辅助工具。 ②指导患者学会放松技巧。以支架支撑被褥，避免下肢受压。 ③遵医嘱用药，给予抗炎药物，应饭后服用；疼痛严重时，予镇痛剂。	疼痛是否缓解。关节炎的体征是否减轻。
2.躯体活动障碍	与疾病活动期有关的炎性反应，继发于长期存在的炎症引起的关节退变。	关节僵直减轻或消失。	①指导患者起床时，温水浴或局部加热。 ②鼓励患者在淋浴或盆浴后进行日常活动锻炼，活动每个关节。 ③制定活动计划，避免长时间不活动。 ④睡觉时，佩戴弹性手套减轻手的僵直。 ⑤关节僵直时，避免治疗或检查等。	关节僵直是否减轻。
3.自理缺陷	与疼痛、僵直、疲乏、心理因素、关节功能改变、肌肉无力有关。	患者生活自理能力提高。	①鼓励自理，指导患者穿脱衣裤、洗脸、漱口、梳头、按时服药等，生活基本自理。 ②注意保暖，避免受凉。 ③指导患者使用拐杖。外出检查有专人护送。	自理能力是否提高。日常生活所需是否得到满足。

参考文献

[1] 尤黎明，吴瑛. 内科护理学[M]. 北京：人民卫生出版社，2018：626-633.

[2] 陈灏珠，陆再英，钟南山. 内科学[M]. 北京：人民卫生出版社，2015，8.

[3] 陈灏珠. 实用内科学[M]. 北京：人民卫生出版社，2017：2611-2620.

[4] 吴东，李骥. 北京协和医院，内科住院医师手册[M]. 北京：人民卫生出版社，2012：664-670.

（赵丽华　杨欣悦）

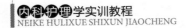

第八章　神经系统疾病护理实验

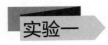　腰椎穿刺术的护理

一、概　念

腰椎穿刺术（lumber puncture）是将腰椎穿刺针经第3~4腰椎或第4~5腰椎间隙刺入蛛网膜下腔进行抽取和注射的一种临床诊疗技术。

二、实验学时、类型和目的

（一）实验学时：1学时。

（二）实验类型：演示型。

（三）实验目的

1. 识记腰椎穿刺术的目的和护理要点。

2. 识别腰椎穿刺术的适应证和禁忌证。

3. 能正确叙述腰椎穿刺术操作中的注意事项。

三、适应证和禁忌证

（一）适应证

1. 诊断性穿刺

（1）检查脑脊液成分：如脑血管病、脑肿瘤、中枢神经系统炎症、脊髓病变等疾病。

（2）明确脑脊液循环障碍部位：如脑脊液鼻漏、吸收障碍等。

（3）造影检查：如气脑造影和脊髓造影。

2. 治疗性穿刺

（1）放出脑脊液，缓解症状　如颅内出血性、炎症性病变和颅脑术后患者。

（2）注入药物（先放出适量脑脊液，再注入等量药物）：如

①注入抗菌药物，以控制颅内感染。

②注入地塞米松和α-糜蛋白酶，以减轻蛛网膜粘连等。

（二）禁忌证

1. 穿刺部位皮肤和软组织局灶性感染或有脊柱结核者。

2. 颅内病变伴有明显颅高压或已有脑疝先兆，特别是疑有后颅窝占位性病变者。

3. 脊髓压迫症特别是未明确骨质有无破坏或高颈椎病变的患者。

4. 开放性颅脑损伤患者。

5. 病情危重，出现呼吸循环衰竭者或处于休克、濒危状态。

四、评 估

（一）核对：患者手腕带、住院号、床号、姓名。

（二）患者情况

1. 身体状况：了解患者病情、穿刺部位皮肤状况、自理能力、合作程度、是否做过腰椎穿刺检查、是否对普鲁卡因过敏。

2. 心理社会方面：向患者解释穿刺的目的、过程、注意事项，以消除其紧张、恐惧心理，签署知情同意书。

（三）环境：清洁、安静、安全。

五、操作准备

（一）物品准备：腰穿模型，治疗盘，无菌腰穿包（腰穿针、5mL注射器、50mL注射器、试管及培养管、测压管、三通管、洞巾、纱布、弯盘、安尔碘棉球），无菌手套，局麻药（1%普鲁卡因2mL/2%利多卡因2mL），治疗用药，胶布等。

（二）环境准备：关闭门窗，病室安静、整洁，温湿度适宜；调整进餐及治疗活动。

（三）护士准备：护士衣、帽、鞋整洁，洗净双手，戴口罩。

（四）患者准备：解释操作目的，告知注意事项，征得患者同意签字；若用普鲁卡因局麻，皮试（-）；指导患者取合适体位并排空大小便。

六、实验流程

（一）操作步骤

步骤	图示
步骤1 核对解释 携用物到床旁，核对患者姓名、住院号、床号、诊断、腕带，确定无误，向患者说明穿刺目的、过程及注意事项，取得患者配合（图8-1-1）。	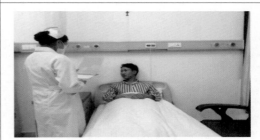 图8-1-1 核对解释
步骤2 取体位 指导和协助患者去枕侧卧，背部与床面垂直，齐床沿，头俯屈尽量靠近胸部，双手抱膝紧贴腹部，使躯干尽可能弯曲呈弓形，以增加椎间隙宽度，便于进针（图8-1-2）。	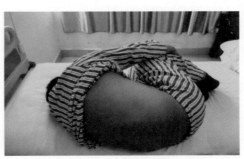 图8-1-2 腰穿体位

续表

步骤	图示
步骤3 选择适宜穿刺点 定位穿刺点：第3～4腰椎棘突间隙或4～5腰椎棘突间隙（婴幼儿选择4～5腰椎棘突间隙较为安全；两侧髂后上棘连线与后正中线相交处为第3～4腰椎棘突间隙）（图8-1-3）。 **步骤4** 消毒并麻醉 1. 以穿刺点为中心，同心圆式消毒3次，消毒直径不小于15cm。 2. 打开无菌包，术者戴无菌手套，铺消毒洞巾。 3. 核对1%普鲁卡因（或2%利多卡因），配合术者抽取药液，以1%普鲁卡因卡因（或2%利多卡因）1～2mL，在穿刺点进行皮肤至椎间韧带的逐层浸润麻醉（图8-1-4）。 4. 在整个操作过程中，随时观察患者面色、呼吸及脉搏等，如有异常立即告知医师做出处理。	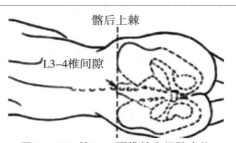 图8-1-3 第3～4腰椎棘突间隙定位 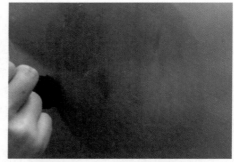 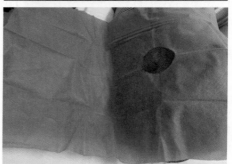 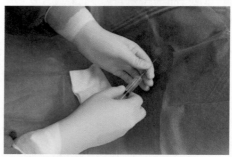 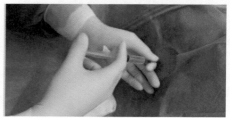 图8-1-4 消毒和麻醉

续表

步骤	图示
步骤5 穿刺 1. 检查腰穿针后将针芯回套，再次确认穿刺点，持针（**针尖斜面向上**）由穿刺点垂直于脊平面刺入4~6cm（儿童2~3cm）深度时，感到阻力突然消失的落空感，表明已穿过硬脊膜进入蛛网膜下腔，将针尖斜面转向患者头侧（图8-1-5）。 2. 测脑脊液压力：嘱患者全身放松，缓慢自然侧卧，退出针芯，接上测压管进行测压并报告患者颅压（正常为80~180mmH$_2$O，超过200mmH$_2$O为颅内压升高）（图8-1-6）。 3. 如需送检：将脑脊液3~5mL缓慢放入无菌试管内，送检标本（图8-1-7）。 4. 可疑梗阻：做压颈试验（图8-1-8）（**颅内压增高者禁做此试验**）。在医生指导下用手指先压迫左侧颈静脉10s，再压迫右侧颈静脉10s，最后同时按压双侧颈静脉。观察：若脑脊液压力上升1倍，松开后压力在20s内降至正常，提示无梗阻；若脑脊液压力完全不上升，提示完全梗阻；若脑脊液压力上升或下降均缓慢，提示部分梗阻。随时观察患者的呼吸、脉搏及面色变化，询问有无不适感。 **步骤6** 拔针固定 拔出穿刺针，用无菌纱布按压穿刺点3~5min，更换无菌纱布后妥善固定纱布（图8-1-9）。指导患者：术后去枕平卧4~6h，最好24h内勿下床活动，勿抬高头部；病情允许可多饮水，以防穿刺后反应，但颅内压较高者则不宜多饮水；保持穿刺部位清洁、干燥，24h内勿淋浴。	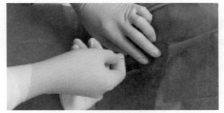 图8-1-5 穿刺进针 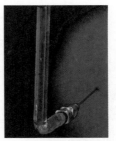 图8-1-6 测脑脊液压力 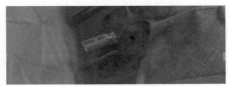 图8-1-7 留取脑脊液标本 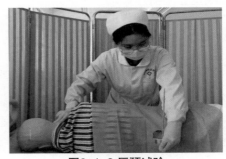 图8-1-8 压颈试验 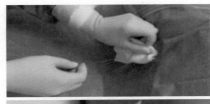 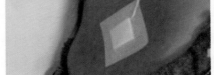 图8-1-9 拔针固定

续表

步骤	图示
后续处理： 1. 整理：整理用物（图8-1-10），洗手，标本送检。 2. 记录：颅内压、椎管梗阻程度。	 图8-1-10　整理用物

（二）注意事项

1. 密切观察病情变化：密切观察患者的意识、瞳孔及生命体征变化，判断患者是否出现术后并发症：如头痛、腰背痛、术后感染、脑疝等；观察敷料是否出现渗血、渗液，如有进行及时处理。

2. 并发症处理

（1）头痛：保持平卧位，病情允许鼓励患者多饮水，必要时可静脉输入0.9%氯化钠溶液。

（2）出血：术后出血量一般逐渐减少，如出血量较多应及时报告医生，注意与原发性蛛网膜下腔出血鉴别。

（3）脑疝：及时发现脑疝先兆，遵医嘱使用甘露醇等降颅压治疗。

（4）感染：及时发现感染症状，查找引发感染的原因（术中无菌操作不当或存在感染灶等），遵医嘱抗感染治疗。

七、知识拓展

腰椎穿刺术后去枕平卧时间的新观点

虎洁婷等采用Meta分析方法评价缩短腰椎穿刺术后绝对卧床时间对患者术后头痛、舒适度、腰背部疼痛、压疮的影响。Meta分析结果显示：缩短绝对卧床时间不仅不会增加腰椎穿刺术后患者头痛及腰背部疼痛的发生率，还可降低其压疮的发生率及提高患者的舒适度。陈金花等通过对成年人腰椎穿刺后体位、卧床时间、低颅压头痛等相关主题进行系统检索及质量评价，总结生成6条最佳证据，开展证据的应用发现：腰椎穿刺后患者不必常规去枕平卧4～6h，垫枕休息或起床活动的患者腰背痛发生率减低，舒适度提高。游娇对国内儿童腰椎穿刺相关研究进行综述得出：在临床护理工作中，可以不必强调去枕平卧4～6h的必须性，可以根据患儿年龄大小及配合程度适当调节，去枕平卧30 min～2 h后便可选择自主体位。

参考文献

[1] 虎洁婷，李晓丽，章江琳，等. 缩短腰椎穿刺术后绝对卧床时间对患者术后并发症影响的Meta分析[J]. 解放军护理杂志，2018，35（4）：9-15.

[2] 陈金花，马雅英，单燕敏，等. 成年人诊断性腰椎穿刺后卧床时间和体位的最佳证据应用[J]. 中国实用护理杂志，2020（4）：263-267.

[3] 游娇. 腰椎穿刺术后卧床时间对儿童头痛、腰背痛影响的研究进展[J]. 实用临床护理学电子杂志，2020，21（5）：195.

（潘丽娟）

实验二　肢体瘫痪早期康复训练方法

一、概　念

瘫痪（paralysis）：肢体因肌力下降而出现的运动障碍称为瘫痪。肌力完全丧失而不能运动者为完全性瘫痪，保存部分运动功能者为不完全瘫痪。

二、实验学时、类型和目的

（一）实验学时：1学时。

（二）实验类型：演示型。

（三）实验目的

1. 识记肢体瘫痪早期康复训练的护理要点。

2. 识别肢体瘫痪早期康复训练的适应证和禁忌证。

3. 能正确叙述肢体瘫痪早期康复训练的注意事项。

三、适应证和禁忌证

（一）适应证：肢体瘫痪的患者。

（二）禁忌证：病情较危重的患者。

四、评　估

（一）核对：患者手腕带、住院号、床号、姓名。

（二）患者情况

1. 健康史：评估患者既往有无脑和脊髓的占位性病变、感染、脑血管病、中毒、脑先天畸形、周围神经炎、Jackson癫痫、偏头痛、高血压脑病、低血糖等病史。

2. 身体状况：评估患者瘫痪性质和临床类型；评估患者的肌肉容积、肌张力和肌力情况，是否存在不自主运动或共济失调；评估患者的姿势、步态、营养及皮肤情况等。

（三）环境：清洁、安静、安全。

五、操作准备

（一）物品准备：轮椅、助行器、滚筒、砂磨板、橡筋、拼图等。

（二）环境准备：环境宽敞、安静；按需调整进餐及治疗活动。

（三）护士准备：护士衣、帽、鞋整洁，洗净双手，戴口罩。

（四）患者准备：解释操作目的和注意事项，征得患者同意配合。

六、实验流程

（一）操作步骤

步骤	图示
肢体瘫痪患者进行早期康复训练应遵循：被动与主动相结合；床上与床下相结合；肢体功能与其他功能锻炼相结合；实效性与安全性相结合；合理适度、循序渐进、活动量由小到大、时间由短到长。 **步骤1 吞咽功能训练** 嘱患者增加面部肌运动、坚持做开闭颌、鼓腮噘嘴、练习"啊、吧"音、训练舌运动以及吞咽反射（图8-2-1）。	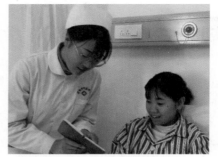 图8-2-1 吞咽功能训练
步骤2 体位干预 患者入院当天即开始早期良肢位摆放（图8-2-2）。	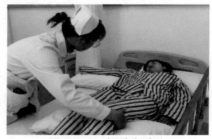 图8-2-2 摆放良肢位
步骤3 床上训练 患者采取仰卧位和健侧卧位，每2h进行一次体位变换。健侧肢体保持良好功能位，每天对患侧肢体进行关节运动、按摩3次，以指、肘、膝等易出现变形关节为重点。腕关节实施内外旋、背伸、背屈等运动；肩关节进行外展、内收练习；小关节进行全范围活动；膝关节进行伸、屈练习（图8-2-3）；髋关节进行外展、内外旋、内收、屈、伸等练习。动作尽量轻缓，幅度不宜过大，每个动作15~20次。	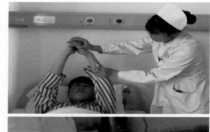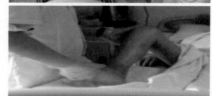 图8-2-3 床上关节活动
步骤4 起坐训练 坐起前，先协助患者抬高头部和上身，适应片刻，以防突然改变体位而出现体位性低血压。坐位时应使髋关节屈曲接近90°，脊柱易伸展，可在背部放置被褥、枕头等，使躯干保持直立（图8-2-4）。	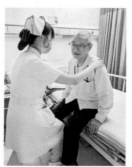 图8-2-4 起坐训练

续表

步骤	图示
步骤5 垫上运动 1. 跪姿下，双肘支撑在垫上，肘位于肩的下方。 2. 爬的姿势下，用患侧的手来支撑。 3. 俯卧位时，双手支撑，使身体向前移动。 4. 双手交叉握紧，用跪姿移动（图8-2-5）。	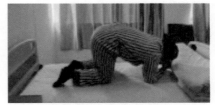 图8-2-5 垫上运动
步骤6 手的精细动作训练 当患者能坐稳后，手部可进行屈伸、抓握、捻动、使勺筷、翻书报、扣纽扣（图8-2-6）、系鞋带等训练。	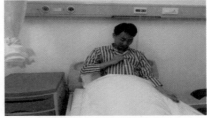 图8-2-6 练习扣纽扣
步骤7 桥式运动 1. 单桥运动：患者患侧腿屈曲，健侧腿伸直，然后伸髋、抬臀，保持该姿势。训练时两腿之间可夹持枕头或其他物体［图8-2-7（1）］。 2. 双桥运动：患者仰卧，双腿屈曲，然后伸髋、抬臀，并保持该姿势［图8-2-7（2）］。	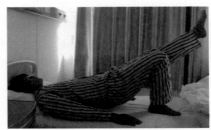 图8-2-7（1） 单桥运动 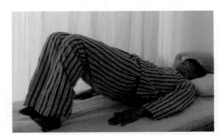 图8-2-7（2） 双桥运动
步骤8 站立训练 指导患者每天进行两次床边站立训练，尤其是健肢训练。站立训练时患者先躺30s，患侧下肢负重后坐30s，再缓慢站立30s。患者从扶床站立逐步过渡到自行站立，站时依靠上肢支撑力进行下肢活动，如膝关节屈伸、髋关节屈伸、踢腿、摆腿等，加强下肢稳定性（图8-2-8）。	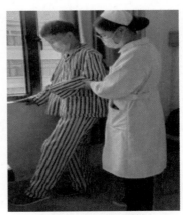 图8-2-8 站立训练

续表

步骤	图示
步骤9 使用轮椅训练 对自己不能行走或借助助行器行走的患者，教会患者使用轮椅，进行上下轮椅练习（图8-2-9）。	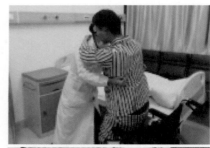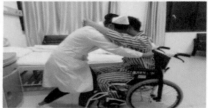 图8-2-9　训练使用轮椅
步骤10 行走训练 患者能较平稳地进行双下肢交替运动后，保护患者进行室内步行训练，必要时借助于助行器（图8-2-10）或手杖，以增加行走时的稳定性。步行中可尝试跨越不同高度的障碍物，逐渐提高训练难度。	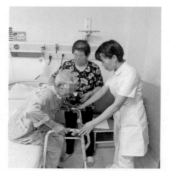 图8-2-10　借助助行器训练行走
步骤11 上下楼梯训练 练习时护士在患者患侧进行适当协助保护，患者上楼梯时健腿先上，下楼梯时患腿先下（图8-2-11）。	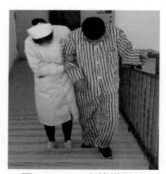 图8-2-11　上楼梯训练
步骤12 日常生活能力训练 指导鼓励患者用健手带动患手进行穿脱衣服、进餐、如厕、沐浴、洗脸、刷牙、拧毛巾等（图8-2-12），每日三次。	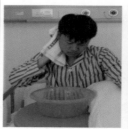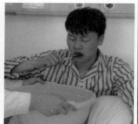 图8-2-12　日常生活能力训练

续表

步骤	图示
步骤13 作业疗法 根据患者的实际情况选择训练内容，如滚筒、砂磨板（图8-2-13）等。对恢复条件好的患者适当安排套圈及橡筋手指功能训练，以及拧水龙头、按开关、开关锁头等作业训练板上的训练，还可训练拼图、手工制作等。作业治疗每日1次，每次30min。	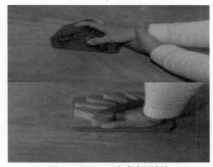 图8-2-13 砂磨板训练
步骤14 心理护理 多与患者交流，鼓励患者表达自己的感受；为患者提供疾病、治疗及预后的相关信息；鼓励患者正确对待疾病，保持情绪稳定，树立战胜疾病的信念，增强自我照顾的能力与信心。避免任何刺激和伤害患者自尊的言行（图8-2-14）。	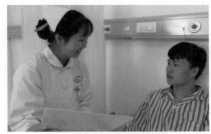 图8-2-14 心理护理
步骤15 健康指导 向患者及家属介绍原发病的基本知识，建立健康的生活方式，避免诱发因素。指导患者坚持肢体康复训练，注意防止跌倒、坠床和烫伤，每天用温水擦浴2~3次，促进血液循环和感觉恢复，增进睡眠（图8-2-15）。	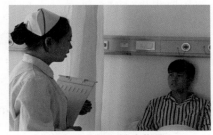 图8-2-15 健康指导
步骤16 监测病情 观察运动障碍的程度、范围；呼吸频率、节律和深度；以及有无呼吸肌麻痹和心律失常；监测血清钾（图8-2-16），评估肢体肌力改善情况。	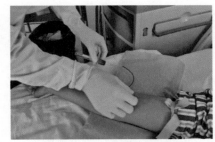 图8-2-16 抽血监测血钾

（二）注意事项

1. 开始做被动运动时，应合理、适度、循序渐进，强度不宜过大。

2. 如一侧肢体有自主运动，可用健肢带动患肢在床上练习坐起、翻身及患肢运动。

3. 保护患者：床边应有保护设施，防止患者碰伤、坠床，防止发生意外事故；皮肤感觉障碍者，防止烫伤和冻伤。

4.除肢体运动功能康复训练外，还包括患者精神、其他生理功能、社会和职业能力恢复的全面训练。

七、知识拓展

良肢位

良肢位是为了保持肢体的良好功能而将其摆放在某一体位或姿势，是从治疗护理的角度出发而设计的一种临时性体位。包括：健侧卧位、患侧卧位、仰卧位、床上坐位、轮椅坐位等5种体位，具体指导如下。

1. 健侧卧位：指导头部自然枕在枕头上，患侧的上肢向前伸出并抬起肩胛骨，使肩关节屈曲90°，健侧肢体位于下方，呈侧卧姿态，保持舒适，伸展健侧下肢髋关节，并屈曲膝关节。

2. 患侧卧位：指导患者将其头部摆放至舒适体位，屈曲上颈段，后旋躯干用枕头从后背侧给予支持，患侧上肢伸直，屈曲肩关节90°，腕关节自然背伸，手心向上。患侧肢体位于下方，健侧上肢取自由位，下肢膝关节、髋关节屈曲90°。

3. 仰卧位：在患者头部下垫高度合适的枕头，以患者感觉舒适为宜，患侧肩关节呈外展位，并将枕头放在其下方位置，将患者手臂及下肢伸直，手指微屈，将枕头置于双侧腘窝下，屈曲膝关节。由于该体位容易出现压疮，不宜摆放过长时间，可作为体位更换的过渡卧位。

4. 床上坐位：将髋关节维持屈曲位，背部放置枕头支撑，确保躯干伸展，在床前桌上摆放双侧上肢伸展位。在臀部放置坐垫，屈曲双膝关节55°，膝下垫枕头，患侧足底放置沙袋，确保足中立位。

5. 轮椅坐位：将木板放置于轮椅靠背处，确保躯干伸展，将臀部坐在轮椅坐垫后方，伸展双上肢，膝关节屈曲90°，双脚放置在地板上。

以上5种体位的摆放均称为："临时性良肢位"。

参考文献

[1] 马晓云. 早期康复护理对脑卒中肢体瘫痪患者肢体康复的影响分析[J]. 中国医药指南，2019，17（21）：195.

[2] 李爽，王鹤. 脑卒中偏瘫患者早期康复护理中良肢位摆放的应用研究[J]. 中西医结合心血管病电子杂志，2020，8（1）：152-161.

[3] 吴远县. 良肢位摆放在脑卒中偏瘫患者早期康复护理中的应用进展探究[J]. 心理医生，2018，24（21）：282.

[4] 李月婷. 1例高血压性脑出血术后并发癫痫的护理[J]. 当代护士（中旬刊），2020，27（9）：157-158.

（潘丽娟）

实验三　脑出血患者的护理

一、概　念

脑出血（intracerebral hemorrhage，ICH）：指原发性非外伤性脑实质内出血，也称自发性脑出血。占急性脑血管病的20%~30%，是病死率最高的脑卒中类型，80%为大脑半球出血，脑干和小脑出血约占20%。

二、实验学时、类型和目的

（一）实验学时：4学时。

（二）实验类型：综合型。

（三）实验目的

1. 识记脑出血患者的护理要点。

2. 识别脑出血的临床表现。

3. 正确叙述脑出血的常见病因。

三、评　估

（一）第一幕

1. 病史摘要：患者张某，男性，68岁，今晨于排便后突感到剧烈头痛，同时发现右侧肢体乏力，右上肢不能持物，右下肢不能行走，恶心伴呕吐数次。神志清楚，无四肢抽搐，无大小便失禁，即送医院急诊。患者有高血压病史十余年，五年前诊断出动脉硬化症。平时不规则服药，不监测血压，日常生活常有便秘情况发生。发病前无短暂性意识障碍、眩晕、四肢轻瘫痪及跌倒发作。患者性格内向急躁，病后心理负担较重。家庭经济条件较差。

2. 体检摘要：T：36.8℃，P：86次/min，R：18次/min，BP：174/100mmHg，HR：86次/min。患者神志清楚，对答切题。双眼向左凝视，双瞳孔等大等圆，对光反射存在，右鼻唇沟浅，伸舌微偏右。双肺呼吸音清。右侧肢体肌张力增高，右侧腱反射略亢进，右侧肌力3级，左侧肢体肌张力正常，肌力5级。右侧Babinski征（＋），右侧病理征（－）。颈软，Kerning征（－）。

3. 辅助检查：WBC：11.2×10^9/L，头颅CT示左侧颞叶血肿。

（二）第二幕

1. 病史摘要：入院后第二天，患者担心治疗费用，坚持出院，与子女发生争执，突然出现剧烈头痛、喷射性呕吐、躁动不安。

2. 体检摘要：T：36.6℃，P：58次/min，R：16~22次/min，BP：210/120mmHg。患者呼吸不平稳，神志不清，出现嗜睡，左侧瞳孔散大，对光反射迟钝。

（三）第三幕：通过调控血压，控制脑水肿、降低颅内压、清除颅内血肿等治疗后，患者病情好转，医生查房确定可以出院，进行出院健康指导。

四、实验准备

（一）物品准备：听诊器、血压计、体温计、入院记录单、医嘱单、注射器、安尔碘、棉签、治疗盘、床旁监护仪1台及监护电极片、氧饱和度检测仪1台、多功能Simman3G模拟人1套、利血平、甘露醇、输液器、输液贴。

（二）环境准备：模拟病房安静、整洁、温湿度适宜。

（三）人员准备：以医疗组为单位，由学生分别扮演医生、护士、患者、家属。医护人员衣、帽、鞋整洁，洗净双手，戴口罩。

五、实验流程

步骤	图示
步骤1 第一幕： 医护对患者进行自我介绍，询问病史（图8-3-1） （围绕主诉、病因和危险因素、现病史、既往史、起病情况和临床表现、心理–社会状况进行询问。） ↓ 收集资料（图8-3-2） 1.身体评估： 生命体征、意识、瞳孔、言语、吞咽、肢体活动情况、排便、排尿、有无脑膜刺激征及颈部抵抗、营养状况。 2.实验室及辅助检查：头颅CT、头颅MRI和DSA、脑脊液、血液检查。 ↓ 医护合作：医生讨论诊治方案，护士确定护理方案。 ↓　　　　　　↓ **医生：** 临床诊断： 1.左侧颞叶出血 2.2级高血压，极高危 **护士：** 护理诊断： 1.急性意识障碍与脑出血、脑水肿致大脑功能受损有关。 2.生活自理缺陷与神经功能受损致肢体偏瘫等有关。 3.潜在并发症：上消化道出血、脑疝。 ↓　　　　　　↓	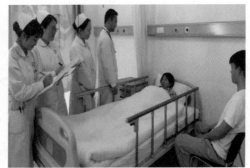 图8-3-1　询问病史 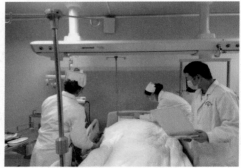 图8-3-2　收集资料

续表

步骤	图示
治疗方案： 1.利血平0.5mg肌内注射。 2.20%甘露醇125mL静脉点滴Q6h。 3.5%GS500mL+维生素C2g，静脉点滴qd。 4.监测生命体征、瞳孔和意识Q2h。 5.保持呼吸道通畅，吸氧。 6.病重通知。 7.进行血常规、肝肾功能、头颅CT、头颅MRI检查。 8.安静卧床，低盐低脂少渣饮食。	护理措施： 1.让患者绝对卧床，抬高床头15°-30°，头偏一侧；保持病室环境安静，减少刺激。 2.保持呼吸道通畅，吸氧；肌内注射利血平0.5mg（图8-3-3）；静脉快滴20%甘露醇125mLQ6h（图8-3-4）；遵医嘱静脉点滴维生素C。 3.与患者家属沟通病情治疗、预后及并发症、治疗费用等，家属签字。 4.观察患者有无脑疝的先兆表现。发现先兆表现，立即报告医生。 5.静脉采血进行血常规检查（图8-3-5）。 6.监测病情变化，记录心率、呼吸、脉搏、血压、尿量、意识和瞳孔变化。	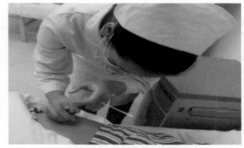 图8-3-3　肌内注射药物 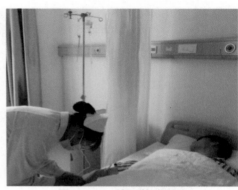 图8-3-4　建立静脉通路 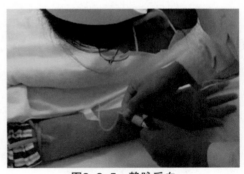 图8-3-5　静脉采血

步骤2

第二幕：

入院后第二天，患者担心治疗费用，坚持出院，与子女发生争执，突然出现剧烈头痛、喷射性呕吐、躁动不安。

↓

护士查体发现：患者T：36.6℃，P：58次/min，R：16次/min，BP：210/120mmHg。患者呼吸不平稳，神志不清，出现嗜睡，左侧瞳孔散大，对光反射迟钝。护士立即通知医生（图8-3-6）。

↓

医护合作：医生讨论诊治方案，护士确定护理方案。

↓　　　　　　　　↓

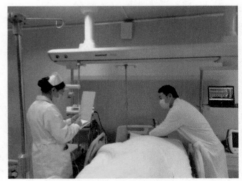
图8-3-6　医护体检

续表

步骤	图示

医生：
诊断：
脑疝

护士：
护理诊断：
1.有窒息的危险与分泌物堵塞呼吸道有关。
2.生活自理缺陷与脑疝致偏瘫、意识障碍有关

↓   ↓

处理措施：
1.病危通知。
2.静滴20%甘露醇250mLQ6h。
3.静脉注射速尿20mg。
4.静脉滴注地塞米松10mg。
5.吸氧。
6.监测生命体征、瞳孔和意识Q1h。
7.记录24h出入量。

护理措施：
1.迅速建立静脉通路，15min内静脉点滴甘露醇250mL；静脉注射地塞米松10mg；静脉注射速尿20mg。
2.抬高床头15°~30°。
3.及时清除呕吐物和口鼻分泌物（图8-3-7），按医嘱给氧，保持呼吸道通畅。
4.与患者家属沟通患者病情，下病危通知（图8-3-8）。
5.严密观察患者意识、瞳孔、生命体征、血氧饱和度的变化。
6.备好气管切开包、脑室穿刺引流包、呼吸机、监护仪和抢救药品等。
7.严密监测患者意识、瞳孔、生命体征、血氧饱和度、出入量并详细记录、心电监护（图8-3-9）。
8.告知患者避免引起颅内压增高的因素：剧烈咳嗽、躁动、用力排便等。
9.告知患者获取社会援助途径、医保报销比例和流程。
10.做好抢救记录。

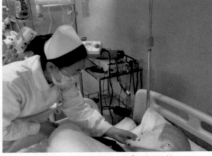

图8-3-7 清除口鼻分泌物

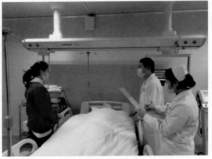

图8-3-8 与家属沟通患者病情

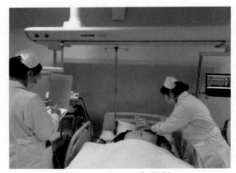

图8-3-9 心电监护

步骤3
第三幕：

经过一段时间的积极治疗，患者病情缓解即将出院。

↓   ↓

医生：出具病情诊断书，出院诊断：脑出血、脑疝

护士：
护理诊断：
1.知识缺乏：缺乏高血压和脑出血相关知识。
2.焦虑：与住院费用较高有关。

↓   ↓

续表

步骤		图示
出院医嘱： 1.按时服药。 2.按时测量血压。 3.不适随诊	出院指导（图8-3-10）： 1.低盐低脂、高蛋白高维生素饮食； 2.瘫痪肢体处于功能位，进行肢体康复训练。 3.按时测量血压，遵医嘱按时降压服药。 4.告知脑出血的危险因素，如情绪激动、用力排便、重体力劳动等。 5.脑出血用药指导	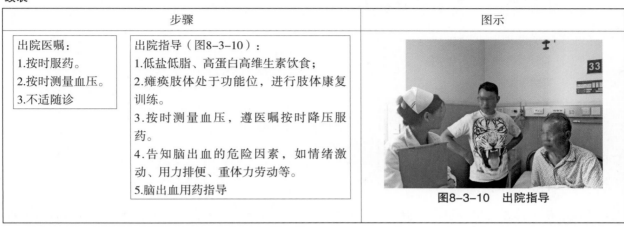 图8-3-10　出院指导

六、知识拓展

卒中单元

　　卒中单元是指在医院设置专门的病房和病床，由神经专科医生、物理康复治疗师、语言康复师、心理治疗师、职业治疗师、社会工作者、专业护理人员和护工组成一个有机的整体，对卒中患者进行全面系统的药物治疗、肢体康复、语言训练、心理康复和健康宣教，以提高卒中疗效、改善卒中患者预后的一种新的、有效的医疗管理模式，这种新的治疗管理模式注重卒中患者的急性期治疗、病因诊断和治疗、功能评价和早期康复。采用卒中单元治疗脑出血有利于降低患者脑出血致残和死亡率，有利于改善治疗的预后，同时对患者的生活质量具有良好的提升作用。美国2010年的脑出血治疗指南也把建立卒中单元纳入指南的I级证据和B类推荐证据。

参考文献

[1] 许永杰.急性期脑出血患者的急诊治疗进展研究[J].临床医药文献电子杂志，2018，81（5）：194-195.
[2] 胡珍琼，张荣，张苏明.脑出血急性期治疗研究进展[J].神经损伤与功能重建，2011，6（3）：216-219.

（潘丽娟）

实验四　癫痫患者的护理

一、概　念

　　癫痫（epilepsy）是一组由不同病因所引起，脑部神经元高度同步化，且常具自限性的异常放电所导致，以发作性、短暂性、重复性及刻板性的中枢神经系统功能失常为特征的综合征。

二、实验学时、类型、目的和方法

（一）实验学时：4学时。

（二）实验类型：临床见习。

（三）实验目的

1. 识记癫痫患者的护理要点。

2. 识别癫痫的临床表现、常见并发症、影响因素及护理评估。

（四）实验方法：对典型癫痫病例进行护理查房。

三、评估

（一）病史摘要：患者男，58岁，入院前5h无明显诱因突发意识丧失、肢体抽搐，伴双目向上凝视，无口吐白沫、舌咬伤等。抽搐持续约2～3min后缓解，意识逐渐恢复；约1h后，患者出现反复发作性肢体抽搐、意识丧失，抽搐状态和持续时间同前，伴小便失禁，间隔时间约几分钟，发作间期患者意识不清，共发作5次，曾到县医院诊治，以"地西泮、甘露醇"对症处理，但患者仍烦躁不安，为求诊治急诊送入本院，急诊给予地西泮静脉注射，并行头颅加胸部CT后收入脑内科。患者自发病以来精神差、未进食，小便失禁，大便未解，体重无改变。既往发现血压增高，具体血压不详，服用降压药物治疗，具体不详。

（二）体检摘要：T：36℃，P：91次/min，R：20次/min，BP：158/84mmHg。神经系统检查：患者意识恍惚，嗜睡，精神差，记忆力、计算力、定向力检查不合作，不言语。颅神经检查不合作。患者被动体位，无不自主运动，四肢肌张力正常，肌力无法评估，无肌回缩现象。头颅+胸部CT检查：①双侧基底节区、右侧脑室旁，右侧半卵圆形多发软化灶，建议MRI检查；②颅底动脉钙化；③主动脉弓、弓上动脉及冠脉散在钙化。入院随机血糖30.6mmol/L。

四、实验准备

（一）物品准备：叩诊锤、棉签、电筒、压舌板、听诊器、记录本、笔、瞳孔尺、弯盘。

（二）环境准备：病房安静、整洁、温湿度适宜。

（三）人员准备：医护人员衣、帽、鞋整洁，洗净双手，戴口罩。

五、实验流程

步骤	图示
步骤1 情境一：病史采集 带教护士解释护理查房目的 ↓ 带教护士介绍病历（图8-4-1） （见病史摘要和体检摘要） ↓	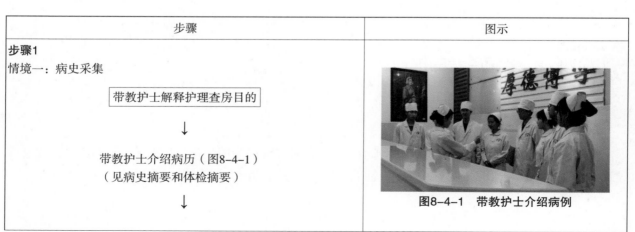 图8-4-1 带教护士介绍病例

续表

步骤	图示
带教老师提出患者目前主要问题： 患者目前情绪低落、不配合检查治疗。 提问：护士还需收集患者的那些资料，以便后续治疗护理。 ↓ 带教老师和见习学生进入病房，了解患者情况（图8-4-2）： 1.向家属了解患者心理情绪、性格、家庭情况、依从性等，明确患者与医护不合作原因。 2.明确患者的既往史、家族史、传染病史、过敏史、高血压用药史。 3.取得患者配合后，进行进一步的神经系统护理查体： （1）颅神经检查。 （2）运动情况：指鼻试验、快复轮替动作、跟膝胫试验、闭目难立征等。 （3）浅感觉、深感觉、皮层复合觉检查。 （4）生理反射和病理反射检查。	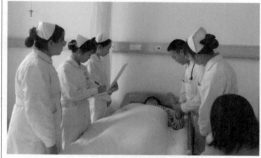 图8-4-2　收集患者资料

步骤2

情境二：病例讨论

返回护士办公室进行汇报收集到的资料（图8-4-3）：
1.患者小学文化程度，性格内向，情绪低落。文化程度低、疾病耻辱感和经济压力是患者不合作的主要原因。
2.患者10d前出现左上肢无力，持物不稳，未予重视及治疗。否认慢性病史和传染病史，否认药物过敏史，有手术外伤史。有癫痫发作的家族史。高血压用药为自行药店购买。
3.神经系统检查：生理反射存在，病例反射全部为阴性。

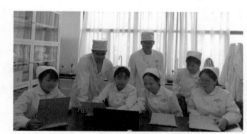

图8-4-3　汇报收集到的资料

↓

学生对查房情况进行分析讨论（图8-4-4）。

↓

护理诊断：
1.不合作　与担心经济压力、未真正理解检查治疗对疾病的重要性有关。
2.有窒息的危险　与癫痫发作时意识障碍、喉头痉挛、气道分泌物增多有关。
3.有受伤的危险　与癫痫发作时肌肉抽搐、意识障碍有关。
4.社交孤立　与害怕在公共场合发病引起窘迫有关。
5.知识缺乏：缺乏癫痫相关知识及正确用药知识。

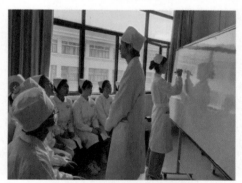

图8-4-4　学生分析查房资料

↓

护理目标：
1.患者治疗依从性提高，采取积极的应对方式，主动配合医护检查、治疗。
2.呼吸道通畅，未发生窒息。
3.受伤的危险减小或不受伤。
4.能保持良好的心态，积极参与社会活动。
5.了解相关的疾病知识及正确用药知识。

续表

步骤	图示

↓

学生1（图8-4-5）：
1.床档处放置软枕，用棉垫或软垫对跌倒时易擦伤的关节加以保护。
2.告知患者和家属：床旁桌上不放置热水瓶、玻璃杯等危险物品。

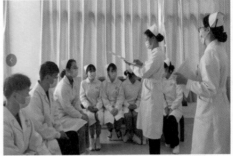

图8-4-5　汇报受伤危险防范措施

学生2：
患者目前不合作，治疗依从性较差，应该是首优护理问题，需要尽快解决（图8-4-6）：
1.为患者和家属介绍医保政策、报销流程和获取社会援助的途径，减轻患者心理压力。
2.通过手册、图表和浅显易懂的语言向患者及家属普及有关癫痫知识及癫痫发作时的应急措施、各项检查治疗对疾病治疗的重要性等。
3.病情允许的情况下，鼓励患者参与疾病护理和各种社交活动，同时注重提高家属在治疗中的积极作用。
4.介绍康复案例，树立患者治疗自信心，提高依从性。

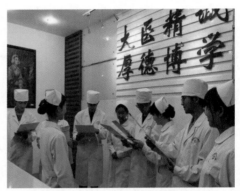

图8-4-6　讨论患者不合作解决方案

学生3：为保护患者安全，应注意：
1.病情发作时立刻让患者立即就地平卧，头偏向一侧，适度扶住患者的手脚，以防自伤及碰伤，切不可用力按压肢体，以免造成骨折、肌肉撕裂及关节脱位。
2.用小布卷或压舌板置于口腔一侧上下臼齿之间，松开患者领带和衣扣，解开腰带。
3.立即清除患者口鼻腔分泌物，吸痰。如患者出现舌后坠，托起下颌，将舌拉出。
4.对家属进行急救技能培训，让家属掌握基本的急救知识。

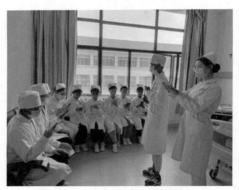

图8-4-7　介绍癫痫患者随访APP

学生4：
可以指导患者和家属使用癫痫患者人文随访手机应用程序（图8-4-7）：
1.该程序通过推送积极文章、普及健康知识、记录健康日志等形式对癫痫患者进行延续性护理，可愉悦患者身心，减轻其恐惧、自卑心理。
2.医生、护士利用健康日志能实时掌握病情，从而制定更有效的治疗护理方案。

↓

带教老师归纳总结，学生互评，老师点评（图8-4-8）。

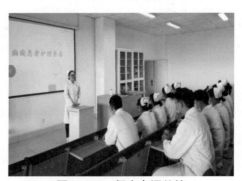

图8-4-8　师生点评总结

六、知识拓展

迷走神经刺激术在药物难治性癫痫中的应用

神经刺激术是通过采用物理性（如电、磁、声、光等）或化学性刺激方式作用于大脑的中枢神经系统、周围神经系统的邻近或远隔部位，通过控制神经元的信号转导进而发挥兴奋、抑制或调节作用，最终达到缓解症状的目的。目前临床用于治疗药物难治性癫痫的神经刺激术包括：脑深部刺激术、迷走神经刺激术、反应性神经刺激、三叉神经刺激术、经颅磁刺激等。

其中迷走神经刺激术（vagus nerve stimulation，VNS）是一种植入式、与神经电生理技术相结合的治疗方法，具有安全、有效、耐受性好、无镇静作用等诸多优点，有较好的接受度，通常被作为难治性癫痫患者的选择。实施迷走神经刺激术时分别在患者左颈部迷走神经周围和左胸部皮肤下经手术植入双极电极及脉冲发射器，脉冲发射器以低频率发送间歇性电信号刺激颈部迷走神经，继而通过孤束核投射到边缘叶、杏仁核、下丘脑、蓝斑、中缝核以及大脑皮层等相关区域。VNS的主要副作用包括感染、心动过缓、心搏停止、呼吸困难、声带麻痹、声音嘶哑、咽喉疼痛和咳嗽等。

经皮迷走神经刺激术（transcutaneous vagus nervestimulation，tVNS）是由VNS发展而来的安全、低成本、非侵入性的一种方法。该方法能够抑制癫痫发作，是广泛适用的治疗难治性癫痫的方法。目前研究表明耳甲艇可能是经皮迷走神经刺激的最佳解剖定位。

参考文献

[1] 陆敬潮，冯兆海. 神经刺激技术在药物难治性癫痫中的治疗进展［J］. 中华神经外科杂志，2020，36（3）：309-312.

[2] 顾楠楠，李春波. 经皮迷走神经刺激术研究进展[J]. 上海交通大学学报（医学版），2020，40（4）：539-542.

[3] 尤黎明，吴瑛. 内科护理学[M]. 第6版，北京：人民卫生出版社，2018：872-875.

[4] 肖雪雯，胡俊峰，樊红彬，等. 基于Android系统的癫痫患者人文随访APP设计与实现[J]. 软件导刊，2018，17（6）：120-123.

（潘丽娟）

第九章　精神疾病护理实验

实验一　识别精神症状

一、概　念

精神症状（Mental symptom）是指异常的精神活动（认知、情感、意志行为），通过外显行为如言语、表情、书写、动作行为等表现或表达出来。

二、实验学时、类型、目的

（一）实验学时：4学时。

（二）实验类型：演示型。

（三）实验目的

1.识别常见的精神症状。

2.区分易混淆的精神症状。

三、操作准备

（一）物品准备：教师准备实验项目的录像及多媒体播放设备（如果没有适合的录像，可准备角色扮演）。

（二）环境准备：多媒体教室。

（三）学生准备：做好相关知识的预习、明确实验目的和注意事项。

四、实验流程

步骤	图示
步骤1 示教： 1.教师示教精神症状学习及判断方法。（图9-1-1、图9-1-2） 2.强调精神症状的检查方法： （1）直接观察法：护士与患者进行面对面的交谈，同时可以通过患者的动作、表情和行为来了解患者的症状。 （2）间接观察法：在患者不知情的情况下进行观察，如患者独处时或与人交往时的精神活动表现，也可通过亲朋好友、同事及病友了解患者情况。	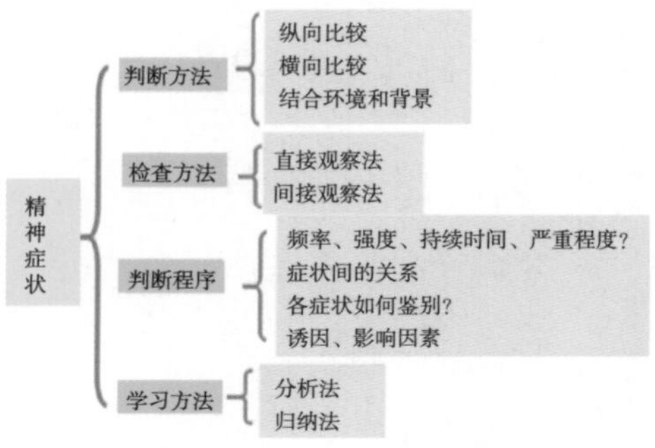 图9-1-1　精神症状学习及判断方法

续表

步骤	图示
3.教师介绍主要精神症状的思维导图 并强调学习症状学的重要临床意义。 （1）认知障碍（图9-1-3、图9-1-4）。 （2）情感与意志行为障碍（图9-1-5）。	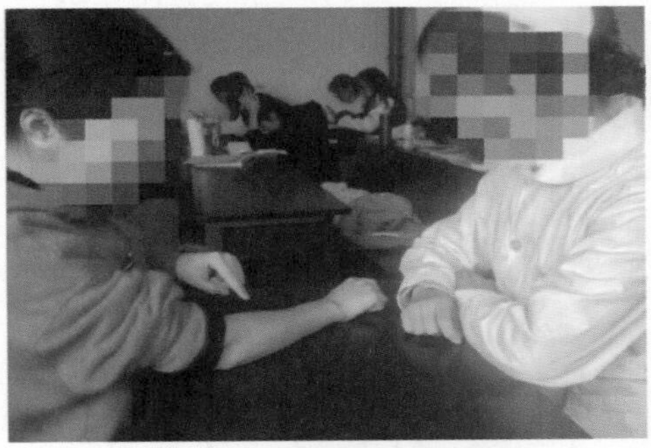 图9-1-2　精神症状的检查 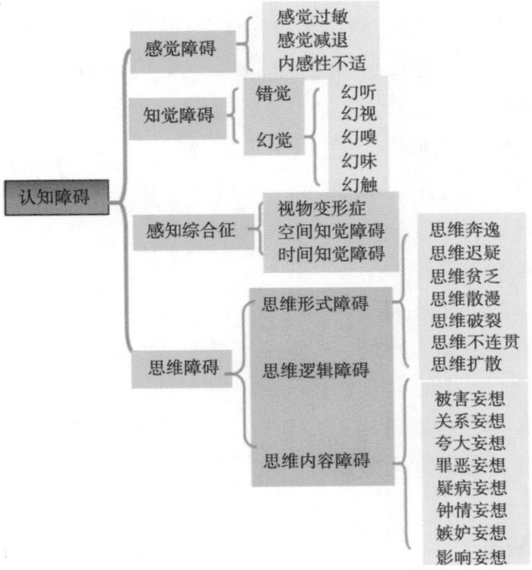 图9-1-3　认知障碍1 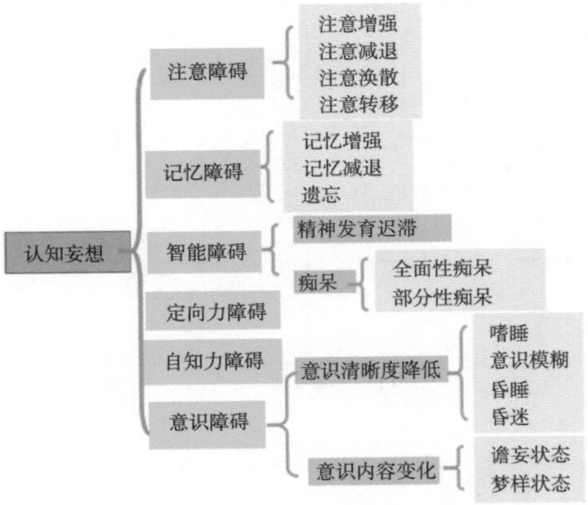 图9-1-4　认知障碍2

续表

步骤	图示
步骤2 精神症状内容： 带教老师组织学生观看常见的精神症状录像；如果没有适合的录像，可以选择分角色扮演，一组扮演症状，另一组识别症状（图9-1-6）。 （1）感觉障碍 （2）知觉障碍 （3）思维障碍 （4）注意障碍 （5）记忆障碍 （6）自知力障碍 （7）意识障碍 （8）情感障碍 （9）意志行为障碍 **步骤3** 讨论及点评： 将学生分为7~8人一个学习小组，围绕精神症状开展讨论。每个学习小组选派一名代表，将本小组讨论结果进行汇报，报告所查获的精神症状，并进行症状分析。教师对学生的讨论结果进行点评并列出在实验中出现的一些问题（图9-1-7）。	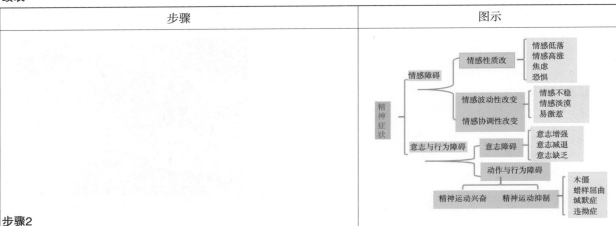 图9-1-5　情感障碍与意志行为障碍 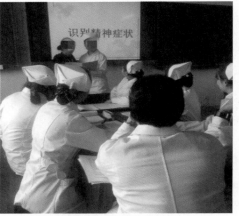 图9-1-6　角色扮演 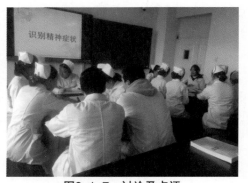 图9-1-7　讨论及点评

五、知识拓展

精神症状的发病因素

　　精神症状至今病因未明，尚缺乏诊断性的生物学指标。因此，精神症状基本都是描述性的。精神症状受个体因素的影响，如性别、年龄、文化、躯体状况、人格特征、家庭环境、人际关系、生活经历、社会地位等，均可使某一症状表现出不典型之处，精神症状同时受环境因素的影响，同一个人在不同时间，不同场合出现同一症状时，也可能表现形式不一样。症状与疾病之间不是一一对应的，一种症状可见多种疾病，一种疾病在不同时期也可以表现出多种症状。

参考文献

[1] 高国丽，精神科护理学[M]. 西安：第四军医大学出版社，2012：8-9.

[2] 刘哲宁，精神科护理学[M]. 北京：人民卫生出版社，2016：37-38.

[3] 许冬梅，精神科护士规范操作指南[M]. 北京：中国医药科技出版社，2016：136.

（刘荣庆）

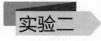 **精神科常用护理技能**

一、概　述

精神疾病的临床表现在短时间内很难完全表现出来，患者常缺乏自知力，不能正确反映客观现实，其行为也往往不能被人理解，所以精神科护理有其特殊性，需要护士具备精神科护理的基本技能，除了询问病史以及各项辅助检查外，还需全方位的护理观察。从患者的言语、表情、行为和生命体征的观察中，及时发现患者病情的变化，遵循护理记录的书写原则，规范书写要求，掌握有效的沟通方法。

二、实验学时、类型、目的和方法

（一）实验学时：4学时。

（二）实验类型：临床见习。

（三）实验目的

1. 认识精神科病房设置及管理特点。

2. 参观病房，熟悉管理制度。

3. 对精神疾病患者进行护理评估，正确收集资料，分析整理，书写护理评估单。

（四）实验方法

1. 学生参观精神科病房。

2. 带教老师选择适合的新入院的临床患者，取得患者及家属同意，并向学生示教精神疾病病史收集的方法和精神状况评估的方法。

3. 带教老师将学生分为7~8人一组，让学生熟悉患者的必要资料，每组由1名带教老师负责，选择安全安静的评估环境，患者由家属陪同，进行评估。

4. 各组完成评估后，回到示教室，展开讨论，学生代表汇报讨论结果，教师进行点评总结。

三、实验准备

（一）物品准备：护理评估与记录表、风险评估表、生命体征检测工具。

（二）环境准备：精神病专科医院或二级甲等以上医院精神科病房。

（三）学生准备：仪表端庄，衣帽整洁。针对临床联系情况，做好相关知识的预习、明确见习目的和注意事项。

（四）患者准备：选择典型的新入院的患者，有基本的沟通能力，无暴力行为等急危状态发生的可能，向其和家属说明病史采集的目的，取得配合。

四、实验流程

步骤	图示
步骤1 情境一：参观精神科病房 提前联系好精神科病房，向同学们介绍参观病房的注意事项以及精神科病房安全管理制度（图9-2-1）。 1.严格执行查对、交接班和给药制度，维持好就餐、服药秩序。 2.密切观察服药过程，防止患者藏药、积攒药物后一次性服药自杀。 3.定期检查危险物品和安全设施，如病房内的刀剪、体温计、约束带等危险物品要定点存放，认真清点。每日清理床单，仔细检查患者有无私藏危险物品。 ↓ 参观封闭式病房（图9-2-2）。 封闭式管理模式适合于精神疾病急性期，病情波动、无自知力的患者。便于组织管理、观察和照顾精神障碍患者，防止意外发生。 ↓ 参观开放式病房（图9-2-3、图9-2-4）。 病房环境是完全开放的，和一般的普通病房无太大区别。患者有自我管理权力，患者多数是自愿住院治疗，在规定的时间，可由家属陪同外出。适合一些神经症康复期、病情稳定待出院及配合治疗的患者。 ↓ 参观重复经颅磁刺激治疗室（图9-2-5）。 重复经颅磁刺激治疗目前已经广泛应用于精神、神经、康复的诊断与治疗。	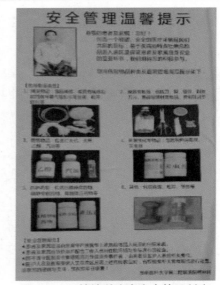 图9-2-1　精神科病房安全管理制度 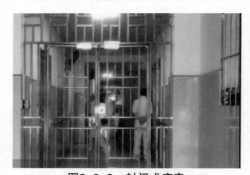 图9-2-2　封闭式病房 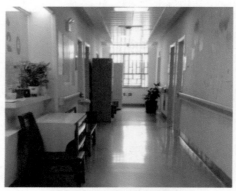 图9-2-3　开放式病房1

续表

步骤	图示
	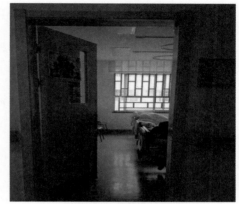 图9-2-4　开放式病房2 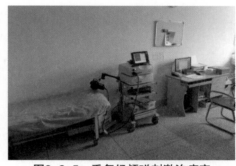 图9-2-5　重复经颅磁刺激治疗室 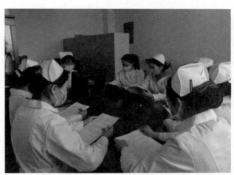 图9-2-6　了解患者资料 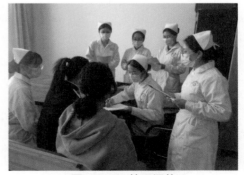 图9-2-7　护理评估

步骤2

情境二：评估前准备

> 带教老师选择适合的新入院的临床患者，向其和家属说明病史采集的目的，取得配合。

↓

> 带教老师将学生分为7～8人一组，首先让学生参阅患者的必要资料，了解患者基本情况，确定交谈的目的和方式。老师示教精神疾病病史收集的方法和精神状况评估的方法（图9-2-6）。

步骤3

情境三：护理评估（图9-2-7）

> 1.选择安全安静的环境，患者由家属陪同。
> 2.护理评估主要内容：
> （1）一般情况
> （2）躯体情况
> （3）精神症状
> （4）意识和定向力
> （5）用药治疗情况
> （6）住院态度及治疗依从性
> （7）社会功能
> （8）家庭情况
> （9）风险评估

续表

步骤	图示
步骤4 情境四：讨论及点评（图9-2-8） 评估完成后，学生回到示教室，在带教老师的指导下，按小组进行讨论，对收集的资料进行整理分析，并撰写一份入院护理评估单。 ↓ 小组代表汇报讨论结果，带教老师进行点评。	 图9-2-8　讨论及点评

五、知识拓展

抑郁症患者重复经颅磁刺激（rTMS）疗法

重复经颅磁刺激（repetitive transcranial magnetic stimulation，rTMS）是利用时变磁场重复作用于大脑皮层特定区域，产生感应电流改变皮层神经细胞的动作电位，从而影响脑内代谢和神经电活动生物刺激技术。是在经颅磁刺激（transcranial magnetic stimulation，TMS）基础上发展起来的具有治疗潜力的神经电生理技术。由Baker等在1985年首先创立，此后以欧美为中心，迅速开发和使用起来。目前rTMS作为治疗抑郁症的一种方法，应用较为广泛。在全世界20多个rTMS研究中心，rTMS的抗抑郁作用已经被越来越多的研究所证实。研究发现，rTMS治疗抑郁症的效果与氟西汀相似，也有研究表明rTMS治疗与氟西汀有协同作用。rTMS不需要全身麻醉，容易操作，而且安全性高，不良反应少，患者一般都能耐受。常见的不良反应有头痛、头晕。

参考文献

[1] 刘哲宁. 精神科护理学[M]. 北京：人民卫生出版社，2016：255-256.

[2] 沈丽华. 心理与精神护理[M]. 北京：人民卫生出版社，2019：154.

[3] 许冬梅. 精神科护士规范操作指南[M]. 北京：中国医药科技出版社，2016：5.

[4] 吕春明. 精神科护理学[M]. 北京：人民卫生出版社，2018：13，75-76.

（刘荣庆　陈莉萍）

第十章　传染性疾病护理实验

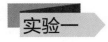 病毒性肝炎患者的护理

一、概　念

病毒性肝炎（viral hepatitis）是由多种型别肝炎病毒引起的一组以肝脏损害和/或肝功能异常为主的传染病。目前已确定的肝炎病毒有甲、乙、丙、丁、戊五型。各型肝炎致病病原体不同，但大多以疲乏、食欲减退、肝大、肝功能不同程度异常为主要临床表现，部分病例可出现黄疸。甲型、戊型肝炎病毒感染常表现为急性肝炎，其余三型肝炎病毒感染可迁延为慢性肝炎，进而可发展为肝硬化。研究证实，乙型肝炎病毒感染与肝癌的发生呈高度相关。

二、实验学时、类型、目的和方法

（一）实验学时：4学时。

（二）实验类型：临床见习。

（三）实验目的

1. 识记病毒性肝炎患者用物的消毒隔离方法。

2. 理解病毒性肝炎患者的临床表现、护理评估。

3. 能正确的对病毒性肝炎患者提供护理服务。

（四）实验方法

1. 根据实际教学条件，可采取实验室模拟教学+医院见习模式。

2. 教师引导学生编写病毒性肝炎护理病例，学生分组模拟，应用护理程序对病毒性肝炎患者实施护理。

3. 医院病区提前准备病毒性肝炎典型病例，学生到医院对患者进行护理评估，然后进行分组讨论，提出护理诊断，制定护理措施，各组学生代表汇报讨论结果，教师进行点评总结。

三、实验准备

（一）物品准备：听诊器、血压计、体温计、入院护理记录单、医嘱单、输液器、治疗盘、治疗车、输液架、5%葡萄糖注射液100mL、0.9%氯化钠溶液注射液100mL、维生素C注射液2g、多烯磷脂酰胆碱注射液930mg、还原型谷胱甘肽2.4g、丁二磺酸腺苷蛋氨酸1g、恩替卡韦片0.5mg、富马酸丙酚替诺福韦片25mg、重组人干扰素α-2b注射液500U。

（二）环境准备

1. 模拟病房安静、整洁，温度、湿度适宜。

2. 二级甲等以上综合性医院传染科病房，或传染病院肝病科。

（三）人员准备

1. 实验室模拟教学：学生提前熟悉病例、分组，每组学生分别扮演医生、护士、患者等角色。医护人员衣、帽、鞋整洁。

2. 医院见习：由医院病区选好病毒性肝炎的典型病例，事先与患者做好沟通，取得患者的理解及配合。

四、评　估

（一）病史摘要

患者肖某某，男，37岁，因"疲倦、乏力、纳差1月余，皮肤巩膜黄染半月余"入院。患者既往有"乙肝大三阳病史7余年"，反复出现乏力、纳差、皮肤巩膜黄染，多次在外院就诊，给予护肝、退黄、利胆等治疗，用药不详，症状缓解、复发交替出现。1个多月前无明显诱因再次出现疲倦、乏力、纳差症状，半月前自觉皮肤巩膜深黄。今来医院就诊，门诊查肝功示：谷丙酸氨基转移酶（ALT）134U/L，天门冬氨酸氨基转移酶（AST）249U/L，白蛋白（ALB）32.3g/L，球蛋白（GLO）38.9g/L，总胆红素43.7μmol/L。血清酶示：血清磷酸酶（AKP）527U/L，谷氨酰转肽酶（GGT）648U/L；凝血常规示：血浆凝血酶原时间（PT）15.03s，活化部分凝血酶时间（APTT）44.16s，凝血酶时间（TT）15.84s，纤维蛋白原（FIB）0.49041g/L。

患者自起病以来精神食欲较差，睡眠一般，偶有稀便，小便量少、颜色深黄，体重减轻约8Kg。家庭经济条件一般，家庭成员关系一般，患者父亲因"肝炎"去世。

（二）体检摘要：T：37.0℃，P：90次/min，R：19次/min，BP：96/58mmHg。神志清楚，对答切题，慢性肝病面容，皮肤巩膜重度黄染，未见蜘蛛痣及肝掌，全身浅表淋巴结不大。心肺查体无异常，腹部平坦，未见胃肠型及蠕动波，腹壁浅表静脉无曲张。腹软，剑突下轻压痛，无反跳痛及肌紧张，肝肋下未触及，脾肋下2cm可扪及，质软，无触痛，表面光滑无结节；肝区无叩痛，移动性浊音阴性、肠鸣音稍活跃。双下肢无水肿。

（三）辅助检查

1. 血常规：RBC：3.79×10^{12}/L，WBC：7.35×10^9/L，HGB：109g/L，PLT：146×10^9/L。

2. 肝功能：ALT：134U/L，AST：249U/L，ALB：32.3g/L，GLB：38.9g/L。总胆红素43.7μmol/L。

3. 乙肝五项：HBsAg：（＋），HBsAb：（－），HBeAg：（＋），HBeAb：（－），HBcAb：（＋）。

4. HBV–DNA定量：9.16E+05 IU/mL

5. 血清酶：AKP：527U/L，GGT：648U/L。

五、实验流程

步骤	图示
步骤1 情境一：病史采集 护士对患者及家属自我介绍，了解患者基本信息（图10-1-1）。 ↓ 带教老师带领学生询问患者病史，详细了解本次发病情况及治疗过程；对患者进行体格检查，收集资料。 ↓ 病史：疲倦、乏力、纳差1月余，皮肤巩膜黄染半月余。 体格检查：T：37.0℃，P：90次/min，R：19次/min，BP：96/58mmHg。神志清楚，对答切题，慢性肝病面容，皮肤巩膜重度黄染，未见蜘蛛痣及肝掌，全身浅表淋巴结不大。心肺查体无异常，腹部平坦，未见胃肠型及蠕动波，腹壁浅表静脉无曲张。腹软，剑突下轻压痛，无反跳痛及肌紧张，肝肋下未触及，脾肋下2cm可扪及，质软，无触痛，表面光滑无结节；肝区无叩痛，移动性浊音阴性、肠鸣音稍活跃。双下肢无水肿（图10-1-2）。 ↓ 查阅患者病历，回顾医疗诊断，明确诊疗计划；全面收集患者资料，准备讨论护理方案（图10-1-3）。 ↓ 临床诊断：慢性乙型病毒性肝炎 鉴别诊断： 1.其他类型肝炎 2.肝硬化 诊疗计划： 1.完善腹部超声等辅助检查。 2.保护肝细胞、抗病毒、免疫调节治疗，改善肝功能（图10-1-4）。 3.密切观察病情变化，防止并发症发生。	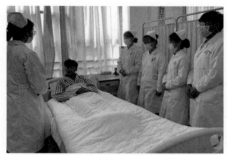 图10-1-1　护士自我介绍 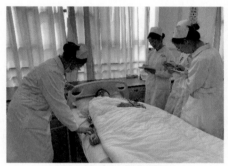 图10-1-2　体格检查 **XX医院检验报告单** 姓名：　科室：　申请医生：　标本号： 性别：　床号：　标本类型：　备注： 年龄：　住院号：　检验项目： 	检验项目		结果	提示	参考范围
---	---	---	---	---
HBsAg	乙肝表面抗原	+	*	阴性
HBsAb	乙肝表面抗体	-		阴性
HBeAg	乙肝e抗原	+	*	阴性
HBeAb	乙肝e抗体	-		阴性
HBcAb	乙肝核心抗体	+	*	阴性 | **XX医院检验报告单** 姓名：　科室：　申请医生：　标本号： 性别：　床号：　标本类型：　备注： 年龄：　住院号：　检验项目： | 检验项目		结果	单位	参考范围
---	---	---	---	---
ALT	谷丙转氨酶	134	U/L	0~41
AST	谷草转氨酶	249	U/L	0~40
ALB	白蛋白	32.3	g/L	35~55
GLO	球蛋白	38.9	g/L	20~30
TBIL	总胆红素	43.7	μmol/L	0~20 | **XX医院检验报告单** 姓名：　科室：　申请医生：　标本号： 性别：　床号：　标本类型：　备注： 年龄：　住院号：　检验项目： | 检验项目	结果	单位	参考范围
---	---	---	---
HBV-DNA定量	9.16E+05	IU/mL	<5.0E+2	 **图10-1-3　患者的异常检查资料**

续表

步骤	图示

起始时间				医嘱		停止时间			
日期	时间	医生签字	护士签字			日期	时间	医生签字	护士签字
2021年3月16日	10:53	李某某	张某	内科二级护理					
2021年3月16日	10:53	李某某	张某	低脂饮食					
2021年3月16日	10:53	李某某	张某	5%GS 100ml	ivgtt.				
2021年3月16日	10:53	李某某	张某	维生素C注射液 2g	q.d. 40gtt/min				
2021年3月16日	10:53	李某某	张某	5%GS 100ml	ivgtt.				
2021年3月16日	10:53	李某某	张某	多烯磷脂酰胆碱注射液930mg	q.d. 40gtt/min				
2021年3月16日	10:53	李某某	张某	0.9%NS 100ml	ivgtt.				
2021年3月16日	10:53	李某某	张某	还原型谷胱甘肽 2.4g	q.d. 40gtt/min				
2021年3月16日	10:53	李某某	张某	0.9%NS 100ml	ivgtt.				
2021年3月16日	10:53	李某某	张某	丁二磺酸腺苷蛋氨酸 1g	q.d. 40gtt/min				
2021年3月16日	10:53	李某某	张某	重组人干扰素α-2b注射液 500U i.m. q.o.d.					
2021年3月16日	10:53	李某某	张某	恩替卡韦片 0.5mg p.o. q.d.					
2021年3月16日	10:53	李某某	张某	富马酸酚替诺福韦片 0.5mg p.o. q.d.					

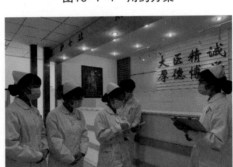

图10–1–4　用药方案

步骤2

情境二：病例讨论

学生汇报收集的病例资料（图10–1–5）。

↓

学生在带教老师引导下，展开护理讨论（图10–1–6），提出护理诊断及护理措施，制定护理计划并汇报（图10–1–7）。

↓

常见护理诊断：

1.活动无耐力：与肝功能受损、能量代谢障碍有关。

2.营养失调：低于机体需要量，与食欲下降、呕吐、腹泻、消化和吸收功能障碍有关。

3.潜在并发症：出血、干扰素治疗的不良反应。

↓

其他护理诊断：

1.有皮肤完整性受损的危险：与胆盐沉着刺激皮肤神经末梢引起瘙痒、肝衰竭大量腹水形成、长期卧床有关。

2.有感染的危险：与免疫功能低下有关。

3.潜在并发症：肝性脑病、肾衰竭。

↓

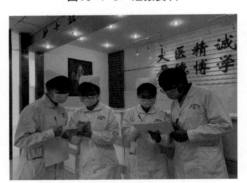

图10–1–5　汇报资料

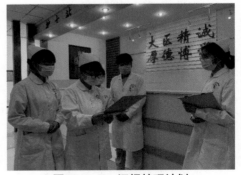

图10–1–6　展开讨论

图10–1–7　汇报护理计划

续表

步骤	图示
护理措施： 1.一般护理： （1）休息与活动：急、慢性肝炎活动期、肝衰竭者应卧床休息；肝功能正常1~3个月后可恢复日常活动及工作，避免过度劳累和重体力劳动。 （2）病情严重者，协助患者做好进餐、如厕等生活护理。 （3）饮食指导：根据患者病情轻重、合理指导饮食；各型肝炎患者的饮食禁忌：禁饮酒，禁食腌制食品等亚硝酸盐含量高的食物。勿长期摄入高糖高热量饮食，尤其有糖尿病倾向和肥胖者，腹胀者减少产气食品（牛奶、豆制品）的摄入（图10-1-8）。 2.治疗护理： （1）用药宣教（图10-1-9）。 （2）用药期间监测血常规、血清酶、血清蛋白、血清和尿胆红素、肝炎病毒标志物等指标。 （3）观察用药的不良反应。 （4）使用人工肝或进行肝移植手术的患者，参看外科护理学相关章节内容。 3.病情观察： （1）评估患者的营养情况。 （2）观察患者胃肠道症状。 （3）观察患者皮肤黏膜、消化道出血症状。 （4）观察患者神经精神症状。 4.消毒隔离： （1）甲型和戊型肝炎患者进行消化道隔离，保护水源，严格饮用水消毒。加强食品卫生和餐具消毒。 （2）乙、丙、丁型肝炎患者进行血液-体液隔离。 5.健康教育： （1）注射肝炎疫苗，保护易感人群：HBsAg阳性的孕妇，胎儿娩出后立即分别在不同部位注射100~200IU高效价抗HBV IgG（HBIG）和乙肝疫苗，阻断母婴传播。 （2）若意外暴露于HBV，应立即检测HBV DNA等血清学标志，注射HBIG及乙肝疫苗。 （3）指导患者学会家庭护理，掌握饮食、药物使用等方面的保健知识。 （4）遵医嘱用药，定期复查。 ↓ 总结点评： 带教老师归纳总结病例讨论情况，学生互评，老师点评；进行知识拓展，完成临床见习（图10-1-10）。	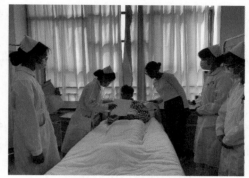 图10-1-8　饮食指导 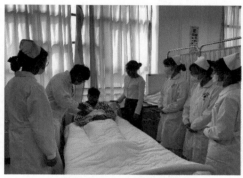 图10-1-9　用药宣教 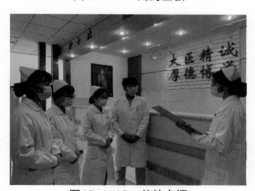 图10-1-10　总结点评

六、知识拓展

慢性乙型病毒性肝炎的综合化护理

慢性乙型病毒性肝炎病程长，患者的治疗依从性与治疗效果密切相关，对疾病的认知程度是重要的影响因素。开展综合化护理干预能提高患者的治疗依从性，增强治疗效果，改善生活质量。健康教育能有效改善患者的负面情绪，采取健康教育临床路径、实施PRECEDE护理模式，能提高患者对疾病相关健康知识的认知及理解。其中，PRECEDE模式指的是教育诊断和评估中的倾向、促成和强化因素，由美国学者劳伦斯·格林等于19世纪70年代提出，是一种健康教育与健康促进模式。它通过对相关资料进行收集、判断、分析，从而制定恰当的健康教育与干预计划。有研究表明，通过运用PRECEDE模式对病毒性肝炎患者开展个性化护理干预，进行健康指导，能显著提高患者治疗效果，改善生活质量。此外，优质护理模式对提高肝炎后肝硬化伴上消化道出血患者的护理质量、提高患者的护理满意率有显著效果。共情护理、心理护理以及互联网+延续护理模式也是提高患者治疗依从性，改善预后的有效护理干预。

参考文献

[1] 尤黎明，吴瑛. 内科护理学[M]. 北京：人民卫生出版社，2017：668-680.

[2] 钟锋. 传染病学[M]. 北京：科学出版社，2019：20-39.

[3] 李兰娟. 传染病学[M]. 北京：高等教育出版社，2018：47-75.

[4] 龚裕娟，姜琴. 慢性乙型病毒性肝炎患者治疗依从性及影响因素调查研究[J]. 护理实践与研究，2020，17（19）：40-42.

[5] 孙桂贤. 健康教育在门诊慢性乙型病毒性肝炎患者护理中的效果分析[J]. 中西医结合心血管病电子杂志，2020，31（8）：144，149.

[6] 陈洪芳. 健康教育在病毒性肝炎患者护理中的应用价值分析[J]. 中国农村卫生，2016（4）：9.

[7] 刘翠娟. PRECEDE模式对慢性乙型肝炎患者的影响[J]. 齐鲁护理杂志，2020，26（23）：75-78.

（孔璟　戴艺）